国家卫生健康委员会"十四五"规划教材

全国高等学校教材
供卫生管理及相关专业用

# 卫生技术评估

## Health Technology Assessment

### 第2版

主　编　陈英耀　赵　琨
副主编　董恒进　杨　莉

编　者（以姓氏笔画为序）

马　莉　大连医科大学

王　薇　复旦大学

王海银　上海市卫生和健康发展研究中心

吕兰婷　中国人民大学

朱文涛　北京中医药大学

刘跃华　清华大学

李　雪　国家药物和卫生技术综合评估中心

李顺平　山东大学

杨　莉　北京大学

肖　月　国家卫生健康委卫生发展研究中心

吴　斌　上海交通大学医学院附属仁济医院

张　研　华中科技大学

陈英耀　复旦大学

陈耀龙　兰州大学

赵　琨　清华大学

徐俊芳　浙江大学

郭武栋　国家卫生健康委卫生发展研究中心

唐文熙　中国药科大学

黄卫东　哈尔滨医科大学

董恒进　浙江大学医学院附属第四医院

蒋亚文　中山大学

舒丽芯　海军军医大学

熊益权　四川大学华西医院

人民卫生出版社
·北京·

**图书在版编目（CIP）数据**

卫生技术评估 / 陈英耀，赵琨主编. —2 版. —北京：人民卫生出版社，2023.12

全国高等学校卫生管理专业第三轮规划教材

ISBN 978-7-117-35789-0

Ⅰ. ①卫… Ⅱ. ①陈… ②赵… Ⅲ. ①卫生保健－技术评估－高等学校－教材 Ⅳ. ①R161

中国国家版本馆 CIP 数据核字（2024）第 012958 号

| | | |
|---|---|---|
| 人卫智网 | www.ipmph.com | 医学教育、学术、考试、健康，购书智慧智能综合服务平台 |
| 人卫官网 | www.pmph.com | 人卫官方资讯发布平台 |

**卫生技术评估**
Weisheng Jishu Pinggu
第 2 版

主　　编：陈英耀　赵　琨

出版发行：人民卫生出版社（中继线 010-59780011）

地　　址：北京市朝阳区潘家园南里 19 号

邮　　编：100021

E - mail：pmph @ pmph.com

购书热线：010-59787592　010-59787584　010-65264830

印　　刷：人卫印务（北京）有限公司

经　　销：新华书店

开　　本：850×1168　1/16　印张：15

字　　数：423 千字

版　　次：2013 年 8 月第 1 版　2023 年 12 月第 2 版

印　　次：2024 年 2 月第 1 次印刷

标准书号：ISBN 978-7-117-35789-0

定　　价：66.00 元

打击盗版举报电话：010-59787491　E-mail：WQ @ pmph.com

质量问题联系电话：010-59787234　E-mail：zhiliang @ pmph.com

数字融合服务电话：4001118166　E-mail：zengzhi @ pmph.com

# 全国高等学校卫生管理专业
# 第三轮规划教材修订说明

我国卫生管理专业创办于 1985 年，第一本卫生管理专业教材出版于 1987 年，时至今日已有 36 年的时间。随着卫生管理事业的快速发展，卫生管理专业人才队伍逐步壮大，在教育部、国家卫生健康委员会的领导和支持下，教材从无到有、从少到多、从有到精。2002 年，人民卫生出版社成立了第一届卫生管理专业教材专家委员会。2005 年出版了第一轮卫生管理专业规划教材，其中单独编写教材 10 种，与其他专业共用教材 5 种。2011 年，人民卫生出版社成立了第二届卫生管理专业教材评审委员会。2015 年出版了第二轮卫生管理专业规划教材，共 30 种，其中管理基础课程教材 7 种，专业课程教材 17 种，选择性课程教材 6 种。这套教材出版以来，为我国卫生管理人才的培养，以及医疗卫生管理事业教育教学的科学化、规范化管理作出了重要贡献，受到广大师生和卫生专业人员的广泛认可。

为了推动我国卫生管理专业的发展和学科建设，更好地适应和满足我国卫生管理高素质复合型人才培养，以及贯彻 2020 年国务院办公厅发布《关于加快医学教育创新发展的指导意见》对加快高水平公共卫生人才培养体系建设，提高公共卫生教育在高等教育体系中的定位要求，认真贯彻执行《高等学校教材管理办法》，从 2016 年 7 月开始，人民卫生出版社决定组织全国高等学校卫生管理专业规划教材第三轮修订编写工作，成立了第三届卫生管理专业教材评审委员会，并进行了修订调研。2021 年 7 月，第三轮教材评审委员会和人民卫生出版社共同组织召开了全国高等学校卫生管理专业第三轮规划教材修订论证会和评审委员会，拟定了本轮规划教材品种 23 本的名称。2021 年 10 月，在武汉市召开了第三轮规划教材主编人会议，正式开启了整套教材的编写工作。

本套教材的编写，遵循"科学规范、继承发展、突出专业、培育精品"的基本要求，在修订编写过程中主要体现以下原则和特点。

**1. 贯彻落实党的二十大精神，加强教材建设和管理**　二十大报告明确指出，人才是第一资源，教育是国之大计、党之大计，要全面贯彻党的教育方针、建设高质量教育体系、办好人民满意的教育，落脚点就是教材建设。在健康中国战略背景下，卫生管理专业有了新要求、新使命，加强教材建设和管理，突出中国卫生事业改革的成就与特色，总结中国卫生改革的理念和实践经验，正当其时。

**2．凸显专业特色，体现创新性和实用性** 本套教材紧扣本科卫生管理教育培养目标和专业认证标准；立足于为我国卫生管理实践服务，紧密结合工作实际；坚持辩证唯物主义，用评判性思维，构建凸显卫生管理专业特色的专业知识体系，渗透卫生管理专业精神。第三轮教材在对经典理论和内容进行传承的基础上进行创新，提炼中国卫生改革与实践中普遍性规律。同时，总结经典案例，通过案例进行教学，强调综合实践，通过卫生管理实验或卫生管理实训等，将卫生管理抽象的知识，通过卫生管理综合实训或实验模拟课程进行串联，提高卫生管理专业课程的实用性。以岗位胜任力为目标，培养卫生领域一线人才。

**3．课程思政融入教材思政** 育人的根本在于立德，立德树人是教育的根本任务。专业课程和专业教材与思想政治理论教育相融合，践行教育为党育人、为国育才的责任担当。通过对我国卫生管理专业发展的介绍，总结展示我国近年来的卫生管理工作成功经验，引导学生坚定文化自信，激发学习动力，促进学生以德为先、知行合一、敢于实践、全面发展，培养担当民族复兴大任的时代新人。

**4．坚持教材编写原则** 坚持贯彻落实人民卫生出版社在规划教材编写中通过实践传承的"三基、五性、三特定"的编写原则："三基"即基础理论、基本知识、基本技能；"五性"即思想性、科学性、先进性、启发性、适用性；"三特定"即特定的对象、特定的要求、特定的限制。在前两轮教材的基础上，为满足新形势发展和学科建设的需要，与实践紧密结合，本轮教材对教材品种、教材数量进行了整合优化，增加了《中国卫生发展史》《卫生管理实训教程》。

**5．打造立体化新形态的数字多媒体教材** 为进一步推进教育数字化、适应新媒体教学改革与教材建设的新要求，本轮教材采用纸质教材与数字资源一体化设计的"融合教材"编写出版模式，增加了多元化数字资源，着力提升教材纸数内容深度结合、丰富教学互动资源，充分发挥融合教材的特色与优势，整体适于移动阅读与学习。

第三轮卫生管理专业规划教材系列将于2023年秋季陆续出版发行，配套数字内容也将同步上线，供全国院校教学选用。

希望广大院校师生在使用过程中多提宝贵意见，为不断提高教材质量，促进教材建设发展，为我国卫生管理及相关专业人才培养作出新贡献。

# 全国高等学校卫生管理专业
# 第三届教材评审委员会名单

顾　　问　李　斌

主任委员　梁万年　张　亮

副主任委员　孟庆跃　胡　志　王雪凝　陈　文

委　　员　（按姓氏笔画排序）

马安宁　王小合　王长青　王耀刚　毛　瑛
毛宗福　申俊龙　代　涛　冯占春　朱双龙
邬　洁　李士雪　李国红　吴群红　张瑞华
张毓辉　张鹭鹭　陈秋霖　周尚成　黄奕祥
程　峰　程　薇　傅　卫　潘　杰

秘　　书　姚　强　张　燕

# 主编简介

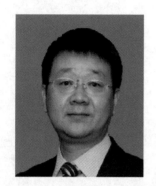

**陈英耀**

男，1968年9月生于上海市。教授，博士研究生导师。现任复旦大学公共卫生学院副院长，国家卫生健康委员会卫生技术评估重点实验室主任，世界卫生组织卫生技术评估和管理合作中心主任。兼任中国卫生经济学会公共卫生经济专业委员会副主任委员、中国优生科学协会出生缺陷预防专业委员会副主任委员、中华预防医学会出生缺陷预防与控制专业委员会常务委员、上海市预防医学会公共卫生管理专业委员会主任委员等。曾任世界卫生组织国家药物定价政策指南专家组专家、世界卫生组织健康服务包咨询委员会委员、国际卫生技术评估协会（HTAi）理事会成员（2016—2019年）。

从事卫生技术评估领域教育和科研工作32年，先后荣获上海市科技进步奖三等奖、复旦大学研究生教学成果三等奖。曾主持由世界卫生组织、世界银行、国家卫生健康委员会、科学技术部、国家自然科学基金、上海市卫生健康委员会与美国中华医学基金会（CMB）等资助的多项课题研究，为中国医疗卫生服务决策提供了高质量的科学循证支持。作为第一作者及通信作者在国内外期刊发表文章290篇，主编《循证医疗卫生决策与管理》《卫生服务评价》《医院人力资源管理》《医学新技术转化应用模型构建及实证研究》和《中国出生缺陷的疾病负担和预防策略的经济学评价》等教材及学术著作。

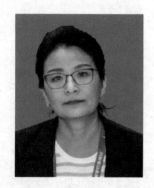

**赵　琨**

女，1963年3月生于辽宁省沈阳市。教授。现任清华大学万科公共卫生与健康学院卓越访问教授，国家卫生健康委药物与卫生技术综合评估中心研究员。兼任国家卫生健康委罕见病诊疗与保障专业委员会副主任委员，中国卫生经济学会卫生技术经济评价专业委员会副主任委员／秘书长，中华预防医学会健康测量与评价专业委员会副主任委员，中国医药创新促进会医药政策专业委员会副主任委员，中国社会保障学会医疗保险专业委员会副主任委员，北京卫生经济学会卫生技术评估专业委员会主任委员，亚洲卫生技术评估联盟主席（2022—2023年）。

从事卫生技术评估领域研究工作30年，负责推进国家药品临床综合评价工作，组织编制《药品临床综合评价管理指南》《抗肿瘤药品临床综合评价技术指南》《心血管病药品临床综合评价技术指南》《儿童药品临床综合评价技术指南》《药品临床综合评价管理指南》和《罕见病药物卫生技术评估专家共识》等。作为第一作者及通信作者在核心杂志发表文章80余篇。作为主编出版了《卫生技术评估与卫生政策评价——理论与方法篇》《卫生技术评估与卫生政策评价——实证篇》。

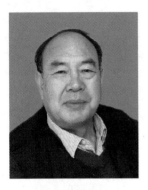

**董恒进**

男，1960 年 7 月生于安徽省潜山市。教授，博士研究生导师。现任浙江大学医学院卫生政策学研究中心主任，国家紧密型县域医疗卫生共同体建设专家，CHS-DRG 国家技术指导组成员，中国卫生经济学会公共卫生经济专业委员会副主任委员，中国药学会药物经济学专业委员会与第三届中国中药协会中药药物经济学专业委员会委员，浙江省药学会药物经济学与卫生技术评估专业委员会主任委员，浙江省卫生经济学会卫生技术与药物经济学专业委员会主任委员。

从事卫生政策与药物经济学领域的教学、科研工作 40 余年，浙江省特聘专家。主持国际合作项目，国家自然科学基金，省部级、企事业项目五十余项，以第一作者或通信作者发表论文 300 余篇。

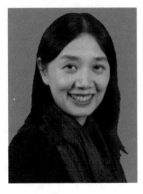

**杨　莉**

女，1973 年 5 月生于贵州省六盘水市。博士研究生导师。现任北京大学公共卫生学院研究员。兼任中国卫生经济学会常务理事及医疗保险专业委员会副主任委员兼秘书长，国家医保局医药价格和招标采购专家组成员，国民营养专家委员会委员，中国药学会药物经济学专业委员会委员。

从事卫生经济与政策相关教学、科研工作 24 年。承担国家自然科学基金、北京自然科学基金、科技部、CMB、教育部和国家卫生健康委等 50 多项课题。以第一作者 / 通信作者在 *WHO Bulletin*、*BMJ Global Health*、*International Journal of Cancer*、*Value in Health* 等发表论文 150 余篇，参与撰写中国药物经济学评价指南，参编 6 部论著和 5 部规划教材。

# 前　言

伴随着新时期全面深化改革的不断推进,中国卫生服务体系在不断满足人民群众的卫生服务需求方面出现了新特征和新挑战,而作为服务卫生健康实践及政策制定的卫生技术评估同样面临着前所未有的机遇与挑战,涉及卫生技术的快速发展、传统卫生技术评估方法学的新挑战以及卫生技术评估应用与决策转化的领域不断扩展等方面。

在卫生技术评估领域发展的新形势下,作为全国高等学校卫生管理专业第三轮规划教材,《卫生技术评估》(第2版)在第1版教材内容的基础上,聚焦我国卫生技术评估新的发展现状及发展机遇,重点围绕基本知识、理论方法及评估应用与决策转化等内容展开。

本教材在编写过程中以循证思想为脉络,将“临床决策”“公共卫生决策”与“政策决策”相结合,系统介绍了理论方法、应用实践与决策转化。编写内容主要涵盖国内外卫生技术评估的发展历史、现状及展望;卫生技术评估的传统基本理论与方法介绍,同时涉及目前研究领域前沿性的方法总结;卫生技术评估的应用方面,主要从医保及临床决策的视角出发,聚焦技术价值,对医疗器械、高值创新药、诊疗技术、中医药及孤儿药的卫生技术评估进行介绍,同时涉及近年来的热点领域,医院卫生技术评估、公共卫生筛查项目及健康管理的评估、卫生技术评估中的患者参与情况及大数据的使用等。

本教材相较于第1版新增十三章内容,包括三章方法学介绍(多维度证据的整合技术与方法、真实世界研究、证据质量评价)、一章决策转化内容介绍(评估决策转化)以及九章卫生技术评估应用介绍(医疗器械评估、药物评估、药品临床综合评价、新兴技术识别与早期评估、医院卫生技术评估、卫生技术评估与支付准入、卫生技术评估与合理医疗、卫生技术评估与健康管理、卫生技术评估与指南制订)。此外,本教材还新增加了九节卫生技术评估的研究前沿和热点内容。

在此基础上,本教材分四篇(基础篇、方法篇、转化篇和应用篇)共二十四章,在理论探索、方法更新、决策转化及理论与实践相结合等方面为全面系统、及时跟进、联系实际地学习卫生技术评估提供了参考。基础篇(第一章至第三章)尝试探索卫生技术评估的理论体系,对于更系统全面的掌握卫生技术评估的方法、应用及决策转化具有重要的支撑作用;方法篇(第四章至第十二章)将传统方法与新方法进行融合,及时跟进卫生技术评估领域的新方法新进展,对于深刻理解及开展卫生技术评估研究具有前瞻性的参考价值;转化篇(第十三章至第十四章)详细介绍了卫生技术评估结果如何转化于临床、公共卫生、政策决策,对于全面理解卫生技术评估及其意义具有更加宏观的指导作用;应用篇(第十五章至第二十四章)坚持把理论方法和实践相结合,在理论方法学习的基础上,通过实践和案例的介绍,不断加深对卫生技术评估全局性问题的认识,对于全面理解卫生技术评估及其相关研究的系统性、预见性具有指导和促进的作用。

本教材主要面向卫生管理、预防医学及临床相关专业的本科学生,也适用于从事卫生技术评估、循证医学、药物经济学、药政管理、医疗保险及医院管理的专业技术人员和研究者。我们希望读者能够通过学习本教材,掌握卫生技术评估的核心知识与时事热点,为从事相关卫生技术评估及管理工作打下坚实的基础。

在本教材编写过程中得到了来自多家高校、研究机构的卫生技术评估领域专家和业内同仁的大力支持与帮助,在此表示由衷感谢。同时,我们也深知本教材可能还存在不足之处,望广大读者在阅读过程中向我们反馈宝贵意见和建议,使本教材更贴近实际需求、更符合教学要求。希望我们同心协力,为促进我国卫生技术评估发展,更好地保障人民健康贡献智慧与力量。

陈英耀

2023 年 7 月 31 日

# 目 录

## 第一篇 基 础 篇

## 第二篇 方 法 篇

# 第三篇　转　化　篇

# 第四篇　应　用　篇

# 第一篇 基 础 篇

## 第一章 绪 论

本章围绕卫生技术评估的基本概念、理论体系、国际经验和国内应用场景，概述了卫生技术评估从诞生到引入我国的全过程，通过进一步阐述卫生技术评估在国内的多种应用场景，帮助学生全面、综合地了解卫生技术评估的概念及国内外应用，便于学习入门。

### 第一节 卫生技术评估的基本概念

随着社会生活水平的提高，创新技术不断涌现，人均期望寿命逐渐延长，老龄化和慢性疾病负担日趋加剧，加之新发传染病的出现，医疗卫生服务体系面临严峻的挑战。为满足不断增长的医疗卫生需求，使有限的医疗卫生资源发挥最大效率，保障基本医疗需求的同时提升创新技术的可及性，高质量运行医疗服务体系，加快实现"健康中国"和"人人享有基本医疗服务"。各利益相关者特别是决策者在制定相关卫生政策时必须考虑：在用的和创新的卫生技术是否安全有效，是否让百姓健康获益，是否值得引入或推广，对医疗卫生体系、组织行为和社会带来怎样的影响等。这些问题需要应用卫生技术评估分析方法给予回答。

卫生技术评估运用临床医学、临床药学、生物医学工程学、流行病学、循证医学、卫生经济学及医学伦理学的原理及方法，系统全面地评价卫生技术的安全性、有效性、经济性、公平伦理性及适宜性的综合价值以支持决策。近年来，以循证医学证据和卫生经济学评价为核心的卫生技术评估方法逐步应用于各国医疗卫生系统，辅助行政决策部门开展卫生技术主题遴选、公共卫生产品购买、基本药物目录动态调整、医保药品目录动态调整及药品价格谈判、医院药品及器械采购等决策过程，其目的是推动医药卫生资源的合理配置，最终实现以患者获益为核心、人民至上、生命至上的医疗健康目标。

卫生技术评估过程严谨、综合、公开，应用最先进的方法整合现有最佳证据，与现存的可替代技术进行比较，判断该技术的价值及其预期和非预期结果。这些价值维度通常包括临床疗效、安全性、费用及经济影响；伦理、社会、文化及法律问题；组织和环境方面乃至更广泛的患者、患者亲属、服务提供者和人群的影响。价值维度因决策背景、决策问题、决策主体、采取的评估视角不同而有所差异。卫生技术评估是对卫生技术不同生命周期节点上的价值进行判断，生命周期节点包括卫生技术上市前、上市审批、上市后及退市。

## 第二节 卫生技术评估概念演变

2020 年，国际卫生技术评估协会（Health Technology Assessment international，HTAi）和国际卫生技术评估机构网络（The International Network of Agencies for Health Technology Assessment，INAHTA）共同发布卫生技术评估最新定义：卫生技术评估（health technology assessment，HTA）是应用多学科方法评价卫生技术不同生命周期节点的价值的学科领域，目的是影响决策以改进医疗卫生体系的公平、效率并提升医疗服务质量。卫生技术是一种干预措施，用以预防、诊断、治疗疾病，促进健康、提供康复、医疗卫生服务供给。卫生技术可以是检验技术、耗材与设备、药品、疫苗、诊治程序、项目或服务体。

卫生技术评估学科诞生于 20 世纪 60 年代。1965 年美国国会议员 Emilio Daddario 首次提出技术评估（technology assessment）一词，主要用于评估化学、工业和农业等领域新技术的重要作用及可能的不良后果。1972 年，美国国会颁布了技术评估法案，并于 1975 年 2 月首次开展卫生技术评估工作，用以评判医疗机构申请应用昂贵新医疗技术和程序的合理性。1976 年，第一份正式的卫生技术评估报告诞生。

2014 年世界卫生组织（World Health Organization，WHO）第 67 届世界卫生大会通过了卫生技术评估决议并给出定义：卫生技术评估是系统评价卫生技术特性、效果和影响的综合评估过程，由多学科参与评价卫生技术临床、社会、经济、组织、伦理问题。卫生技术评估目的是为决策提供证据，确保有限资源条件下卫生技术合理有效的配置。

第 67 届 WHO 世界卫生大会通过开展卫生技术评估的决议进一步推动了卫生技术评估理念和方法在世界范围内的应用，并倡导各国各层级的决策者开展基于卫生技术评估证据的循证决策，以提高卫生技术的准入、应用、推广与淘汰等方面的决策质量，从而提升稀缺卫生资源的配置效率，提高有限卫生资源的利用质量。决策可以是患者层面、卫生服务提供方层面、机构层面、区域层面、国家层面或国际层面。

卫生技术评估的理念与方法在欧美国家被广泛接受与传播。瑞典、英国、德国、意大利、法国、加拿大等相继开展国家级卫生技术评估工作并陆续做出机制性安排。近 20 年来，中国、韩国、新加坡、泰国、菲律宾、马来西亚、越南、日本等亚洲国家受欧美影响和亚洲卫生技术评估联盟的推动，积极与国际卫生技术评估协会（HTAi）、国际卫生技术评估机构网络（INAHTA）和国际药物经济与结果研究协会（The International Society for Pharmacoeconomics and Outcomes Research，ISPOR）等卫生技术评估相关的国际组织合作推广卫生技术评估理念与方法。

卫生技术评估的概念于 20 世纪 80 年代引入我国。学术界一致认为，卫生技术评估是一种综合的政策研究形式，用来考察医学技术应用的短期和长期社会效应，并且对非预期或滞后的社会影响进行系统研究，为政策制定者提供适宜技术选择的决策信息。通俗地说，卫生技术评估要回答：该技术是否有效，是否值得使用，是否买得起，谁来购买，是否是适宜技术等多个问题。实施卫生技术评估需要多学科合作，并综合运用系统的分析框架和多样的分析方法，得出综合评估结果。

## 第三节 卫生技术评估的理论体系与国际经验

### 一、卫生技术评估流程

卫生技术评估理论体系是应用患者 - 干预 - 对照 - 结果（patient-intervention-comparisonoutcome，PICO）原则对卫生技术的特性（property）进行描述，并对安全性、有效性、经济性、创新性、公平性及可及性等进行全面、系统的评估。多数卫生技术评估活动可以分为四个部分，即主题遴选、技术评估、技术评审、决策和应用。

### （一）主题遴选

主题遴选是卫生技术评估的开端，主要解决的是"评估谁"的问题，其可基于医疗实践、流行病学数据和决策者的需要来决定。主题遴选的标准主要包含：①疾病负担，如患病率、发病率、死亡率等；②技术的价格或费用；③临床存在不合理应用问题；④改善健康结果／降低危险度的可能性；⑤解决存在的法律、伦理、社会问题；⑥现阶段可供综合的证据量等。用于评估的目标主要由单体公共医疗领域的专业人员和国家或地区医疗决策者来确定。适合评估的卫生技术也可通过文献检索和国家 HTA 机构的横向扫描来确定。选择标准旨在衡量医疗技术的安全性、临床价值、临床可替代性、资金占用额度和可持续发展能力。在我国年度医保药品目录调整过程中，每年申报条件的设置，可视为基于我国医疗保障体系发展和决策者需求的主题遴选结果。

### （二）技术评估（technology assessment）

当确定评估主题后，需要根据 PICO 原则制订评估方案，明确研究背景、主要研究问题、研究假设、目的、角度、目标人群、干预措施、参照对象、研究时限、研究方法等一系列问题，并进行系统性的证据收集、分析、评价。除主要研究问题外，也可包括次要研究问题，如干预措施对不同亚组的影响或不同治疗方式（单一治疗或联合治疗）造成的影响等。

### （三）技术评审（technology appraisals）

如果说评估是生产决策证据的过程，评审就是对生产出的证据进行质量评价和抉择的过程。近年来，卫生领域越来越多的决策者意识到，传统的卫生决策方法在评审不同卫生技术或创新技术中面临着抉择上的一些挑战。对有限的卫生资源进行合理分配决策的过程，通常涉及卫生技术的安全性、有效性、成本效果，疾病的发病率、患病率、严重程度，治疗的公平性，患者的偏好，以及医疗保险基金的可负担性等众多方面。在对不同的卫生技术进行比较时，需要在不同的标准间进行选择。近年来，多准则决策分析（multiple criteria decision analysis，MCDA）可以帮助决策者在多种维度考虑中作出取舍，通过一系列分析方法对卫生技术评估结果进行排名，从而确定最佳选择。MCDA 是当前应用较为广泛的评审方法，其中的方法学来源于实施性研究，但在其他学科亦有着丰富的理论基础。MCDA 是同时考虑所有相关标准的透明的系统方法学，建立一套可以区分相对重要性的标准，以对一系列综合干预措施进行排序。总体来说，MCDA 是一种能够帮助决策者系统地考虑多种相互冲突、难以计量的标准的工具，能同时纳入客观测量和主观判断进行综合考量，帮助决策者在评估不同标准的相关性、重要性以及如何利用已有信息来评估备选方案等方面达成共识，以此提高决策的一致性、透明度和合理性。2014 年，ISPOR 成立了 MCDA 有效实践案例工作小组。小组负责在卫生决策中研发 MCDA 统一定义，并制订实施 MCDA 有效实践指南，以帮助优化卫生决策。在 2015 年 5 月召开的 ISPOR 会议上，工作小组讨论了 MCDA 应用于卫生项目评估的总体工作框架，包括：定义决策问题、选择和构建 MCDA 准则、收集评价准则的性能数据、对备选方案评分、对准则赋予权重、计算总分、不确定性分析、报告撰写与结果审查这 8 个步骤。MCDA方法体现的是价值评估的理念，从实施层面来看，关键是形成多维度价值判断指标体系，主要包括维度、指标和评分办法三部分，其中维度是纲领，指标是支撑，评分方法是量化手段（图 1-1）。

### （四）决策和应用

根据评估产生的证据和评审的取舍，最后形成相关的决策推荐。决策推荐包括：①推荐：如进入基本药物目录、成为重大新药创制项目、纳入医保用药目录等；②有条件推荐：如用于特定亚组人群，特定时间，特定剂量和给药路径等；③不推荐。决策结果因决策类型和应用场景不同可以有所区别。决策结果发布后，利用机构网站、信息平台、媒体宣传、同行交流等多种方式推动决策结果传播及应用，以扩大 HTA 支持决策的影响。

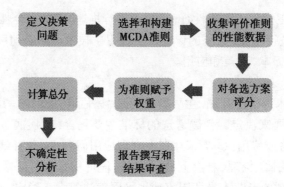

图 1-1 ISPOR 基于 HTA 的 MCDA 评审工作框架

## 二、卫生技术评估维度

HTA 为多学科综合评估,其评估时方法学理论基础也均采用循证医学、卫生经济学、社会学、医学伦理学等学科成熟确定的方法。本部分仅针对评估过程中常用的评估维度进行介绍,这里以药品评估为例。

### (一)安全性

安全性是卫生技术评估的首要维度。指某项技术造成的身体、心理或组织器官伤害。安全性评估需对药品报告中的上市前后药品安全性信息进行综合评估。纳入评估的信息包括:①上市前药品安全性(药品说明书内容)及相对安全性(与同类产品比较)信息;②上市后药品安全性(不良事件及不良反应,用药差错及事故,各国药监部门发布的警告、撤市及说明书修改信息,厂家产品召回相关信息)及相对安全性(与同类产品比较)信息;③药品质量,药品稳定性,包括生物等效性等一致性评价结果。

### (二)有效性

有效性是指某项技术取得预期临床效果的能力。有效性评估主要为对卫生技术带来的健康获益进行评估,其常用方法主要包含一手资料数据研究方法,如临床随机对照试验、回顾性队列研究、病例分析、真实世界数据研究等;二手数据资料研究方法,如系统评价、meta 分析等。有效性数据主要是利用临床试验、真实世界数据对拟评估治疗方案的临床效果进行大人群无偏估计,包括主要临床指标的改善程度,例如生存率、疾病进展,并按疾病的分期分型进行分类统计汇总。

### (三)经济性

经济性评价包括成本 - 效果分析、成本 - 效用分析、成本 - 效益分析、最小成本分析及预算影响分析。

**1. 成本 - 效果分析(cost-effectiveness analysis,CEA)** 成本 - 效果分析是分别以货币和临床效果指标作为成本和健康产出指标,对各备选干预技术方案进行经济性评价的方法。一般适用于具有相同临床产出指标方案之间的经济性比较。

(1)"效果"和"功效"的区分

1)效果(effectiveness)是指干预技术在自然状态(即非试验的现实条件)下对患者产生的治疗结果。

2)功效(efficacy)是指干预技术在严格控制的情况(通常为随机临床试验)下对患者产生的治疗效果。

(2)效果指标:效果指标是干预技术治疗后,患者出现的自然健康结果的变化(如治愈或死亡、血压、血脂变化等),主要分为以下三大类。

1）中间指标是指干预技术的短期效果指标，例如血压的降低、血糖的降低、生化指标恢复正常等。

2）终点指标是指干预技术的长期效果指标，例如新生儿的死亡率，某种疾病的治愈率、死亡率等。最终指标反映的是医疗卫生措施长期干预的结果。

3）其他指标，如症状、躯体功能等。

（3）CEA 综合指标：CEA 有成本 - 效果比（cost-effective ratio，C/E）、增量成本 - 效果比（incremental cost-effectiveness ratio，ICER，$\Delta C/ \Delta E$）等指标。

1）C/E 是指使用该治疗方案，每获得单位效果所需支付的成本，该值越小说明该方案"性价比"越高。

2）ICER 指增量成本除以增量健康产出，在对照方案基础上，采用某一方案每多获得单位效果所需支付的成本，该指标用于评价多种治疗方案中的效率高低以及为最终的决策提供经济学证据。

**2. 成本 - 效用分析（cost-utility analysis，CUA）** 成本 - 效用分析是分别以货币和质量调整生命年（quality-adjusted life years，QALYs）为成本和健康产出指标，对各备选干预方案进行经济性评价的方法。该指标是一个标准化的通用健康产出指标，不管治疗方案的临床产出指标是否相同，均可用成本 - 效用分析进行比较。在实际应用中，通常根据增量分析的结果进行决策。

**3. 成本 - 效益分析（cost-benefit analysis，CBA）** 成本 - 效益分析将健康产出用货币量化，均以货币表示成本和健康产出指标，对各备选方案进行经济性评价。成本 - 效益分析中的效益是指患者在接受干预措施后得到的好的结果的货币表现。效益一般也包括三种，即直接效益、间接效益和隐性效益。从经济学评价理论上来看，成本 - 效益分析是最合理的评估方法。但是成本 - 效益分析在实际研究中使用得并不广泛，因为对于慢性病来说，患者获得的收益要很长的时间才能显现出来；对于肿瘤疾病来说，患者的健康状态及生活质量的改善，很难用货币进行衡量。总之，由于患者的健康收益难以货币化，使得成本 - 效益分析在经济学评价方面的应用受到了限制。成本 - 效益分析结果常以净效益（net benefit）方式报告。

**4. 最小成本分析（cost-minimization analysis，CMA）** 最小成本分析是根据技术的应用成本来比较不同治疗方案相对经济性的方法，当证据显示评估技术与参照技术在目标人群中的重要临床产出（如疗效和安全性）相同或临床意义无差异时，可以使用最小成本分析。最小成本分析是建立在成本分析基础上的一种特殊分析方法，仅在健康产出无差异的情况下使用。但该方法在实际研究中用处是非常有限的，因为所有研究方案的收益不可能完全相同或相当，所以用这种方法进行评估的实践案例比较少。

**5. 预算影响分析（budget impact analysis，BIA）** 预算影响分析是广义经济学评价的基本内容之一，可以独立开展，也可以与 CEA 共同开展，目的在于对新的医疗干预技术获得准入后技术支付方可负担性的评估。预算影响分析需要先确定接受治疗的患者人群，以此确定批准新干预措施的目标人群。预算影响分析的分析框架中包括治疗人群、市场份额、研究时间、治疗组合、干预与替代干预的成本、其他医疗资源消耗成本等。

**（四）创新性**

综合药品研发生产及临床应用价值等信息，对药品创新性进行判断，主要依据如下：在治疗方案、适应证和治疗效果方面存在技术创新（如改善此领域技术短缺现状）；在疾病或伤痛治疗方面表现出更高的安全性、有效性和实用性；对重大或紧急疫情具有突出贡献；药品纳入专利范畴（例如属于改规格或改剂型的仿制药品还是原研药）；具有商业转化潜质；能够带动健康产业发展等。

### （五）公平性

药品公平性评价包括：与人群疾病谱、现行药品管理规范和居民用药需求、药品临床使用方式方法以及与当前我国医疗卫生服务管理体系的适宜性等，以及从患者依从性、用药便利性等角度作出综合定量或定性的研判。

## 三、卫生技术评估（HTA）国际实践经验

一些欧美、亚太国家的 HTA 研究在医保药品谈判准入等医疗决策实践中积累了丰富经验，制度较为完善，设有独立 HTA 机构负责生产循证证据辅助决策，并形成完整的证据评审与决策实践的互动链条。

### （一）加拿大

加拿大拥有一个以公费医疗为主导地位的医疗卫生服务体系，由全国性非营利研究机构加拿大药品和技术评估局（Canadian Agency for Drugs and Technologies in Health，CADTH）评估不同项目助力医保准入。此外，加拿大在评审过程中注重多方利益相关者的参与，如患者、普通公众以及企业等。专家团队也由临床医生、卫生经济专家、政府官员等共同参与。

### （二）英国

英国法律规定，国家卫生服务体系（National Health Service，NHS）有义务为全体国民提供合理、充分且基于需求的照护服务。英国国家卫生与服务优化研究所（National Institute for Health and Care Excellence，NICE）负责对 NHS 在英格兰和威尔士地区所提供的药物和其他卫生技术做出必要性的推荐意见。技术评审作为做出推荐建议的关键步骤，由 NICE 的 HTA 中心负责，用以评估卫生技术的临床有效性和成本有效性。在技术评审全流程的多个关键环节充分听取患者代表的意见，且患者代表甚至可以在评审委员会闭门会议期间申请获取企业待评审药物的保密信息。

### （三）澳大利亚

澳大利亚的药品福利计划（Pharmaceutical Benefits Scheme，PBS）是隶属于全民医保（Medicare）的一项药品补助计划，旨在为所有澳大利亚人提供可负担的药品，计划内的药品由国家财政补贴。负责遴选药品报销目录药品的机构是药品福利咨询委员会（Pharmaceutical Benefits Advisory Committee，PBAC）。澳大利亚的 PBS 准入主要基于社会角度，以临床效果作为主要的评审依据，不以医保基金的承受水平作为主要的衡量标准，给制药企业充分参与竞争的机会。

### （四）新加坡

新加坡卫生服务有效性中心（Agency for Care Effectiveness，ACE）是国家级 HTA 机构，于2015 年由新加坡卫生部成立，旨在通过 HTA 支持政策制定者、临床医生和患者做出更好的决定。ACE 产出的药品评估报告提交给药品咨询委员会（Drug Advisory Committee，DAC）审议，提出是否推荐进入医保的意见。ACE 细化了企业提交模板，提供了明确的方法学指导，包括界定研究框架、明确临床用药情况、如何进行临床疗效评估、如何进行经济学评估、如何进行预算影响分析等。

### （五）韩国

韩国健康保险的管理机构由四个部门组成：卫生福利部（Ministry of Health and Welfare，MOHW）负责计划和决策，国家健康保险计划（National Health Insurance Scheme，NHIS）负责参保、财务和支付，健康保险回顾和评价服务机构（Health Insurance Review and Assessment，HIRA）负责参保人员的报销、服务包设计和服务质量，国家循证卫生保健合作机构（National Evidence-based healthcare Collaborating Agency，NECA）则负责 HTA 和健康干预。医保的支付方式基本上

仍然是按项目付费。韩国在新药进入补偿目录审批时建立了一套完整的 HTA 指标,取得了巨大的成效。

# 第四节 卫生技术评估应用场景

## 一、指导新药研发

创新药物的研发目的在于解决人们面临的医疗困境,改善患者疾病症状,延长患者的生存时间和提高生活质量。因此,药物的治疗效果必须有较大提升,适当减轻药物不良反应,使患者获得性价比较高的药品,以改善患者的健康状况。在此基础上还要考虑其经济价值,因为新药研发是一种由医疗发展推动产生的经济活动,目的在于获得经济和社会收益。药品作为一种特殊的商品,其研发过程充斥着诸多不确定因素,漫长的研究时间和巨额的资金投入极有可能徒劳无获。应早期应用 HTA,准确把握市场准入对伦理性、安全有效性、经济性、公平可及性和适宜性等的评估标准,启动临床试验前设计出完整证据链所需全套数据收集计划,避免上市准入前、中、后所需数据缺如或不充分,有利于提高上市准入效率。

## 二、药品审评审批

药品审评审批制度是在公民权益保障不断被重视以及新药研发飞速发展的背景中逐步完善起来的。药品的审评审批是确保药品安全、有效的重要步骤,是药品上市前不可缺少的重要环节。药品是一种特殊商品,资源有限,无法完全通过市场作用达到优化配置,所以在药品的审评阶段,除了安全性、有效性外,同样需要考虑药品的社会属性,例如重大公共卫生事件下治疗药物的紧急审批上市,并且需要在评审阶段增加 HTA 方面的专家共同参评。将 HTA 加入新药的审评审批中,可以更好地促进社会资源的合理利用。

## 三、药品参考定价

当前我国药品的定价体制正在转型,政府可将 HTA 引入药品定价中,根据药品的疗效制定科学合理的药品价格。在定价时不仅需要考虑到药品的生产成本、创新程度、同类型产品价格等多种因素,也应该考虑到药品的临床产出、效用等指标。将药物经济学引入药品定价不仅可以为临床用药推荐最具性价比的药品,还可以提高药品定价的透明度以及资源利用率,进而为国家相关行政部门制定谈判药品价格提供决策依据。

## 四、医保目录调整

在某些国家,HTA 方法学通常用于确定药物的报销状况,在医疗保健系统中发布技术使用指南,以及支持价格谈判过程。我国医保目录中的药品不仅要满足临床需要,还要满足经济性的要求。因此相关部门在制定医疗报销范围时,应充分考虑到 HTA 的作用。在保证药品安全、有效的前提下,利用经济学评价方法(成本 - 效果分析、成本 - 效用分析等)对药品综合价值进行分析,最终选择医疗必需、安全有效、经济性好的药品纳入医保目录。在《基本医疗保险用药管理暂行办法》中,明确规定经过专家评定后,除了符合条件的集采中选药品或是政府定价药品外,其他的药品进入医保目录必须提交药物经济学资料。

## 五、基本药物遴选

国家基本药物是由政府主管部门从当前数以万计的药品中,通过科学的方法筛选出的最具有代表性、可临床使用的基本药物,已达到保障居民基本医疗需求的目的。随着《"十三五"深化医药卫生体制改革规划》出台,运用 HTA 研究对药品进行遴选已成为一种趋势。国家鼓励科研机构、社会团体等将 HTA 应用到基本药物遴选中。在保证药品安全、有效的前提下,通过对不同药物治疗方案、各种临床药学服务、同一药物不同剂型或给药途径、不同药物配伍方案等进行经济学评价分析,增加基本药品目录遴选的科学性。

## 六、临床合理用药

临床用药是医护工作者与患者直接接触的过程,也是患者获得健康效益的直接途径,而临床用药的合理性极为重要。患者在接受用药时,药品价格、治疗效果、临床不良反应是重点考虑因素,对于两种或多种可供选择的药物或方案,既安全有效、又经济合理的选项即为最优治疗方案。HTA 研究可以帮助医师综合衡量不同药物或治疗方案的安全性、有效性、效果比等因素,从而找到适合患者的、性价比高的用药或治疗方案,从而提高用药水平,减少医疗资源的浪费,提高资源使用效率。

## 七、医院卫生技术评估

卫生系统具有不同类型的决策者,有着不同的任务和不同的环境,这导致决策者对 HTA 有不同的信息需求。在卫生系统中,大多数医院的医疗管理者根据患者需求、医院发展、医保支付限定等,应用 HTA 来决定引入哪些卫生技术(例如大型医疗设备、高值医用耗材、创新靶向药物等)。

基于医疗机构开展的 HTA 称为医院卫生技术评估(hospital-based HTA, HB-HTA)。HB-HTA 包括"在"医院和"为"医院实施 HTA 活动,包括以多学科和循证方法在医院层面组织和实施 HTA 的过程和方法。"在"医院进行的 HTA 意味着评估过程由医院专业人员在医院内部进行,而"为"医院的 HTA 由外部机构执行。"在"医院和"为"医院实施的 HTA 需要根据医院决策需求和决策问题而确定。

## 本章小结

卫生技术评估是一门集多学科知识于一体的学科,运用卫生技术评估结果,指导新技术研发、技术的临床及医保准入、技术合理应用、医疗机构技术管理等决策问题。本章主要介绍了卫生技术评估基本概念及其发展变化、卫生技术评估基本维度及内涵、国际卫生技术评估应用情况和国内卫生技术评估应用场景,帮助学生了解卫生技术评估及其国内外应用场景,为后续章节相关知识的深度展开提供铺垫。

### 思考题

1. 卫生技术评估的最新概念及特点是什么?
2. 卫生技术评估流程是什么?
3. 卫生技术评估的主要维度及维度含义是什么?

(赵　琨)

# 第二章 卫生技术与健康

技术的创新为卫生领域带来了巨大的进步。近年来，卫生技术（health technology）在抗病毒、抗凝血、降糖降压、疫苗研发、药物基因组学、肿瘤靶向治疗、心律管理、影像诊断、微创手术、关节置换、疼痛管理、感染控制与医疗信息技术等领域都有了突破性的进展，对优化人类的医疗与生存环境，提高疾病预防、诊断和治疗服务水平，以及改善患者结局都产生了深远的影响。然而，在卫生技术为人类社会带来巨大益处的同时，我们应高度警惕它对人类健康及社会伦理道德、生态环境所带来的负面影响，在卫生技术的开发、批准、遴选、合理使用、管理应用等各个层面上应积极做出科学且有效的对策。

## 第一节 卫生技术的发展

卫生技术是对改善和维护个人及群体健康的理论知识的实际应用。卫生技术有着丰富且广泛的内涵，包括在提供卫生服务中使用的所有工具、设备、药物和医疗程序，以及卫生服务所依托的组织和支持系统。一般可以通过三个角度来描述一项卫生技术并加以分类，即技术的物理性质、技术的应用目的和在技术的生命周期中所处的阶段。

### 一、卫生技术的分类

从技术本身的物理性质上看，卫生技术主要包含以下八类。①药品：如抗生素、抗肿瘤化疗药物、中医药等；②生物制剂：如疫苗、血液制品和细胞因子等；③医疗器械、医疗耗材：如心脏起搏器、诊断试剂、手术器具等；④医学设备或仪器：如医用磁共振成像设备、医用加速器、体外膜氧合器等；⑤内外科操作程序：如针灸、心理治疗、冠状动脉造影、胆囊切除术等；⑥公共卫生项目：如净水系统、免疫接种项目、戒烟项目等；⑦支持系统：如电子病历系统、远程医疗系统、大数据与智能医疗技术等；⑧组织和管理系统：如感染控制流程、药物依从性计划、按病种付费制等。

当然，这些分类是可以互相交叉的。比如，疫苗作为一种生物制剂，也可应用于公共卫生中的免疫接种项目；治疗性器械多与特定临床手术术式协同进化（例如，生物心脏瓣膜应用于经导管主动脉瓣置入术）。

上述各种卫生技术也可以按照其应用的目的分为以下六类。①预防：预防疾病发生，减少疾病发生的风险，或者限制疾病发展程度及其后遗症（如免疫接种、医院感染控制计划、含氟水供应等）；②筛查：在无症状人群中检测疾病、异常情况或相关风险因素（如巴氏涂片、结核菌素试验、乳腺 X 射线摄影、血脂检验等）；③诊断：通过临床体征或症状来鉴别疾病的成因、本质和程度（如心电图、伤寒的血清学检查，对疑似骨折的 X 线检查等）；④治疗：改善或维持健康状况或者避免恶化（如抗病毒疗法、冠状动脉搭桥术、心理治疗等）；⑤康复：恢复、维持或改善身体或智力残障人士的功能和健康状况（如脑卒中后患者的锻炼计划、严重言语障碍的辅助设备、尿失禁的辅助器具等）；⑥姑息治疗：改善患者的生命质量，尤其是缓解疼痛、不适和严重疾病的压力，以及改善心理、社会和精神方面的问题（虽然通常为进行性、不可治愈的疾病提供姑息治疗，但实际上在疾病和治疗的任何阶段都可以提供此类治疗,如患者自控镇痛法、治疗抑郁症或失眠的药物、护理支持等)。

此外,一项卫生技术还可以根据在生命周期中所处的阶段进行分类。卫生技术的生命周期通常可划分为图2-1中的四个阶段:①基础与应用研究阶段(正在用动物或者其他模型进行实验室测试);②试点应用阶段(正对某一种特定指征进行初步临床评估);③应用阶段(被确立为治疗某一特定指征的标准途径,并推广为普遍应用);④淘汰阶段(被其他技术所代替或者被证明是无效或有害的)。

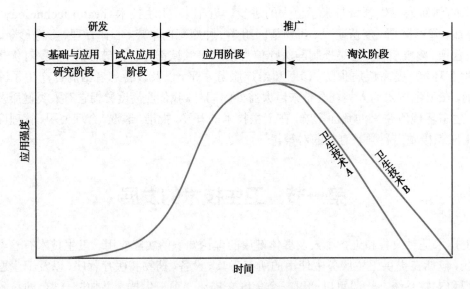

图2-1　卫生技术的生命周期

通常,这些阶段并非明确划定,而技术的发展成熟也并不一定采用线性方式。处于前两个阶段(或尚未被推广为普遍应用)的技术通常称为新兴卫生技术,一般具有高度不确定性、复杂性和高回报的特点,因此与处于后两个阶段的成熟卫生技术相比,新兴卫生技术具有一定的特殊性。处于应用阶段的成熟卫生技术具有相对稳定的应用人群,不管是技术的原创者还是后来的竞争者,都对技术本身已做出相当的改进。技术的使用者可能会更加注重技术的性价比。到了淘汰阶段,该技术已经十分成熟,创新空间狭小,并被新技术所取代。此时应及时对旧技术开展再评估以提供客观的循证依据,使其适时退出。

值得注意的是,一项技术可能对某些疾病领域而言处于研究阶段,对另一些疾病领域而言处于应用阶段,但是对其他疾病领域来说则可能处于淘汰阶段。比如高剂量化疗和自体干细胞移植对于复发或难治性霍奇金淋巴瘤患者是标准疗法,然而却在20世纪90年代初错误地应用到了超过3万名转移性和早期乳腺癌患者身上,造成了不可挽回的后果。许多技术在最初被普遍接受后经历了多次渐进式创新,曾经被认为是过时的技术也可能会在临床目标改进或完全改变后重新被确立使用,沙利度胺的重新上市就是一个典型案例。

## 二、卫生技术的发展历程

卫生技术的发展大致可分为以下五个时期。

**1. 第一次卫生技术革命**　第一次卫生技术革命(20世纪30—40年代)的标志性事件包括:1935年氨苯磺胺被证实具有杀菌作用,40年代实现了人工合成磺胺类药物,1943年青霉素诞生,这些均促进了医药化工技术的快速发展。青霉素的发现,也结束了一旦被细菌感染便无法医治的时代,许多濒死的生命因为有青霉素的存在而重新有了生的希望,对于人类社会的发展来说具有重大的意义。

**2. 第二次卫生技术革命**　第二次卫生技术革命（20 世纪 70 年代）的标志性事件包括：X 射线计算机体层成像技术（X-CT）和医用磁共振成像技术（MRI）的发明和应用，使放射学进入了一个以体层成像和计算机图像重建为基础的新阶段。X-CT 第一次让人类实现了将人体内的器官构造一层层切开来看的可能，成为医学史上一个重要的里程碑。MRI 对软组织分辨能力高，对人体无辐射损伤的优势使其成为肿瘤、心脏病及脑血管疾病早期筛查的利器，也是对颅脑、脊髓等疾病在当时最有效的影像诊断方法。MRI 在医学影像学中用途非常广泛，在疾病诊断和辅助治疗上具有重要地位。

**3. 第三次卫生技术革命**　第三次卫生技术革命（20 世纪 70 年代后期）的标志性事件包括：应用遗传工程技术生产出生长抑素、人胰岛素、干扰素、乙型肝炎疫苗等多种生物制品，开拓了生物学治疗疾病的先河。癌症生物治疗（包括免疫细胞治疗、基因治疗、分子靶向治疗和抗体治疗）已被视为继手术、放疗、化疗之后的第四类治疗方法，可通过合理联用精准清除残余肿瘤细胞，防复发、防转移，提升患者生存质量和时间。

**4. 现代医学技术的蓬勃发展**　在现代医学技术的蓬勃发展（20 世纪 90 年代）这一时期中各类技术都在蓬勃发展：医学检验技术向微量、快速、准确、可靠的方向发展，提高了诊断与治疗效率，如临床检验化学分析仪、流式细胞分析仪、全自动凝血分析仪、基因检测仪等；医学影像技术日趋数字化、智能化，其图像更为清晰、便于定位，提升了诊断与治疗精准度，如正电子发射断层成像技术与数字减影血管造影术等；放射治疗技术迈向精准化肿瘤治疗，如靶向外放射治疗技术的 X 刀、伽马刀、射波刀，医用直线加速器，质子重离子加速器等；各种微创技术日趋成熟，让患者创伤小、出血少、恢复快，如各类腔镜技术、药物支架植入术等介入技术；各种靶向药物用于肿瘤的精准化治疗；达芬奇手术机器人系统实现了外科手术微创化、功能化、智能化和数字化；3D 打印技术逐步应用于术前规划和提前演练、手术导板和康复支架、骨科匹配和人体植入、活体器官打印；1987 年的人类基因组计划更加速了个性化医疗的兴起。随后的 20 余年中，高通量基因测序技术在多个临床领域得以广泛应用，包括产前筛查、肿瘤和遗传疾病的检测和诊断、新型病毒的识别分析，以及基因疗法的发展。

**5. 智慧医疗**　智慧医疗（2016 年至今）时代下，以人工智能和大数据为代表的数字技术将继续与医疗服务进行深度融合，提高医疗服务的便捷性、可及性；数字技术与遗传学技术的结合创新会加速推动个性化医疗的发展，为人民提供更有效、更有针对性的治疗预防手段；远程医疗的普遍应用，有助于医疗服务同质化水平，在未来或将进一步占据多元化医疗服务场景中的主导地位。

推动卫生技术不断发展的直接原因是人们日益增长的健康需求，同时又存在着各种各样的因素在影响着公众对卫生技术的需求，这些因素包括但不限于：①科学和工程的进步；②知识产权，尤其是专利保护的完善；③技术公司、医疗机构、临床医生等在应用创新技术上的经济刺激；④学术型医疗中心开展的临床专科培训：加强临床诊疗技术的创新、应用与研究；⑤避免医疗事故等的防御性医疗；⑥新出现的病原体和其他疾病威胁；⑦直接针对消费者的广告、媒体报道，社交媒体等健康意识的宣传和教育。了解卫生技术的发展历程和推动卫生技术发展的各种因素有利于理解特定卫生技术，尤其是新兴卫生技术所处的社会背景，进而帮助确立不同卫生技术的评估优先级别。

# 第二节　卫生技术的属性

一项卫生技术往往具备多个属性，通常包括以下五个方面：技术性能、安全性、有效性、经济性及社会、法律和伦理影响。某些卫生技术还具备其特有的属性，例如医疗设备器械耗材、内外科程序类技术的应用效果往往与使用者的学习曲线密切相关，其具体相关性能指标和评估方法可参见第十五章"医疗器械评估"。对于公共卫生项目类技术，除了项目核心干预手段（例如疫苗）的有效性与安全性以外，目标人群的接受度（例如接种率）作为关键属性也会对项目的整体实施效果产生重要影响（例如传染病疫苗的接种率低则难以形成群体免疫）。对于医疗体系中的支持、组织或管理系统类技术（例如按病种付费制），通常应关注其实施前后医疗机构在三个宏观属性即整体医疗质量、服务能力和效率上的变化。同样，对于用于筛查和诊断的卫生技术，因其用途的特殊，其使用效果与患者健康结局之间的关系通常是间接的，因此该类技术具备一些特有属性，本节的第二部分将进行具体阐述。

# 一、卫生技术的基本属性

## （一）技术性能

技术性能包括性能特征和符合设计、成分、制造、包容性、可靠性、易用性、维护等方面上的技术规范。例如，冠脉支架的性能主要指生物相容性、顺应性、传达性、柔软性、辐射张力、覆盖性及可视性等方面。生物相容性是支架材料本身的抗血栓和抗腐蚀的能力；顺应性是支架植入后沿血管轴向的弯曲程度；传达性是将支架顺利传送至靶病变的能力。我国上市的冠脉支架必须符合国家食品药品监督管理总局标准《心血管植入物血管内器械第 2 部分：血管支架》（YY/T 0663.2—2016）对各个性能指标的技术要求。

## （二）安全性

安全性是对在特定环境下（例如针对某种疾病的患者，由受过一定培训的临床医生操作或在特定的治疗环境下）使用卫生技术产生风险（衡量不良反应发生的概率及其严重程度）的可接受程度进行评价。

## （三）有效性

国际医学文献常用功效（efficacy）或效果（effectiveness）来描述卫生技术的有效性。功效指卫生技术在理想的临床条件下所能达到的最大期望作用。效果指卫生技术在实际真实的临床条件下所能达到的作用大小。

## （四）经济性

卫生技术的经济属性及影响包括宏观和微观两方面。微观的经济性包括与个体技术相关的成本、价格、收费、报销水平，还包括在特定技术应用条件下资源消耗与结果（收益）的对比，如成本效果、成本效用、成本效益。卫生技术可能造成一系列宏观经济学上的冲击，包括：整个国家的国内生产总值、国家医疗支出、医疗及其他工业部门的资源配置及国际贸易。卫生技术还可影响国内及国际投资、创新、竞争力、技术转移和就业（如劳动力规模和流动性）、知识产权政策（如专利保护）、监管、第三方支付的效果以及其他影响技术创新、采纳、传播及应用的政策变化。

## （五）社会、法律和伦理影响

卫生技术对社会、法律和伦理影响往往呈现出多种形式，包括社会规范的改变（例如：对个人生命的估价）、何时以及如何使用卫生技术、研究和知识的进步、评估卫生技术流程本身的完整性。早在半个世纪前，就有先驱者呼吁应支持政策制定者对技术影响进行更全面的考量，例如科学研究和发展小组委员会主席 Emilio Q.Daddario 在 1967 年美国国会的发言中明确提出技术评估中应充分考虑"任何行为的社会、经济和法律影响力"，又如 Banta HD 在其 1993 年出版的专著 *Health Care Technology and Its Assessment: An International Perspective* 中强调了技术应用会对人类社会产生短期和长期的影响，包括社会体系、文化、经济、伦理、法律等多方面的影响。近年来的案例包括世界卫生组织（WHO）于 2021 年首次发布《医疗卫生中人工智能的伦理治理》指南，旨在针对深度学习和大数据技术的爆发式增长背景下，提示医务工作人员应清醒认识到人工智能渗透应用于医疗卫生各个领域，在为患者带来高效优质的健康服务的同时，也涌现出一系列伦理和社会治理问题。指南还为规避和消解医学人工智能发展中可以预见的伦理风险和治理挑战，提供了重要的伦理指导框架。

不论在医疗行业还是其他行业，技术创新都可能会挑战某些伦理、宗教、文化甚至法律规范。近年来的相关领域包括基因检测、利用干细胞培养新组织、配置稀缺器官用于移植以及为重症患者提供生命支持。举例来说，肾脏、肝脏、心脏、肺脏等实体器官的捐献量增长缓慢，远远落后于持续增长的移植需求，这引发了人们对配置稀缺救命资源的伦理、社会和政治关注。对终末期肾病需要透析和移植的患者而言，患者入选标准、治疗终止以及对非依从患者和其他问题患者的管理均可触发伦理问题。即便如此，这些担忧仍会推动技术创新来解决器官资源短缺问题，例如通过各种技术来提高移植成功率，包括使用来自边缘性供者的器官、活体捐献的器官、配对及长链捐献的移植、异种器官移植（如经基因改造的猪心脏移植入人体）、干细胞重建损伤组织、完整器官组织工程学的方法等。

另外，将有限的卫生资源分配给极为昂贵的卫生技术时，也会引发人们对公平性的广泛关注和讨论，反映出社会对改善更多人群健康的机会与保障弱势群体权益之间的权衡。随着社会规范和主流文化、经济条件、医疗服务供给和筹资的不断演化，即使是成熟技术或"主流"技术，如免疫接种、移植器官获取、男性包皮环切术，也会在不断变化的社会环境中提出各种资源配置上的挑战。

## 二、特定卫生技术的特有属性

用于筛查和诊断的卫生技术，因其用途（即仅提供有关诊断疾病或其他健康状况的信息，而非直接干预）的特殊，使得该类技术往往具备一些特有属性。通常，筛查技术适用于无临床症状的人群，来判断个体的易感性（即是否具备某种疾病的危险因素），比如乳腺癌的 *BRCA*1/2 基因检测；或者是否患有某种隐匿性 / 潜伏性疾病，比如针对大肠癌的粪便潜血检查。诊断技术则适用于有临床症状的患者，其具体用途包括七个方面。①诊断：某种特定疾病或状况是否存在（如怀疑甲亢者进行甲状腺检查）；②鉴别诊断：从多种可能性中判断患者疾病或状况的具体情况（比如通过一系列检测排除特定疾病或状况的可能性）；③分期：病症的程度或发展（如通过造影来确定癌症属于哪个病程阶段）；④预后：病症或状况发展为某种健康结局的概率（如为判断某种癌症生存率而做的多种基因测试）；⑤预测：某种治疗手段导致某病症 / 状况向某种健康结局转化的概率（比如非小细胞肺癌的基因检测来指导靶向治疗）；⑥监测：定期检查以了解疾病 / 状况的复发或其他变化；⑦监控：监控对治疗的反应（比如对抗凝治疗的反应）。

基于以上用途，筛查或诊断技术一般产生四种基本类型的检查结果：真阳性（true positive）的检查结果指当疾病或状况真实存在时检测到其生物标志物；真阴性（true negative）检查结果是在疾病或状况不存在时没有检测到标志物；假阳性（false positive）检查结果指当疾病或状况不存在时检测到标志物；假阴性（false negative）检查结果指疾病或状况存在时，没有检测到标志物。为了衡量技术筛查或诊断的准确性，基于上述四种可能结果的概率，筛查或诊断技术具备特有的属性包括灵敏度（sensitivity，指检测到某种疾病或状况为真阳性的能力）、特异度（specificity，指正确排除某种不存在的病症 / 状况的能力）、阳性预测值（positive predictive value，指检查结果为阳性的患者中实际患病的比例）、阴性预测值（negative predictive value，指检查结果为阴性的患者中实际未患病的比例）。描述这些特有属性的图形化方式是受试者操作特征曲线（receiver operator characteristic curve），用于展示区分某种病症 / 状况的每个分界点产生的灵敏度和（1− 特异度）之间的关系，进而协助最佳判断指标的确定。

大多数预防、治疗和康复技术对健康结局的影响，都可以被评估为干预措施和结局之间的直接因果关系。然而，筛查和诊断技术的使用与健康结局之间的关系通常是间接的，原因在于两者之间往往还有干预或预防措施的介入，甚至高度准确的检查结果也可能被医生忽略或错误解读。此外，这些中间措施的影响还受制于其他因素，例如患者对药物的依从性。即便如此，医疗卫生决策者和政策制定者越来越多地寻求直接或间接的证据，以证明筛查和诊断技术可能影响临床决策和健康结局。对于仍然是雏形或其他早期发展阶段的诊断（或筛查）技术，可能存在数据有限，该技术的评估者和倡导者仍应该充分地，至少是定性地描述该技术如何影响诊断（或筛查）准确性、治疗效果、健康结局以及如何衡量这些影响，并说明大致需要何种属性和水平才能成功实施该项技术，应如何进一步调研来做出这些决定。

# 第三节　卫生技术对健康的影响

　　任何一项创新卫生技术的诞生都旨在提高人们的健康获益，纵观卫生技术的发展历史，创新、突破性技术对人类寿命延长和生命质量提升起到重大而积极的作用，但是并非每一项卫生技术都总是安全或有效的。上述按应用目的划分的六类技术均可能对健康产生负面影响。在预防技术中，疫苗接种常常是最有效的预防手段之一，例如世界上第一个疫苗——牛痘。牛痘的诞生和接种彻底战胜了天花，即迄今为止人类历史上唯一完全消灭的恶性传染性疾病，因此被视为疫苗史上的里程碑。然而，问题疫苗也会产生严重后果。例如，1960 年在巴西福塔雷萨（Fortaleza）地区就曾发生过一起惨痛的狂犬病疫苗意外安全事故——18 名儿童在接种灭活不彻底的狂犬病疫苗后因狂犬病而死亡，这是狂犬病疫苗在现代历史上仅有的一次重大安全事故。不恰当地应用筛查技术往往也会带来巨大的代价。例如，因过于偏信且依赖无创产前基因检测技术的筛查结果，而放弃或忽视介入性产前诊断加以确诊，最终产下唐氏综合征病婴的不幸案例。同样，即便是"金标准"的诊断技术，虽然可以让部分患者赢得早期诊断、早期治疗的宝贵时间和机会，但是"过度诊断"反而会造成更多的不良效应，例如增加患者不必要的焦虑和担忧、导致过度且不必要的临床干预、引发更多不必要的医学检查等。康复类技术也并非毫无风险，比如物理治疗中最常见的温热湿敷治疗容易因应用不当导致患者"烫伤"和"灼伤"，以及在指导患者锻炼时出现拉伤情况等。姑息治疗则特别容易出现给药和沟通错误，需要医务人员时刻警醒以确保在患者临终时提供足够的疼痛控制并实现与最小化伤害之间的平衡。例如，给一个神志不清的患者服用阿片类药物很可能会导致不良事件的发生，而面对专注于舒适的患者，要进行有效沟通以了解其是否希望保持清醒，以便与家人讨论重要的事情。这些反映出了姑息治疗中的用药难点和潜在的健康负面影响。

　　此外，从卫生技术的生命周期角度看，某些治疗类技术在试点应用初期未经适宜的评估就被推广，往往会带来极大的健康风险。沙利度胺事件就是如此，直到广泛运用后才发现其有害，成为世界药物史上最著名的药源性伤害的典型案例。

## 本章小结

　　卫生技术总在不断地推陈出新。它为人类社会带来巨大益处的同时，我们也应高度警惕它对人类健康、社会伦理道德、生态环境等各方面所带来的短期乃至中长期的负面影响。任何一项卫生技术所带来的健康获益与风险始终是并存的。伴随着科学的发展和认识的不断更新，有时风险获益的评估结论会截然不同。因此，对其风险获益的科学合理评估应贯穿卫生技术的整个生命周期。

**思考题**

1. 试举例说明1~2项特定卫生技术所带来的具体健康获益与潜在风险。
2. 试举例说明1~2项有助于提升大学生身体素质的创新卫生技术。
3. 试将上述举例说明的卫生技术进行分类。

（王　薇）

# 第三章　卫生技术评估发展历程与进展

卫生技术评估作为辅助循证决策的重要技术工具，随着其重要性和必要性得到广泛认可，历经多年发展已逐步从理论研究阶段过渡到实践应用阶段，得到了蓬勃发展。回顾卫生技术评估发展历程，结合时代发展和现实环境，有利于促进其在我国医药卫生体系内进行因地制宜的创新发展。本章概要介绍卫生技术评估新进展和我国卫生技术评估的发展挑战。

## 第一节　卫生技术评估发展历程

### 一、卫生技术评估起源

#### （一）国际社会的发展应用

技术评估于 20 世纪 60 年代首先在美国兴起，1965 年美国议员 Emilio Daddario 正式提出技术评估一词，最初技术评估多集中在工业、农业等技术领域，涉及海底石油钻探、农药、汽车污染、核电站、超音速飞机等，主要用来评估技术的重要作用和未知后果。

1972 年，美国国会颁布了技术评估法案，并据此建立了技术评估办公室。美国在 1973 年首次开展了卫生技术评估研究工作，用以评判医疗机构申请使用昂贵新医疗技术的合理性，并于 1976 年向国会提交了第一份正式的卫生技术评估报告。此后，出于卫生预算快速增长的压力和循证决策需求，卫生技术评估的概念在欧美国家被广泛传播与接受。英国、德国、意大利、法国、加拿大、澳大利亚、瑞典等国相继开展国家级卫生技术评估工作并陆续做出机制性安排。近 20 年来韩国、新加坡、泰国、菲律宾、马来西亚、越南、日本等亚洲国家也出于同样原因，积极参与到卫生技术评估研究和应用实践中来，卫生技术评估成为合理配置医疗资源、提高医疗服务质量和效率的有效手段，并为医疗技术准入、配置、定价、补偿、管理和淘汰等政策的制定提供证据支持。

#### （二）我国的发展应用

我国正处于经济社会转型期，医疗卫生系统面临社会转型、人口老龄化和传染性疾病与慢性非传染性疾病双重疾病负担的严峻挑战。如何解决居民日益增长的医疗卫生服务需求和有限医疗资源之间的矛盾已成为摆在健康相关决策者面前的重大课题。2020 年 2 月 25 日中共中央、国务院印发《关于深化医疗保障制度改革的意见》，其中明确提出健全医保目录动态调整机制，完善医保准入谈判制度，将临床价值高、经济性评价优良的药品、诊疗项目、医用耗材纳入医保支付范围，建立医保药品、诊疗项目、医用耗材评价规则和指标体系，健全退出机制。在深化医疗保障制度改革的指导下，2020 年 7 月 30 日，国家医疗保障局公布《基本医疗保险用药管理暂行办法》，文中明确提出按规定组织医学、药学、药物经济学、医保管理等方面专家，对符合年度药品目录调整条件的全部药品进行评审；按规定组织药物经济学、医保管理等方面专家开展谈判或准入竞价。但由于药品价格形成因素复杂，关注度高，影响面广，需要在价格制定过程中借助科学专业技术手段辅助决策，实现基于药品安全有效基础上最具性价比及综合其他必要考量的价值研判。例如，医保需要鼓励创新药物的使用，但由于总体支付能力的限制，无法按照商业价格把层出不穷的新药全部纳入，需要一个科学的方法评价新药的性价比以支持医保决策。随着医保报销目录动态调整的推进，卫生技术评估在我国医保决策中的应用需求越来越高，亟待依靠卫生技术评估生产循证决策证据，建立成果转化和应用机制，为我国医疗资源相关决策提供技术支撑。

## 二、卫生技术评估的发展趋势和挑战

从卫生技术评估的发展历程来看，经过 50 余年的发展，卫生技术评估逐渐被国际社会所接受，已经初步形成了独立的学科体系。国家层面和地区级的卫生技术评估机构不断增加；评估程序更加透明，研究对象领域从单一的医疗技术到涉及卫生健康领域的许多方面，更加强调评估方法的科学化和标准化；更加注重结果的传播和政策应用；更多依赖数据库、电子病案、互联网及其他信息资源以及真实世界数据；更加注重大范围的评价，出现越来越多的合作，包括国际协作。就我国而言，针对罕见病的创新药、中医药、医疗器械、设备耗材开展卫生技术评估具有深刻的现实意义和广泛应用前景，依托于医疗机构开展的卫生技术评估也逐渐成为一种谋求"自下而上"改变的趋势。鼓励和支持广泛开展卫生技术评估虽然是不可阻挡的历史趋势，但也面临着一些困难和挑战。

一是观念冲突。对"新"技术的盲目崇拜使得许多技术在没有可靠证据支持的情况下被广泛地使用。一些人认为"技术是迫切的"，只要是新的就是好的，甚至将医生应用新技术程度等同于其医疗水平的高低。一些医生在长期的行医实践中过分相信自己的经验，不希望卫生技术评估来指导自己对技术的选择。更有些人对卫生技术评估的目的存在误解，认为技术评估的目的是阻止技术的创新和传播。

二是商业利益冲突。一些生物医学领域的企业出于商业利益，通过各种渠道宣传推介其新技术产品，影响医生和消费者的观念和行为。因此他们认为，卫生技术评估限制了其通过医学创新获得最大经济利益的自由，他们一般通过法律程序来限制卫生技术评估在决策环节的采纳和应用。另外，一些国家和地区的经济条例也给予商业机构过多的权力。这些由商业利益引发的法律威胁，对卫生技术评估造成了严重的影响，包括评估人员在评估中过多考虑技术以外的社会因素，研究者、研究机构、出版商和基金组织不愿进行可能引发法律纠纷的评估。

三是影响力困境。如何有效地传播卫生技术评估结果并及时将研究结果转化为政策应用，在发达国家已有相关实践经验，但在发展中国家还处于起步阶段。人们获取研究结果的信息渠道不通畅，国家也缺乏研究结果有效传播与应用的机制保障，这在一定程度上影响了卫生技术评估的实际应用效果。

四是政策环境支持不足。鉴于卫生技术评估可能受到社会利益等因素的影响，卫生技术评估的资金保障、法律环境、政府政策支持等方面还需要进一步的改善，尤其是各个国家和地区的政治制度、行政体系、卫生体系各有差异，无须千篇一律，重要的是寻求一条适宜、可行、可持续的发展之路，以促进卫生技术评估作为决策工具与决策转化之间的理想融合，持续推进卫生技术评估的本土化发展和应用。

总的来说，卫生技术评估既有历史性机遇，也面临许多困难和挑战，但机遇大于挑战。

# 第二节　卫生技术评估的新进展

随着应用需求的逐步多样，卫生技术评估自身也在进行不断的迭代优化，无论是应用场景、决策维度、数据来源、利益相关者参与方式等多方面都在经历发展变革。

## 一、卫生技术评估与多准则决策分析

如果说评估是生产决策证据的过程,评审就是对生产出的证据进一步验证并形成推荐意见的过程。近年来,医疗领域越来越多的决策者意识到,传统的卫生决策方法在评估不同技术的相对重要性过程中面临着一些挑战,对有限的卫生资源进行合理分配决策的过程,通常涉及卫生技术的安全性、有效性、成本效果,技术的公平性,患者的偏好,以及医疗保险基金的可负担性等众多方面。在对不同的卫生技术进行比较时,需要在不同的标准间进行选择。

近年来,多准则决策分析(MCDA)可以帮助决策者在多种备选方案中作出取舍,通过一系列方法对卫生技术进行综合排名,从而确定最佳选择。总体来说,MCDA 是一种能够帮助决策者系统地考虑多种相互冲突、难以计量的标准工具,能同时纳入客观测量和主观判断进行综合考量,帮助决策者在评估不同标准的相关性、重要性以及如何利用已有信息来评估备选方案等方面达成共识,以此提高决策的一致性、透明度和合理性。具体方法解释详见本书第十章。

## 二、卫生技术评估与医保创新支付

在某些国家和地区,卫生技术评估方法学通常被用于确定药物等新技术的报销状况,在医疗卫生系统中发布技术使用指南,以及支持价格谈判等过程。在定价时不仅需要考虑到药品等新技术的生产成本、创新程度、同类型产品价格等多种因素,也要综合考虑其临床产出、效用等指标。

当卫生技术的疗效及价值存在不确定性且支付方预算有限的情况下,一些国家或地区根据卫生技术评估结果,采用签署风险分担协议的方法,将新药等卫生技术有条件纳入报销。协议由准入支付部门主导并与厂家进行协商,使厂家和支付方通过协议共担预算超支或疗效不理想的风险,来获得合理的药品价格。制定合理的风险分担协议有利于加快药品准入,包括澳大利亚、芬兰、法国、冰岛、意大利、挪威、葡萄牙、英国、西班牙和瑞典在内的一些高收入福利国家,均在创新药谈判中采用过风险分担协议谈判达成价格协议。

## 三、卫生技术评估与真实世界研究

随机对照试验(RCT)作为评价药物临床价值的"金标准",广泛应用于药物等新技术上市审批和医保报销决策环节。然而,RCT 需要高昂的时间成本和资金投入,在研究设计时通常较少考虑设置经济性指标,无法充分支持卫生技术评估药物经济学模型。此外,其严苛的人群限制与标准干预脱离实际医疗资源消费情况,使其研究结果外推性受限。随着全球新兴技术的进步,功能各异的创新药品不断涌现,众多创新药品等新技术可基于单臂试验或二期临床试验快速上市,有效性、安全性和经济性证据十分有限。

为应对上述挑战,真实世界研究(real world study,RWS)因其研究数据真实、来源广泛、研究结果外推性强等优势,越来越被决策者、临床管理人员、制药工业界、学术界等多利益相关者重视,逐渐成为卫生技术评估支持药品等新技术上市或医保管理的重要辅助手段之一。

过去 10 年,RWS 在卫生技术评估中的应用越来越广泛,宏观层面支持公共卫生、临床医疗循证决策,微观层面能够为具体医疗技术评估提供直接证据和方法支撑。RWS 在卫生技术评估研究中可以起到四方面作用:一是论证作用,通过 RWS 与 RCT 证据的比较,提高评估结果的准确性和可重复性,分析证据可靠性、减少不确定性。二是补充作用,例如对于单臂试验,通过疾病自然史研究建立单臂试验的外部对照证据,估算在真实诊疗环境下的健康结局和治疗效果。

三是校正作用,通过真实世界数据亚组患病率加权,校正 RCT 疗效证据,或探讨干预效果的异质性。四是填补空白,当新的医疗技术运用于实践,可研究得出与标准治疗或特定治疗的头对头比较证据,提供新的证据。

## 四、卫生技术评估与罕见病药物评价

目前全球已知罕见病超过 7 000 种,多为遗传性疾病,其中大多数严重威胁患者生命及生活质量,为患者与社会带来了沉重的疾病与经济负担。2018 年 5 月国家卫生健康委员会等部门联合印发了我国《第一批罕见病目录》,其中共收录 121 种罕见病,这是我国政府首次以疾病目录的形式界定了罕见病范围。大部分罕见病患者需终身治疗,在没有良好的医疗保障情况下,患者难以维持长期、有效治疗,诊疗形势严峻。针对罕见病药物开展卫生技术评估,可为医疗管理、医疗保险准入以及药品审评与审批等相关政策决策提供可靠的循证依据,进而鼓励罕见病药物研发创新,提高药品可及性,为全面提升罕见病诊疗及保障水平提供支撑。

由于罕见病的特殊性,应用传统卫生技术评估方法对其进行评估会面临很大挑战。首先,传统卫生技术评估方法需要有可靠的基础数据来源作为研究支撑,包括流行病学数据、临床疗效数据和成本数据等,但罕见病往往缺乏以上基础数据。其次,由于罕见病患者人数十分有限,特别是 50% 以上的罕见病为儿童患者,难以开展 RCT 设计,而且缺乏经过验证的生物标志物或临床终点指标,在疗效评估中会遇到很多困难。再次由于缺乏对罕见病病程的了解,卫生技术评估很难估计罕见病药物的长期疗效与成本。最后,罕见病药物伴随着高昂的药品费用,若采用常见病的支付意愿阈值,无法体现罕见病药物的社会价值,且很难得到具有成本效果的结果。此外,除了上述较易量化的评价维度,罕见病药物还存在一些难以量化的评价维度,例如药物的创新性、社会伦理与公平意义、未满足的治疗需求、社会福利性质等。

因此,开展罕见病药物卫生技术评估时,需要充分、全面考虑罕见病的特殊性,并针对其特殊性制订出适用于罕见病药物的卫生技术评估方法。中国罕见病联盟发布的《罕见病药物卫生技术评估专家共识(2019 年版)》,着重针对罕见病药物卫生技术评估研究问题的界定、安全性评估、有效性评估、经济性评估、社会价值评估及罕见病药物卫生技术评估流程六个方面给予相应专家共识与建议。

为进一步推动罕见病药品临床综合评价工作标准化、规范化、科学化、同质化,更好地服务国家罕见病药品政策决策需求,中国罕见病联盟在 2021 年制定了《罕见病药品临床综合评价技术指南》,构建了一整套集主题遴选、证据收集与评估、评审与质询、公开与透明为一体的决策支持技术体系。

## 五、卫生技术评估与中医药评价

中医药作为我国独特的卫生资源,历史悠久、潜力巨大,是具有原创优势的文化资源和重要的生态资源。党中央、国务院高度重视中医药发展,其中的一个核心要义就是在高质量发展的时代背景下,依托医保"价值支付"理念推动中医药传承创新发展,传承是创新的基础与保障,创新是传承的升华与灵魂,两者对立统一,相辅相成。

按价值付费同时关注患者的当下治疗和长期疗效,与中医的理论及特点相契合。首先,中医药具有"简、便、廉、验"的特点,符合按价值付费的目标,能够打破原有按成本或工作量进行付费而形成的桎梏,真正实现"价有所值"。其次,实施按价值付费,可体现中医辨证论治诊疗方法的价值。中医治疗以整体观为主、以辨证论治为方法,即将人作为一个有机整体,根据患者个体情况的差异性采取不同的诊疗方法。与按项目付费以成本、数量来支付不同,按价值付费更注重治疗的价值,鼓励医疗质量好、成本低的诊疗方式。最后,按价值付费能充分发挥中医"治未病"的优势。按价值付费不仅关注疾病的治疗结果,同时也关注人群的健康管理,以提高人群健康状况为最终导向。中医具有"未病先防、既病防变、瘥后防复"的优势,可用于预防和控制疾病的发展演变、防止愈后复发、减少后遗症等。按价值付费方式能体现出中医在健康一体化管理方面的作用,降低参保人患病率,提高疾病可控程度。

为保障医保基金安全,医保购买的医疗服务必须是明确的、标准化的和可评价的医疗服务或产品,而中医药具有整体性、辨证施治和个体化的特点,这些特点体现在对疾病的诊断、治疗以及对健康的认知上。但相比于西医,这些独特的诊疗方式标准化程度相对较低,影响着中医药在医保支付中的利益诉求,增加了中医药的合理支付难度。

中医药学形成发展是基于长期临床实践经验的观察总结,数千年的中医临床实践集中体现在典籍记载的个案中,形成了宏观描述多而精确量化少、综合推理多而具体分析少、直观观察多而试验研究少的特点,导致中医药的疗效评价缺乏符合现代科学研究通则的研究数据,中医药疗效和安全性存在表述不清或证据质量不高等问题,不能适应日益严格的医药政策要求,这是目前中医药发展的一个瓶颈。近些年医保、医疗和医药政策逐步收紧,越来越强调临床价值和成本效果最优化,医院药占比的限制、二级以下医院限用等政策对中医药产业发展影响巨大。中医药被广泛接受依赖于明确的安全性、有效性和经济性证据,其关键环节在于如何实现研究方法的科学性,更好地适应现代监管的需求。中医药卫生技术评估是当前迫切需要突破的技术瓶颈,中医药卫生技术评估可为中医药综合价值研判提供新思路、新方法和新证据,卫生技术评估与中医药学在实践中从碰撞走向融合,是卫生技术评估中国化发展的重要创新之一。

## 六、卫生技术评估与患者参与

一个有效的卫生技术评估系统,其基本要素是多利益相关方的参与,这也是往往在发展初始阶段容易被忽略的重要一环。在英国 NICE 卫生技术评估过程中,有五个利益相关群体参与其中,包括患者和医疗保健消费者组织,医疗保健提供者(医院和卫生系统),医保支付方(私人支付方和公共支付方),雇主代表,药品、设备和诊断生产企业。NICE 尤其注意患者参与决策,患者的疾病负担和用药需求是卫生技术评估过程中的重要考量因素。从理论层面讲,卫生技术评估的评估过程既是缓解医药服务价格扭曲、破除医药产品信息不对称、平衡多利益相关者利益冲突的过程,也是药品服务供需方以及第三方支付者在相互交往中激励相容的合作博弈过程。在这样的博弈关系中,参与主体主要为药品等新技术生产和销售企业为代表的供方,以及医保部门作为第三方战略购买者的需方,患者作为最终的卫生技术使用终端直接参与度不够,往往是通过医疗机构或医生作为委托代理人参与到卫生技术评估流程中。在新兴国家中,很少有患者和消费者组织参与卫生技术评估过程,卫生技术评估证据中缺乏患者群体的主观感受和意见,导致卫生技术评估证据在反映患者真实需求上存在一定偏移。缺乏患者这一重要利益群体的充分参与,可能导致评估结果缺乏权威性与公平、公正性。

# 第三节　我国卫生技术评估的发展挑战

## 一、缺乏卫生技术评估监管机构

成立权威的卫生技术评估监管机构,建立完善的卫生技术评估流程是规范化开展卫生技术评估工作的重要基础。由于我国卫生技术评估起步相对较晚,实践经验尚在快速探索积累阶段，因此尚未建立国家层面的独立的卫生技术评估机构。现有的卫生技术评估研究工作分散在国家和地方政府直属单位，如国家卫生健康委卫生发展研究中心、上海市卫生和健康发展研究中心，以及各大高校科研机构，如复旦大学及其国家卫生健康委员会卫生技术评估重点实验室，北京大学、山东大学等相应的卫生技术评估单位。随着国家医药卫生体制改革的不断推进，对高质量卫生技术评估证据的需求将不断增加，亟须成立国家层面的权威卫生技术评估机构、制定健全的卫生技术评估机制和流程，对全国的卫生技术评估工作起到项目协调、过程监管、方法学规范和学术引领作用，以提高我国卫生技术评估证据的整体质量，促进卫生技术评估证据的政策转化和应用。在这方面，相关卫生技术评估学者和决策者一直在坚持不懈地努力，但是作为辅助决策工具，卫生技术评估监管机构的设立更取决于决策需求的强烈程度和学科自身发展的成熟程度。所以，在继续影响决策者提高循证决策意识和能力的同时，也需要研究者采用"用事实说话"的思维，多产出证据翔实、结论可靠、影响力大的评估结果；用"以点带面"的思维，从基层的医疗机构决策者入手，逐步传导评估应用的必要性和重要性，逐步扩大评估影响范围和深度，为最终权威监管机构的建立凝心聚力，实现与决策需求的双向奔赴。

## 二、卫生技术评估应用范围局限

卫生技术评估先后在医保药品目录调整、高值医用耗材管理、"互联网＋"医疗服务价格调整、支付方式改革、医疗技术指南规范、临床路径内容优化、大型医疗设备配置、基本公共卫生服务项目调整、分级诊疗体系构建等不同领域得到实践应用，并对相关国家和地区决策起到重要技术支撑作用。但就目前开展的卫生技术评估研究来看，我国的卫生技术评估研究对象仍以药品为主，应用领域多为药品的医保准入谈判。

虽然卫生技术评估在我国的早期引入过程中，受到了辅助生殖技术、宫颈癌筛查、伽马刀、达芬奇机器人等新医疗技术和大型设备的准入管理驱动，但当时的卫生技术评估研究仅局限于卫生技术评估概念研究层面，成本 - 效果分析应用研究较少。除药品之外的多领域卫生技术评估受研究对象复杂、研究成本更高、国家政策的推动力度较小、方法学不成熟等诸多因素的影响，至今为止，我国的卫生技术评估应用范围仍较为局限，多领域的卫生技术评估研究亟待开展。尤其随着医疗耗材、医疗服务项目等决策需求的持续涌现，亟须基于我国医疗卫生体系管理和发展现状，开发切实可行、具有我国特色的卫生技术评估方法学研究，并以此逐步突破卫生技术评估的应用局限困境。

## 三、卫生技术评估数据支撑不足

缺乏可靠的数据来源是我国卫生技术评估开展过程中一直面临的主要困境之一。在卫生技术评估开展的过程中，通常需要有三类数据的支撑：①流行病学数据，用于预测医疗卫生技术所面向患者的人群基数；②疗效数据，用于评估医疗卫生技术在临床应用中的治疗效果；③成本数据，用于评估医疗卫生技术在临床应用中所产生的成本。上述相关基础数据的缺失和不标准、不完善，使得具体卫生技术评估研究过程面临技术困境，加大了循证决策的不确定性。此外，随着卫生技术评估学科的发展，来自真实世界数据的支持就显得更为重要，尤其是来自大量医疗机构临床实践累积的数据，可以为后期卫生技术评估研究提供扎实的数据来源。但可喜的是，随着信息技术的发展和医疗数据记录的进一步规范，我国很多地区都逐步实现了区域健康数据的集合，这为卫生技术评估研究提供了良好的数据支撑。

## 四、卫生技术评估相关技术标准的缺乏

卫生技术评估相关标准的缺乏以增量成本效果比（ICER）阈值、患者生命质量测量和优先领域识别为例。判断评估对象是否具有经济性，需要将成本 - 效用分析得到的 ICER 与特定的阈值进行比较，若 ICER 小于该阈值，则具有经济性，若 ICER 大于该阈值，则不具有经济性。由此可见，ICER 阈值的设定，对于卫生技术评估评估结果和医疗卫生决策至关重要。目前，我国对于 ICER 的支付阈值尚无统一的标准，在过往多年的卫生决策过程中，多根据世界卫生组织的健康社会决定因素研究组专家推荐意见，ICER 的支付阈值参考范围为 1~3 倍人均国内生产总值（gross domestic product，GDP）。但近年来，有不少研究学者认为，1~3 倍人均 GDP 的 ICER 阈值可能并不适用于中国人群，且国际经验证明确实如此。关于中国的 ICER 阈值标准应该设置为多少的问题，尚有待探索。此外，罕见病药物的 ICER 阈值是否应该与普通医药产品保持一致，也一直是卫生技术评估结果在决策应用中的一大争议。

卫生技术评估的重要维度之一是经济学评价，通过评估新技术的性价比，国内外常用的衡量技术性价比的方法是成本 - 效用分析。效用值的来源主要为患者自我报告，但相关测量问卷多为西方国家基于西方人群的通用和疾病别量表研发。由于这些量表研发的文化背景与我国差异较大，导致用到国内常常出现患者不理解问题或无法测量出患者真正生活质量的问题。直接导致的结果就是新技术的健康效用优势不明显甚至与对照技术相当，低估了患者的实际生活质量，同时间接导致新技术成本 - 效用分析结果的 ICER 值过高。因此，研发适合我国文化背景的，易于患者理解并能测量出患者实际生活质量的效用量表显得尤为重要。目前，我国很多学者均在此领域"埋头苦干、深耕不辍"，开展相关基础性研究，力求为突破技术瓶颈、夯实本土研究基础、优化国际量表库内涵贡献"中国智慧"。

因为评估自身也是一个资源消耗的过程，且卫生技术评估并非适用于所有评估对象，在开展评估前需要进行其适宜性、必要性、合理性的遴选。国际上，多运用水平扫描或优先领域确定来进行遴选，国外甚至有专门的机构在政府资助下开展专业的技术识别工作。在我国，很多的评估来自出资者的意愿和"临时起意"的决策者需求，而很少基于评估对象自身特点开展相关背景分析，以至于对相关技术的关注缺乏了预警关注和早期识别，或者由于评估性不足造成所产生评估结果的不确定性和证据级别较低。所以，在日常评估工作中，应秉承前置思维，保持对相关创新技术的提早预知和关注，甚至在相关创新技术处于临床试验阶段时就提前关注，并持续跟踪，以便随时为决策者提供所需信息。

## 五、卫生技术评估学科发展缓慢

虽然近年来我国的卫生技术评估研究工作取得了快速发展，但卫生技术评估学科建设速度仍然较为缓慢。由于卫生技术评估学科建设不足，国内卫生技术评估领域的专家数量相对发展需求来说依然较少，卫生技术评估学科发展建设亟待提高。尤其在医学类高校课程设置方面，缺少卫生技术评估相关专业和体系课程的设置以及专业权威教材的出版和更新。

2021 年国家卫生健康委办公厅发布了《关于规范开展药品临床综合评价工作的通知》，推动以基本药物为重点的国家药品临床综合评价体系建设，鼓励医疗卫生机构自主或牵头搭建工作团队，组织开展药品临床综合评价工作。我国药品临床综合评价工作的开展，助力了卫生技术评估的进一步发展和应用，但同时也对临床医师、药师的卫生技术评估能力提出了更高的要求，并呈现出未来对专业卫生技术评估人才的巨大需求。所以，从高校学科教育入手，结合"干中学"继续教育培训，可以有效推动卫生技术学科的发展和人才储备，为未来卫生技术评估从上至下的体系建设进行人才储备。

# 本章小结

卫生技术评估在辅助医药卫生决策领域得到越来越多的实践应用，并在我国因地制宜得到了创新发展，同时也对相关技术细节和使用准则提出了更高要求。需要在总结国内外应用经验的基础上，形成符合我国国情的评估流程、评估方法和技术指南；需要设立权威的第三方评估机构，协调、监管评估活动；需要扩展应用范围，从药物延伸至诊断、手术、公共卫生干预等多个领域；需要提高 HTA 数据支撑，完善患者注册登记数据等相关数据库建设，提高医疗机构数据库的可获得性；需要开发本土化的患者健康相关生命质量测量工具，促进患者自报健康结局在临床实践中的应用；需要探索适用于我国人群的成本 - 效果阈值，以及提高不同疾病严重程度人群的阈值设定合理性；需要推动卫生技术评估学科发展，培养更多的专业人才；提高患者、医疗服务提供者等利益相关方的参与程度，切实提升医疗卫生决策的科学性、规范性和透明度。

## 思考题

1. 从国际视角来看，鼓励和支持广泛开展卫生技术评估虽然是不可阻挡的历史趋势，但也面临着困难和挑战，都有什么？
2. 真实世界研究在卫生技术评估中可以起到哪四方面作用？
3. 我国卫生技术评估发展所面临的挑战是什么？

（郭武栋）

# 第二篇 方 法 篇

## 第四章 卫生技术评估设计概述

卫生技术评估是通过明确的方法来确定卫生技术在其生命周期中不同阶段的价值的一个多学科过程。卫生技术评估已初步建立起一整套的评估设计框架、范式和方法，本章概要介绍卫生技术评估的设计。

## 第一节 评估设计概述

卫生技术评估涉及多个学科知识和理论体系，其设计不单纯受评估目标的影响，还很大程度上受评估内容和证据来源的影响。

### 一、评估设计分类

卫生技术评估设计一般分为叙述性文献综述、系统评价、流行病学研究设计、经济学评价设计、社会适应性分析。

叙述性文献综述（narrative review）是通过文献检索，结合真实世界的场景、时间和对象等对文献资料进行整理分析，归纳得出描述性评估结论。此类综述一般未经结构化的文献检索程序，主要呈现相关描述性评估内容，无法整合并计算。整合的证据等级相对弱，但可能是特定评估的基础工作。

系统评价（systematic review）和 / 或 meta 分析以综合已有研究结果、提供可靠证据为目的，通过严格的文献查询策略（结构化文献检索），系统收集某一特定主题或问题的相关研究，对纳入的研究结果进行整合及统计分析，以减少研究偏倚，提高结果的可信度。该设计类型一般依据一定的证据质量评定标准，对研究结果的证据等级进行评定，根据严格评审的原则形成有针对性的推荐。meta 分析是系统评价的一种特定类型，它采用统计学方法，对所选主题的所有相似研究进行遴选，整合被纳入的各独立研究的结果，得到某个或某些效应值的点估计和区间估计，进行定量系统评价。

流行病学研究设计是对某一干预技术的运用实施和各类效应进行评价的常用设计，可采用实验性研究、准实验性研究和观察性研究方法评价某一干预技术的效果、安全性和成本等。在缺乏技术评估数据时，有必要开展现场调查研究，获取一手数据，这是已有数据短缺或质量不佳情况下，最常应用的评估设计。

经济学评价设计分为基于临床试验、真实世界数据和模型的经济学评价，经济学评价一般分为成本 - 效果分析、成本 - 效益分析和成本 - 效用分析。预算影响分析也逐步成为经济学评价中的重要组成部分。基于临床试验的搭载设计，往往具有较好的内部效度，但其成本可能反映了理想研究环境下的水平，也可能会有一些因研究计划带来的成本。基于真实世界的设计，比较能反映实际的技术使用场景和特征，但偏倚和混杂因素不易控制。而基于模型的经济学评价，常有决策树分析、马尔可夫模型分析等。

社会适应性分析是卫生技术评估中不可缺失的一个重要组成部分，包括技术的社会、伦理、理论和法律影响，如伦理性、公平性、适宜性、可接受性等。其设计主要是从社会学、伦理学的理论体系出发，以质性研究方法为主，开展卫生技术相关的探索性、描述性和解释性研究。

卫生技术评估设计，从数据来源可分为原始研究设计和二手数据研究设计。在原始研究设计中，根据评估内容的不同，可分为流行病学研究设计和社会适应性研究设计；在二手数据研究设计中，主要分为叙述性文献综述、系统评价和 meta 分析；卫生经济学评价设计则会综合采用两种研究设计类型（图 4-1）。

## 二、评估设计的内外部效度

在开展卫生技术评估过程中，内部效度与外部效度对于评估工作的开展及其效果具有重要的作用，内部效度是判断卫生技术干预因素是否真正导致了某种改变，设计的内部效度会对技术评估的真实性和可靠性产生重要的影响，主要受 7 个因素影响。而外部效度是为了回答"外推性"的问题，即某种效应可以外推到何种人群、环境、干预变量和测量变量等。

### （一）内部效度

**1. 历史因素（history）** 历史是指除技术干预因素以外的特殊事件在第一次和第二次测量之间发生，从而导致了观察变量的改变。这种威胁在评估中较为普遍，测量观察到的效应可能是干预的作用，也可能是由于一个发生在干预前测试（pretest）和干预后测试（posttest）之间的某一独立事件（event），这个事件正好发生在技术干预过程中，并非指评估的技术。

**2. 成熟因素（maturation）** 成熟是指研究对象随着时间的推移所产生的一种进展和变化，这并非某一特殊事件（技术干预）引致的变化。即，导致研究对象的任何变化，是由于时间的推移（passage of time）而不是技术干预。

**3. 测试（testing）** 测试是指进行一次测试对第二次测试分值的影响效应，即评估观察到的效应可能是由于上一次测量所导致的。这是一种常见的对于结果的竞争解释，变化是由于测试而不是技术干预。实际上每一次的测试对研究对象来说，都是一个学习的过程。

**4. 统计回归（statistical regression）** 统计回归是指评估组别的选择是基于其极端值，也被称为回归到均值（regression towards to the mean），即极端值随着时间的推移向均数或平均水平移动（回归）。研究对象在分组时，往往进行干预前的测试，或高或低，当根据极端测试值分配研究对象时，应当注意统计回归的效应。

**5. 选择（selection）** 不同选择（differential selection）所形成的不同组别的研究对象不同会导致偏倚（biases），即实验组和对照组对象的选择和组成有系统差别。选择是两组或多组设计的威胁因素。

**6. 实验退出（experimental mortality）** 实验退出是指不同的评估组别间研究对象具有不同的退出率，或称磨损（attrition），即从实验组和对照组的退出（withdrawal）。当两组退出率（dropout rates）不同时，会对内部效度产生威胁。

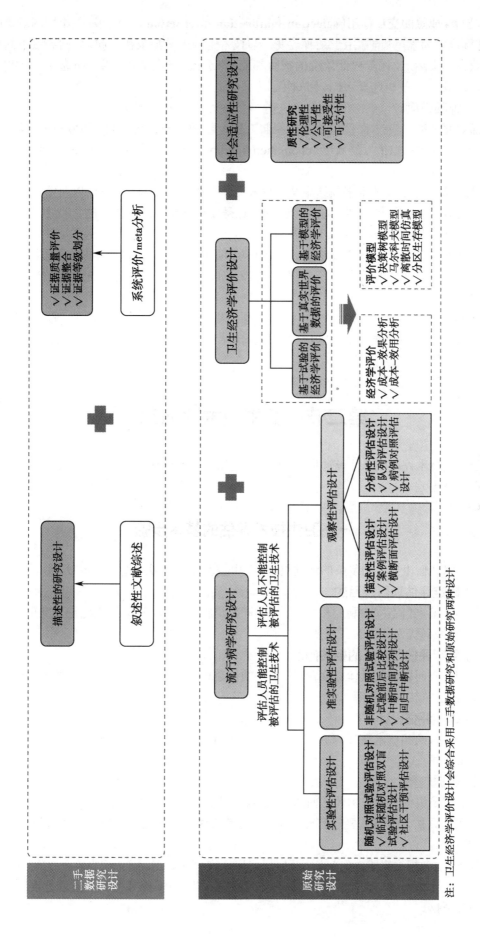

图 4-1　卫生技术评估设计分类

注：卫生经济学评价设计会综合采用二手数据研究和原始研究两种设计

**7. 选择 - 成熟的交互作用（selection-maturation interaction）** 不同评估组别的对象的任何差别，连同成熟因素，共同作用于某种改变。与技术干预因素混杂在一起，共同导致不同组别的差别或改变。实际上，许多内部效度的威胁都能和"选择"产生交互作用，如选择 - 历史、选择 - 测试、选择 - 测试手段和选择 - 统计回归等。

## （二）外部效度

外部效度是指一项技术干预的结果可推广的程度，推广到新的人群、环境和时间，也称外推性（generalizability），包括人群效度（population validity）、生态效度（ecological validity）和时间效度（temporal validity）。

**1. 人群效度** 是指技术干预结果从研究样本推广到更大的总体人群，以及结果在不同人群中推广性的问题。实际上，从样本推广到总体，这是随机抽样技术所决定的。当结果适用于不同类型的人群时，即在不同人群中具有推广性。

**2. 生态效度** 是指技术干预结果在不同环境下的推广性。例如，一项社区卫生服务技术项目在我国东部地区实施的效果很好，但在中部或西部地区能否产生同样的结果呢？这就是不同环境的问题。

**3. 时间效度** 是指随着时间变化技术干预结果可推广性的程度。比如，假设一个卫生技术项目在不同地区的不同人群中实施效果良好，若它已开展多年，则有必要评价其时间的稳定性。

# 第二节　卫生技术评估范式

基于卫生技术评估的总体设计框架，其过程遵循一定的评估程序或范式，其产出是不同类型的技术评估报告。

## 一、卫生技术评估的基本步骤

卫生技术评估由一系列复杂的活动组成，卫生技术评估一般遵循以下步骤（图4-2）。

### （一）确定评估项目及目的

评估的需求来自不同的利益相关方，从不同渠道收集得来，应根据优先重点的原则，采用一些技术方法，明确优先评估的卫生技术。

### （二）确定评估所涉及的相关问题

评估的核心问题包括具体健康问题、涉及的利益相关人群、拟评估技术的类型、技术的使用者、技术应用的机构或场所等。

### （三）确定评估设计

根据评估目的和技术特性，科学设计评估方案、选定评估方法，目前常用的评估设计方法如本章第一节所述。

### （四）数据收集

评估者需要根据卫生技术评估问题，检索相关研究文献和资源，从中获取评估所需的必要信息。为了确保评估未遗漏重要的研究证据，评估者应尽可能地获取未发表的和仅以会议摘要形式发表的研究。

此外，评估者根据需求，可能需要开展原始研究收集新数据，但会耗费大量时间、人力、物力及研究经费。而大样本、多中心、随机、双盲对照临床试验是评价某种卫生技术有效性的最可靠的原始研究证据。

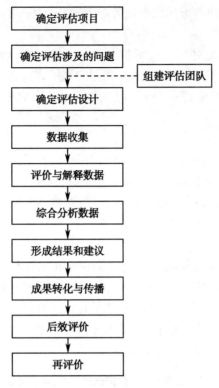

图 4-2　卫生技术评估流程图

### （五）评价与解释数据

评估者需从不同类型、不同质量的研究中获取研究证据，因此必须运用证据质量评价方法，严格评价所纳入的原始研究以及综述性研究的证据质量，确定证据的推荐强度。

### （六）综合分析数据

评估者整合数据并进行综合分析，常用方法包括系统评价、meta 分析、模型分析和小组讨论等。评估者需明确指出卫生技术的有效性、安全性、经济性等方面的证据质量、研究结果、证据的不确定性及适用性。

### （七）形成结果和建议

综合各研究证据，形成卫生技术评估结果与结论。结论部分要简洁、清晰、易读、易用，推荐意见必须循证有据、不偏不倚。评估者可基于研究结果，建议使用、不使用或暂不使用某种技术，可建议如何使用技术、如何生产证据降低其不确定性，还应明确告知评估报告的使用者有关形成评估结果和推荐意见的方法学和证据质量。

### （八）成果转化与传播

采用多种形式促进评估结果和建议的传播，使技术评估结果转化为临床及政策决策的依据，让更多的利益相关者了解评估的结论和指引。

### （九）后效评价

评价卫生技术评估对卫生技术的开发、利用和管理产生的直接和间接影响。

### （十）再评价

随着技术发展和证据积累，结合评估需求和实际资源状况，适时开展再评价。

## 二、卫生技术评估报告的类型

卫生技术评估报告是卫生技术评估的总结形式，有不同的类型，其内容包括技术特征、所处生命周期发展阶段、评估重点内容或急缓程度等,一般可分为三类。

## (一)完整评估报告

完整卫生技术评估报告是对卫生技术的安全性、有效性、经济性、伦理性及社会适应性等各方面进行全面评价的产出形式,其检索过程完整严格,涉及所有相关信息资源与数据库,对相关证据的质量进行严格评估,评估时间较长,其研究框架按照卫生技术评估基本步骤执行。

## (二)微型评估报告

Mini-HTA 报告,可以和完整报告一样稳健而有分量,但范畴和篇幅相对较小,一般多见于医院卫生技术评估(hospital-based health technology assessment,HB-HTA)。其报告主要是由一系列标准条目组成的评估清单来实施,如技术、患者、组织机构和经济四个维度。其评估的维度视情况而定,一般比较关注高等级的证据和组织需求。

## (三)快速评估报告

快速卫生技术评估(rapid health technology assessment,rHTA)是国际上近年迅速发展起来的一套新方法和模式,用于满足决策者快速循证的需要。快速评估作为一种证据合成的方法,由于其制作时间短、时效性强,往往选择已有的高等级的证据进行迅速整合分析。

完整评估报告一般需要 1~2 年的时间,而快速评估报告一般是几周或几个月,微型评估报告介于两者之间。表 4-1 展示的是不同报告的主要内容。

表 4-1　卫生技术评估报告的形式、内容和频率

| | 完整评估报告 | 微型评估报告 | 快速评估报告 |
| --- | --- | --- | --- |
| 描述技术的特点和当前使用情况 | +++ | +++ | +++ |
| 评价安全性和有效性 | +++ | +++ | +++ |
| 评价成本效果(经济性) | +++ | － | － |
| 提供成本或财务影响 | +++ | +++ | ++ |
| 考虑机构的适用性 | ++ | +++ | － |
| 开展文献的系统评价或高等级证据的系统评价 | +++ | ++ | － |
| 对证据的质量进行批判性评估(critical appraise) | +++ | ++ | ++ |
| 开展当前高等级证据的综述或只检索部分数据库当前证据 | | + | + |
| 提供伦理、社会和法律影响的评价 | ++ | | |

注:+++,普遍;++,一般;+,偶尔;－,无。

# 第三节　实验、准实验和非实验设计

## 一、实　验　设　计

### (一)实验设计概述

实验设计是适用于因果分析的最理想工具。没有其他一种设计可以自信地推断"由于 X(技术)而导致 Y(健康效应)的发生"。文献中如"X 可能是影响 Y 的因素"或"这显示 X 和 Y 有一定关系",这些间接的结论是因为评估者无法做出明确的因果推断。

**1. 实验设计的原则**　实验是在一定条件下进行的系统过程,其目的是检验一个评估问题或

假说，着重解决的是从建立统计假说到做出结论这一过程。为控制和减少实验误差和偏倚，实验设计必须遵循和贯彻三个原则：对照原则、随机化原则和重复原则，以保证实验组和对照组均衡可比、实验结果准确有效。

（1）对照原则：设立对照的目的是消除非处理因素对实验结果的影响，进而将处理因素的效应分离出来。应根据评估目的设立恰当的对照，常用的对照有安慰剂对照、空白对照、标准对照、自身对照等。

（2）随机化原则：随机化是每个实验对象都有均等的机会被分到实验组和对照组，是保证两组均衡可比的重要手段。根据不同实验的要求，可采用随机数字表、随机排列表、计算机随机数字产生器实施随机化。

（3）重复原则：重复是指在相同实验条件下进行多次实验或观察，以保证实验组和对照组的样本有足够数量。重复最主要的作用是估计变异的大小，得到实验误差的估计值。广义来讲，重复主要包括两个方面：对多个受试对象进行实验和对同一受试对象进行重复观测。

实验设计中，也会使用盲法（blinded methods），即为了避免由于人为主观性而对实验观测结果产生偏差的实验设计方法。盲法可分为单盲法（研究对象不知分组情况）、双盲法（研究对象和观测者均不知道研究对象所在分组）和三盲法（研究对象、观测者和数据分析者三方均不清楚实验的信息）。

**2. 实验设计要素**　实验设计还要考虑三个要素：实验对象、实验因素和实验效应。卫生技术的实验对象是人，即实验因素（卫生技术）施予的对象。实验因素也称处理因素，其含义是根据评估目的而施予实验对象的卫生技术。实验效应是技术作用于实验对象或实验单位后所产生的效果，一般使用具体的指标来测量，如临床等短期指标，健康效用值等患者报告指标，生存期、健康年和质量调节生命年等健康指标。

**（二）实验设计基本内容**

**1. 建立评估问题**　即评估的是什么类别技术，解决预防、治疗、康复和管理中的何种问题。明确评估主题后，要查阅文献，了解该技术的参照或是否有相应的替代技术、目前市场应用和医保支付情况等。

**2. 明确实验对象的范围和数量**　明确实验对象范围就是规定适宜进入实验的所有对象。实验设计往往设定纳入标准和排除标准，以保证实验对象有较高的同质性，提高评估的准确性。确定纳入和排除标准时应注意以下几个问题：①应注意纳入那些对处理因素效应可能反应灵敏的实验对象；②应排除可能受到实验因素损害的特殊人群，如孕妇或儿童；③纳入和排除标准应当用条文明确为书面形式，并让所有参与评估的医务工作者和评估者知晓，以便认真执行。

**3. 确立实验因素及水平**　根据评估目的而施予受试对象特定技术，如药物、器械、手术或干预等。应识别混杂因素（实验因素以外的可影响结果的一些因素），并在实验设计和统计分析阶段进行控制，以提高评估的准确性。

**4. 明确测量实验效应的指标**　测量指标要能准确地反映实验效应且实际可测；一般测量指标要具有 SMART 特性，即特异性（specificity）、可测性（measurability）、归因性（attribution）、可行性（realistic）和时间性（timeliness）。

**5. 确定评估设计的类型**　包括数据处理和统计分析方法等。

**6. 控制误差和偏倚**　实验结果可能由两方面原因造成，即由于真正处理因素作用的影响和 / 或各种误差和偏倚的干扰。统计分析的目的就是识别和量化各种误差和偏倚，分离出真正处理因素的作用大小。

**（三）实验设计常用的方法**

**1. 完全随机设计**　完全随机设计（completely randomized design），又称简单随机分组设计（simple randomized design），是采用完全随机化分组方法将同质的实验对象分配到各处理组，各组别分别接受不同的技术干预。各组样本含量可以相等,称为平衡设计(balanced design);也可以不相等,称为非平衡设计(unbalanced design)。采用平衡设计时检验效率较高。

完全随机设计的优点是设计简单,易于实施,出现缺失数据时仍可以进行统计分析。缺点是样本较小时,可能导致均衡性较差,抽样误差较大。完全随机设计与随机区组设计相比,有混杂因素的情况下效率可能较低。

**2. 随机区组设计** 随机区组设计(randomized block design)又称随机单位设计或配伍组设计,它实际上是配对设计的扩展,通常是先将实验对象按需配对因素的性质(如患者的性别、体重、疾病史、年龄等非处理因素)相同或相近者组成区组(或称单位、配伍组),再分别将各区组内的实验对象随机分配到各组。设计时应遵循"单位组间差别越大越好,组内差别越小越好"的原则,即选择与评价指标关系较密切的因素作为配对因素,并且同一个区组内受试对象的配对因素的性质差异越小越好。

与完全随机设计相比,随机区组设计的特点是随机分配的次数要重复多次,每次随机分配都对同一个区组内的实验单位进行,且各个处理组实验单位数相同,区组内均衡。

**3. 随机对照试验设计** 随机对照试验(randomized controlled trial, RCT)设计是遵照纳入和排除标准将选取的实验对象随机分配到实验组或对照组的一种设计类型。干预前后测试的控制组设计(pretest-posttest control group design)为经典实验设计方法之一,表达式为:

$$R \quad O_1 \quad X \quad O_2$$
$$R \quad O_3 \qquad O_4$$

其中,R表示随机化分组,X表示干预,O表示测量($O_1$和$O_3$为各组前测,$O_2$和$O_4$为各组后测)。

随机化分组是完全随机设计的关键,一般由三大步骤组成:实验对象编号、读取随机数和确定分组。随机数必须利用随机化工具获取,如随机数字表或利用计算机软件产生随机数字。

**4. 干预后测试的控制组设计(posttest-only control group design)** 该设计也是经典的实验设计,研究对象经随机化分组后,分别干预或不干预,仅进行干预后测试。其表达式是:

$$R \quad X \quad O_1$$
$$R \qquad O_2$$

其中,R表示随机化分组,X表示干预,O表示测量($O_1$和$O_2$为各组后测)。

该设计的优势,是避免了干预前测试和干预的交互反应,可有效地避免该外部效度的威胁。

如果研究或评价采用实验设计,则有较大可能做出因果推断,但并不一定确保因果关系。良好的实验设计也受制于评估实施过程因素的影响,如现场污染(contamination),实验组和对照组的沟通与交流可能影响试验各组效果的测量,两组在接受不同干预后可能会产生补偿性的反应(积极应对或者消极接受,如霍桑效应(Hawthorne Effect)等。

# 二、准实验设计

准实验设计(quasi-experimental design)的主要特点是实验对象没有经过随机化分组,但是一个高效、可行的设计方法。准实验设计常用于真实世界的场景,如以人群为基础的评估,涉及实验因素污染和伦理等一系列现实和操作问题等。

## (一)不等同对照组设计(non-equivalent control group design)

这种试验设计也称为非均衡试验前后对照组设计,其表达式是:

$$O_1 \quad X \quad O_2$$
$$O_3 \qquad O_4$$

X表示干预,O表示测量($O_1$和$O_3$为各组前测,$O_2$和$O_4$为各组后测)。

该设计在实施干预前对两组进行测试或观察,可比较两组的同质性,前瞻或回顾性地对干预再行测量和观察。如果在干预前，两组在某些重要特征上无显著性差异，则可通过比较干预后测量来评定干预因素的效果，这种设计有助于分析结果变量的产生是否是由于干预措施的影响。如果干预前测验的两组之间存在显著性差异，可采用配对的方法进行比较，如倾向得分匹配方法（propensity score matching，PSM）可降低由于混杂因素导致的选择性偏倚。当对干预前后带有对照组的数据进行统计分析时，也可应用倍差法（difference in differences，DID）来分析干预效应的程度和因素分析。

### （二）时间序列设计（time series design）

**1. 设计的主要特征** 时间序列设计的重要特点在于它是对同一个研究评估组进行重复测量的过程，在实验的各个测量阶段，记录每次测量的结果。其表达式为：

$$O_1 \quad O_2 \quad O_3 \quad O_4 \quad O_5 \quad O_6 \quad X \quad O_7 \quad O_8 \quad O_9 \quad O_{10} \quad O_{11} \quad O_{12}$$

X 表示干预，O 表示测量（$O_1 \sim O_6$ 为各组前测，$O_7 \sim O_{12}$ 为各组后测）。

该设计可以将评估对象看作自身对照的一种设计方法。在实施干预前后，每隔一定的时间对对象进行重复多次测量，进行周期性的一系列干预前测试和干预后测试，通过比较实施干预措施前后测量的趋势的差别，对干预的效应进行估计。该设计也可设立对照组。

该实验设计适合于具有经常性记录数据的环境，有着较好的内部效度，但可能受季节性变动因素影响。

**2. 中断时间序列设计** 某事件率或数随时间的变化有一定的趋势或规律，当实施了某项干预时，时间序列被中断，此为中断时间序列设计。

在统计分析时，应用中断时间序列可分析干预因素作用的水平改变和斜率改变，其主要优势是控制了干预前某事件发生率已随时间下降或上升的趋势对预期结果的影响。

此外，还可在单组中断时间序列设计基础上，再增加一个平行对照组，以控制同期非实验因素的干扰，得到干预与结果联系的可靠结论。

## 三、非实验设计

非实验设计主要包括案例研究、未设置对照组的干预前后测试设计以及静态组比较设计。

### （一）案例研究（one shot case study）

这是一个简单的研究设计，或称为未设对照的干预后测试设计，表达为：

$$X \quad O$$

其中 X 表示干预，O 表示干预后测试。

理论上讲，既然没有对照，这种设计无法回答是否因干预导致结果的改善。但这并非意味着案例研究是一个无意义或质量差的研究，该设计可能是研究的探索和前期基础。其内部效度的威胁来自历史、成熟、退出和选择等。

### （二）未设对照的干预前后测试设计（one group pretest-posttest design）

该设计只有干预组，在干预前后分别进行一次测试。这种设计在卫生技术评估中也有应用。该设计的表达式如下：

$$O_1 \quad X \quad O_2$$

其中 X 表示干预，O 表示测量（$O_1$ 为前测，$O_2$ 为后测）。

其内部效度的主要威胁包括历史、成熟、测试、测试手段和统计回归等。

### （三）静态组比较设计（static-group comparison design）

该设计亦称单纯干预后测试的对照设计，表达式如下：

$$X \quad O_1$$
$$O_2$$

其中 X 表示干预，O 表示测量（$O_1$ 为干预组后测，$O_2$ 为对照组后测）。

在这种设计中，一组接受干预，一组不接受干预，并对两组测试进行比较。静态组比较设计是最为常见的横断面设计或关联设计，主要的内部效度威胁包括选择和实验退出。

# 第四节　二手数据研究设计

## 一、二手数据研究设计概述

在开展卫生技术评估的过程中，对已发表或灰色文献的归纳、整理与分析，是生成评估证据的主要方法，其中系统评价是常用方法之一。其基本过程是以某一具体临床问题（如疾病的诊断、治疗）为靶点，系统、全面地收集全世界所有已发表或未发表的研究结果，采用严格评价文献的原则和方法，筛选出符合质量标准的文献，进行定性或定量合成，去粗取精，去伪存真，得出综合可靠的结论。

根据数据综合分析方法的不同，系统评价又分为定量和定性，其中定量的系统评价称为 meta 分析或荟萃分析。在进行二手数据研究设计时，资料来源不仅包括实验性研究设计的结果，还包括准实验或非实验设计的相关研究，从内容来看涉及安全性、有效性、经济性和伦理学方面的评估。因此，在进行系统评价时，需要考虑不同研究设计和类型的多样性和统一性。

## 二、二手数据研究设计基本内容及方法

进行系统评价需要明确评价问题的五个要素：研究对象的类型、干预措施、对照措施、结果指标和研究设计的类型，之后才可设计系统评价的方案。严谨的方案是确保高质量的系统评价的坚实基础。系统评价过程中，评估者需采用全面和详尽的系统检索策略检索相关文献；尽可能纳入所有的原始研究文献和报告，并进行双人背靠背筛选；根据研究证据的质量评价方法评价纳入文献的质量；当数据资料适合使用 meta 分析时，采用 meta 分析计算合并统计量。

开展系统评价时，需要明确以下四个要素（PICO）：①研究对象（patient）；②研究的干预措施或进行比较的措施（intervention）；③对照组（comparison）；④主要研究结果（outcome）。

文献质量评价是开展系统评价至关重要的一个环节，也是卫生技术评估证据生产和决策转化的根基。文献质量评价主要是对内在的真实性的评估，即各研究是否存在各种偏倚因素及其影响程度。单个研究一般不可避免地存在偏倚。对卫生技术评估需要从不同类型、不同质量的研究中获得科学的证据，评估者需对获得的证据进行评价，根据研究证据的方法学严格性，采用不同形式，按照规范的标准对每一研究进行结构式的评价和分级。进行证据分级时，不仅要考虑基本研究类型对证据质量的影响，更要考虑具体的研究设计和实施方法的作用程度。卫生技术评估者从不同层面评价证据的质量，既可以基于单个研究，又可以基于证据群（body of evidence）。在特定的情形下，高质量的研究证据对决策者而言更具借鉴意义。评估者在应用研究证据回答决策问题时，还需结合社会、经济和文化等多种因素分析证据的适用性。

评价单个研究证据质量的方法有多种，不同的研究设计类型，其质量评价方法也不相同，较常采用的证据质量评价方法包括：干预性研究证据的质量评价如 Cochrane 协作网偏倚风险评价工具（Cochrane collaboration's tool for assessing risk of bias）和 JADAD 量表（JADAD scale）；诊断学研究证据的质量评价如诊断准确性研究的质量评价工具修订版（revised tool for the quality assessment of diagnostic accuracy studies，QUADAS-2）；经济学研究证据的质量评价如卫生经济学评价报告标准共识（consolidated health economic evaluation reporting standards，CHEERS）；系

统评价/荟萃分析的质量评价如评估系统评价偏倚风险评价工具（a measurement tool to assess systematic reviews，AMSTAR）。

此外，证据推荐分级的评估、制订与评价（GRADE）方法是适用于系统评价、临床实践指南和卫生技术评估的分级工具，可用于评价纳入研究的每个结局指标的证据质量（即证据群的质量），目前 GRADE 多应用于临床和公共卫生技术的评价，是当前证据质量和推荐强度分级的国际标准之一。

# 第五节　模　型　设　计

## 一、模型设计概述

在评价卫生技术的健康和经济效果时，如果缺乏实际资料或无法收集到所有潜在影响因素和效果信息，可用模型构建来模拟、预测可能发生的情况。模型可以提供一个清晰的决策分析框架；可将各种不同来源的健康产出和成本数据在模型中进行数据整合；方便进行不确定性分析；对疾病干预方案的经济性做出定量判断；明确相关卫生技术治疗手段在相关疾病治疗中的位置。

当遇到以下情况时有必要建立模型进行分析：①需要同时比较多个干预措施的经济性，而在单个临床试验中都没能同时包含所有干预措施；②主要数据来源的 RCTs 中，没有收集评价所需要的所有数据（如健康效用值、成本等）或数据不完整（如不良反应发生率等），还需要使用其他来源（如观察性研究文献、专家意见调查）的数据；③主要数据来源的 RCTs 中，只收集了中间/代替终点（intermediate endpoint/surrogate endpoint）效果指标，没有收集健康结局终点（final endpoint）效果指标；④主要数据来源的 RCTs 中，对患者随访的时间有限，尤其是对慢性病而言，有限随访时间不足以观察到干预措施对患者健康结局所带来的长期影响；⑤在主要数据来源的 RCTs 中，临床试验方案中规定的操作或者定义与现实决策应用环境存在重要差异，如临床试验中为了研究目的而规定每个患者都需要接受定期临床检查，而实际治疗中不太可能出现等；⑥不同地区、医疗环境或不同特征的亚组患者中收集的数据存在差异，需要进行差异性分析或需要进行校正。

## 二、模型设计的基本步骤

### （一）模型问题描述

对决策问题的描述是模型构建和分析的起点，模型中关于决策问题的描述应当清晰全面，模型构建必须反映当前的医疗实践，以确保模型具有良好的外部效度。建议明确列出相关疾病、模型目的、目标人群、干预措施、研究角度、模拟范围、健康及其他产出、研究时限以及贴现等信息。

### （二）模型类型选择

开展经济学评价时，模型选择应当主要考虑相关决策问题的特点，评估者需要说明选择不同模型类型的具体理由。在选择模型之前，评估者需要了解相关疾病的临床特点，考虑研究数据的可获得性。

### （三）模型结构构建

模型结构的构建应主要基于疾病转归特点以及干预措施对疾病转归过程的影响。评估者可以参考文献中已有的同类疾病模型为基础进行构建，并根据当前医疗系统、干预措施的特点等信息进行修改和优化。

模型结构应当适度总结和简化，评估者应当将不同干预方案之间对患者健康和成本影响有显著差异的事件包含至模型结构之中。模型结构不应取决于可获得的数据，但在初步建立后可以根据具体的数据可获得性情况来进行适当调整。

### （四）模型参数来源

评估者应当系统地识别、收集和评价模型中使用的数据，详细说明模型中所有参数来源的选择依据。

当模型参数有多个不同来源时，应综合考虑参数的质量等级、数据来源的人群特征、数据收集的国家或地区、数据收集的医疗环境、数据收集时间等因素进行综合权衡，数据来源特征要尽量与模型的模拟环境一致。

在模型中各干预措施之间，临床参数来源尽可能保持可比性。首选各干预措施之间直接比较的临床试验结果作为参数来源；当没有直接比较的临床试验时，优先选择各干预措施有相同对照的间接荟萃分析或网状荟萃分析作为参数来源；当各干预措施没有相同对照的临床试验存在时，需要对各数据来源研究中的患者基线人口经济学特征、疾病特征、治疗环境、治疗周期、研究设计类型等特征进行详细比较，只有这些特征都比较接近时才适合使用。

### （五）模型假设

评估者应对模型中的各种因果关系、使用的外推技术、模型范围、结构和数据等方面的假设进行解释和说明。对不重要的假设，应当进行不确定性分析。

建议评估者在报告中明确列出模型中所包含的所有重要研究假设。

### （六）模型验证

模型验证是指采用一系列方法对模型模拟或预测结果的准确性进行判断的方法，包括表面效度、内部效度、交叉效度、外部效度和预测效度等。

## 三、模型选择与应用

经济学评价模型有多种类别，且仍然在不断发展。

### （一）决策树模型

决策树模型通过对卫生技术干预措施下某疾病发展过程的经验观察和信息收集，建立疾病进程的模型框架，依据时间和逻辑顺序按树状结构模型展示，进而估计不同结果发生的可能性，即对模型进行赋值和量化分析，一般适用于急性或临床过程较短的疾病研究。构建决策树模型需要对模型的假设、结构和参数来源进行详细说明，并尽量解释其合理性。

### （二）马尔可夫模型

马尔可夫用模型结构描述疾病发展的过程，并用状态表达疾病进程中患者的不同健康阶段，用循环周期（cycle length）描述患者症状发生变化的时间间隔，并设定循环终止条件。它主要通过对事物不同状态的初始概率及状态间的转移概率的研究，来确定状态的变化趋势，从而达到模拟预测的目的。马尔可夫模型特别适用于对慢性病的经济学研究。

### （三）离散事件仿真

离散事件仿真是一种可以用来表示个体行为、个体与个体、个体与群体以及个体与环境之间互动关系的模型方法，具有很好的灵活性。离散事件仿真的核心构成要素包括实体、属性、状态、事件及进程。离散事件仿真比较适用于以下情况：资源约束或受限，个体之间或者个体与环境之间的相互影响关系，事件发生的时间不固定，个体特征对模拟过程有重要影响，评估者关注个体经历的事件等。

### （四）分区生存模型

分区生存模型利用生存曲线来定义一系列不同健康状态下进行的成本和产出的估计。适用于可以划分为有限个健康状态且需要长期模拟的疾病的经济学评价。比如在恶性肿瘤治疗的评价领域,分区生存模型使用总体生存(overall survival,OS)曲线和无进展生存(progression free survival,PFS)曲线,通过将患者健康状态分为未进展(pre-progression)、进展(post-progression)和死亡(death)三个区域,来直接估计一段时间内患者存活人数的比例,并根据这些比例来计算模拟研究时间范围内所产生的健康产出和成本。

### (五)动态传播模型

动态传播模型的主要特点是动态性。在该类模型中,被模拟个体在特定时间点感染疾病的分类通常不是恒定的,而是该种群(或环境)中的感染个体数量的函数。如果干预减少了个体数量,未受感染的易感个体的风险也会降低。动态传播模型主要用于模拟可在人群中传染的疾病的发生发展过程,也能够模拟传染病控制计划可能会对该过程产生的直接和间接影响。

# 第六节　定性研究设计

## 一、定性研究设计概述

定性研究的主要任务是描述特定背景下的某种现象或活动,或者探询人们内心的想法和观点,试图发现一些新的概念,假设或理论。一般地,在卫生技术评估相关领域,定性研究可以用于以下方面。

1. 探索当地人群对于健康和不同健康问题和干预措施的优先选择。

2. 调查研究新卫生干预项目的可行性、可接受性和适宜性。

3. 了解卫生技术运用的社会伦理适应性。

4. 开发适宜的信息、教育和交流活动和材料。

5. 探索当前正在实施的干预中存在的问题,提出对这些问题的适当建议。

6. 对传统的定量数据收集(如常规的监控和评价研究)的补充,帮助解释定量数据分析的结果。

卫生技术评估中的定性评价部分没有得到足够的重视,由于医疗卫生服务、卫生技术评估和相关政策等都涉及利益相关方(尤其是患者及家属)的观点、目标人群的文化传统和偏好、伦理和社会适应性等,因此,定性研究愈发显得重要和迫切。

## 二、定性研究主要研究方法

设计定性研究时必须持一种非常开放的、弹性的观念,采取归纳式而非演绎式的方法。总的来说,定性研究必须遵循自然情境(natural setting)和整体性(holism)、人作为研究工具(the human research instrument)、动态设计(emergent design)、饱和有目的抽样(saturated and purposive sampling)等基本原则。

**1. 自然情境和整体性原则**　自然情境有两层意思。第一层意思是指定性研究活动必须在自然的情境中开展。第二层意思是指定性研究方法所得到的信息必须放在所处的特定社会背景下进行解释,同样的研究问题、不同社会背景下的被访者完全可能提供非常不同的信息。整体性原则的含义是指整体比各部分的总和要更大,具有更多意义。整体性是指在定性研究活动中,评估者不能只通过一个个割裂的问题来探询被访者的意见,而是应该遵循访谈或调查的自然进程,争取步步深入,形成一个比较完整的"故事"。

**2. 人作为研究工具**　由于定性研究活动的目的往往是了解其他人的主观现实,所以显然评估者无法、也不应该事先形成自己的假设,而是应该通过评估者与被访者的互动交流、通过评估者对被访者的观察等来获取信息。同时也必须充分考虑到评估者的背景、个人偏见、已有知识和经历等对某项具体研究活动的影响。

**3. 动态设计**　动态设计包括两层含义。

第一，对研究问题和研究内容的界定是动态的。定性研究进程往往是从很广泛的、随意的观察，或者一般性的谈话等开始的，从中界定一个比较宽泛的研究问题范围，然后评估者可以采用关键知情人访谈、个人深度访谈、结构式观察等更加深入的办法进一步收集信息。通过对信息的分析，评估者可能形成"工作假设"，或形成一种理论架构，然后根据框架来看哪些方面需要补充内容或进一步访谈，据此确定下一步的访谈内容和样本选择。评估者在研究时遵循的是"饱和、重复"原则。

第二，研究样本的选择方向和数量是动态的。在定性研究中，评估者往往事先无法确定从哪里获取样本，以及样本量应该有多大。决定从哪里去获取第二个被访者所遵循的是"动态抽样原则"。所谓动态，是指评估者在每进行一次访谈后，都应该对访谈内容进行初步分析，然后根据分析结果决定下一个被访者应从哪里挑选才可以补充最多的信息。决定样本大小的是"饱和抽样原则"，所谓"饱和"，是指评估者对下一个被访者的研究已经不能为其对某一现象的理解提供更多的信息。

**4. 饱和有目的抽样**　在定性研究中，评估者则往往带着自身的主观目的来抽取每一个被访者，这种抽样策略被称为"非概率抽样"(non-probability sampling)，又称"目的性抽样"(purposive sampling)策略。其设计思想是通过对少数特别抽取的样本的访问和调查来达到研究结果对总体的"理论代表性"(theoretical representativeness)和信息趋近饱和的程度。

当评估者确定了研究问题、研究地点和被研究人群之后，还需要考虑采用什么样的数据收集方法。一般地，评估者可以参考表4-2来选择数据收集方法。

表4-2　不同研究问题类型的数据收集方法

| 研究问题类型 | 数据收集方法 |
| --- | --- |
| 关于事件或实际行为模式的问题 | 直接观察法（参与者观察，结构或半结构观察）<br>观察行为的迹象<br>团体或个人访谈 |
| 涉及人的信念和态度的问题 | 无结构或半结构式访谈<br>自由罗列，堆列，成对比较<br>焦点组访谈 |
| 涉及信念或行为在人群中的分布的问题 | 结构式观察<br>结构式访谈（对具有代表性的样本进行研究） |
| 涉及某些观察到的行为模式的理由的问题 | 个人访谈（无结构、半结构或结构式）<br>焦点组访谈 |
| 涉及某特定技能的知识的问题 | 半结构式访谈<br>演示 |

定性的材料分析一般采用归纳法，从原始材料逐步抽象到概念。具体做法丰富多样，常用的有类别分析和叙述分析。类别分析将具有相同属性的材料归入同一类别。材料的属性可以从事物的要素、结构、功能、原因等各个层面进行分类。"扎根理论"提倡将类别分析分成三个阶段：开放式分析、轴心式分析和选择式分析。开放式分析要求评估者以一种开放的心态，尽量排除个人的偏见和研究界的定见，将所有的材料按其本身所呈现的属性分类。轴心式分析着重于发现和建立类别之间的各种联系，包括因果关系、时间关系、语义关系等。选择式分析是在所有类别中找到一个可以统领其他类别的类别，将所有的研究结果统一在这个类别的范围之内。

## 本章小结

卫生技术评估设计是基于卫生技术的广泛性、评估维度的多维性和生命周期的阶段性而不断发展形成的。本章主要介绍了卫生技术评估设计的分类,分为原始研究设计和二手数据研究设计,包括流行病学研究设计、卫生经济学评价设计、社会适应性分析、叙述性文献综述、系统评价和 meta 分析等。不同设计类型面临着不同的内部效度和外部效度的威胁,提示形成严谨评估结论时需考虑的因素,因此证据的质量和整合证据时质量的严格评议是特别重要的。卫生技术评估过程遵循一定的评估程序与范式,不同类型的技术评估报告有不同的特点。本章概要介绍了实验、准实验和非实验设计、二手数据研究设计、模型设计和定性研究设计的不同特点、具体方法和适用条件等。

### 思考题

1. 卫生技术评估有哪些设计类型? 原始研究设计和二手数据研究设计分别适用于哪些评估场景?
2. 针对实验、准实验和非实验设计的主要类型,其内部和外部效度的威胁有哪些?
3. 如何在二手数据研究设计中从证据质量的角度进行严格评审?

(陈英耀)

# 第五章　文　献　综　述

文献综述是卫生技术评估的重要组成部分，一方面，文献综述将前人所作的研究进行高度梳理，可以为卫生技术评估的研究奠定坚实的基础；另一方面，文献综述可以为卫生技术评估相关的政策决策提供科学可靠的信息和依据。在遵循文献综述的原则和操作方法的基础上，高质量的文献综述还要求对文献资料进行综合整理、深入分析和系统的评价。

## 第一节　文献综述概述

### 一、文献综述的概念与类型

#### （一）文献综述的概念

文献综述（literature review）是文献综合评述的简称，指在全面收集、阅读大量研究文献的基础上，经过归纳整理、分析鉴别，对所研究的问题在一定时期内取得的研究成果、存在的问题以及新的发展趋势等进行系统、全面叙述。

文献综述包含三个基本要素：第一，文献综述反映的原始文献有一定的时间和空间范围，它反映一定时期内或是某一时期一定空间范围的原始文献的内容。第二，文献综述集中反映一系列相关文献的内容，同时将一系列的相关文献作为一个有机整体进行分析，因此文献综述的信息含量多于单一的研究。第三，文献综述是信息分析的高级产物，因此文献综述要求对综述的主题有深入的了解，全面、客观地概述某一主题的内容，并运用分析、比较、整理、归纳等方法对一定范围的文献进行深度加工，是一种创造性的研究活动。

#### （二）文献综述的类型

常见的文献综述类型包括系统评价、meta 分析、叙述性文献综述和范围综述。系统评价也称为系统综述，是运用循证的理念，采用统一科学的评价标准，针对某一具体临床问题进行全面、系统的文献收集，对符合纳入标准的研究进行严格评价，然后采用汇总的方法对筛选出的文献进行定性分析与定量合成，并加以说明进而得出可靠的结论。当系统评价用定量合成的方法对资料进行统计学处理时称为 meta 分析，没有进行 meta 分析的系统评价可认为是定性系统评价。系统评价使用了明确的方法并通过合并研究增大了样本含量，从而减少了叙述性文献综述所存在的偏倚问题，获得结果更为客观。

叙述性文献综述常常涉及某一问题的多个方面，如乳腺癌的病理、病理生理、流行病学、诊断方法及预防、治疗、康复的措施等；也可仅涉及某一方面的问题，如诊断、治疗等。系统评价或 meta 分析多是集中研究某一具体临床问题的某一方面，如乳腺癌的治疗或预后等，具有相当的深度。因此，叙述性文献综述有助于广泛了解某一疾病的全貌，而系统评价则有助于深入了解某一具体疾病的诊治。

范围综述作为一种较新的证据综合方法，主要调查或探索一个研究领域或主题的研究现状、程度、方法学，对于某些尚未得到广泛研究的领域，范围综述成为绘制该研究领域研究现况的比较实用的方法。

## 二、文献综述与卫生技术评估

卫生技术评估主要是应用多学科（如医学、流行病学、卫生经济学、社会医学等）的理论和方法，对卫生技术的相关信息进行综合分析，文献检索和综述是目前世界上各评估机构常用的信息合成的方法。文献检索和综述可以总结和综合卫生技术评估方向前人已经做的工作，了解当前的研究水平，分析存在的问题，指出可能的研究问题和发展方向等，并且列出该方向众多的参考文献，为未来研究提供参考。同时，卫生技术评估、循证医学和临床实践指南是最佳实践网络的三个组成部分。充分完整地收集有关证据，应用严格的评价标准选择真实可靠、有价值的证据才能充分发挥指导实践和决策的作用。

在卫生技术评估的安全性和有效性资料的整合中，常用的方法为 meta 分析，即从海量的同类信息中筛选、定量整合最佳临床信息的方法与手段。在卫生技术评估的经济性资料的整合中，由于各个研究之间的成本和费用数据具有较大的异质性，因此常用的方法为定量资料的叙述性整合。

## 三、文献综述信息资源检索

撰写文献综述，需要对文献检索收集的相关信息进行谨慎评估，将不同信息源中所获取的资料进行综合整理。卫生技术信息资源检索过程包括以下几个方面。

### （一）明确卫生技术评估问题

由于卫生技术评估研究者通常遇到的问题比较复杂，因此明确地阐述研究的问题是进行卫生技术评估的前提，同时所选择进行的研究必须建立在对人群、方法、结果和研究设计预先详细规划的基础上。因此，可采用循证医学的 PICOS 程式（人群 population、干预 intervention、对照 comparison、结局 outcome 和研究设计 study design），以更好地明确卫生技术评估的问题。

### （二）选择合适的数据库

确定好研究主题后，选择合适的数据库对于检索结果和研究分析至关重要。选择数据库时需要考虑：数据库的类型是否满足检索需要，数据库的学科专业范围是否相吻合，数据库收录的文献类型、文献存贮年限、更新周期是否符合检索需求等。

### （三）检索策略的制订与文献检索

在确定检索问题和检索数据库的基础上，制订科学的检索策略，不仅需要保证检索用词的全面性，还需要明确检索词之间的逻辑关系。此外，清晰的文献纳入和排除标准有利于精准地获取相关主题的文献。常见的文献的纳入和排除标准的考量维度包括：

**1. 设计类型** 如随机对照试验、队列研究、meta 分析等。

**2. 研究对象** 即研究对象是否符合拟研究的主题和人群要求，如具有特定属性或特征的人群。

**3. 干预措施和对照** 各研究中的干预和对照的措施是否明确，是否符合拟研究的干预和对照的要求。

**4. 结局指标的测定** 研究中的结局指标是否为拟研究的结局指标。

**5. 语种限定** 如英语和 / 或中文，需要注意潜在语种带来的研究偏倚。

**6. 时间限制** 如某一时间段的文献、对现有综述的更新等。

**7. 发表类型的要求** 如全文或摘要。

### （四）检出文献的筛选和评价

将从不同数据库检索到的文献进行汇总，剔除重复文献以及自动被标识为不合格的文献，形成检索文献初筛范围。

**1. 初筛**　浏览检出文献的标题、摘要和关键词，辨别其内容是否与本主题相关，根据事先拟定的纳入和排除标准，筛除明显不合格的文献，对不能肯定或确定可能相关的文献则要进一步获取全文，并阅读全文。

**2. 阅读全文**　对经初筛后保留的文献进行全文阅读，并确定全文筛选的内容，包括基本信息特征（文献编号、第一作者姓名、发表时间、筛选者、筛选日期）、选择标准（入选原因、排除原因、重要性、不确定等）。同时应对研究的结果，诸如可接受性、公平性、有效性、安全性、患者对服务的满意度、成本-效果、服务质量、恰当性等方面进行考证和评估。

**3. 获取更多信息**　获取全文后，如信息仍不全或者对文中观点有疑问或分歧，一般可以选择以下处理方式：信息不全的全文可以选择剔除；若选择纳入此类文献，应该在评述部分对信息不全或文中有争议的地方进行讨论；对于有争议的文献可以选择讨论决定或者请第三人进行判断，有必要的可与作者联系获取有关信息后再决定取舍。同时，为避免文献遗漏，还应该从入选文献的参考文献中检索是否有遗漏文献，并把符合要求的遗漏文献补充进文献目录中。

### （五）数据提取

数据提取即确定纳入的研究文献后，从纳入研究的全文或研究者提供的资料中收集相关数据的过程。数据提取过程不仅仅是从原始文献中摘抄信息，还涉及数据的处理或换算和相关数据的分析。数据的提取需要详细的设计和计划，事先确定需要提取哪些资料，若提取的资料太少可能会漏掉一些重要的信息，或导致后续的反复查找。同时要求提取的数据要客观，不能随意改变原始数据，为避免遗漏和分歧，一般要求 2 人以上独立提取数据。提取的信息一般包括纳入文献的基本信息（发表信息、作者、发表时间、研究地区等），纳入文献的特征（包括研究方法、研究对象、干预和对照措施、结局指标和结果）和其他相关信息（资金支持等）。

### （六）质量评价

不同来源、不同类型的文献在研究质量方面存在较大的差异，因此需要对纳入的文献进行严格的质量评价，以确保研究证据的真实性、结果的适用性和科学性。一般情况下，需要首先评估卫生技术评估基于的研究类型，对于纳入的 RCT 研究，起始质量较高，对于纳入的观察性研究，起始质量较低。GRADE（grading of recommendations，assessment，development and evaluation）方法即常用于评估证据质量的工具，包括偏倚风险、不精确性、间接性、不一致性、发表偏倚、大效应量、剂量效应关系等因素的评估。

# 第二节　检索卫生技术评估信息资源

## 一、常用的医学文献检索途径

检索途径是指检索工具提供的各种检索标识编排而成的检索入口，如各种索引和目次。检索工具各有不同的检索途径，根据文献的特征进行检索是最便捷的方法。

**1. 主题词检索**　是按照文献内容的主题概念进行文献检索的一种途径。主题词是一种规范化的语言。主题词的规范作用在于对同义词、近义词、简称、全称、上位词、下位词以及不同拼写形式等进行归并，以保证一词输入，多词命中，提高查全率。主题词具有直观性、专指性、集中性的特点，能将分散在有关学科中的同一主题的文献汇集在一起，因此主题词检索适合用来查找专业术语概念明确的文献。主题词受主题词表控制。常见的主题词表是美国国立医学图书馆编制的《医学主题词表》（Medical Subject Headings，MeSH）。

**2. 分类检索**　分类法是利用学科、专业、概念之间的逻辑关系建立起来的一种等级体系。

分类检索以分类法的类目名称为检索用词，以分类目次作为检索文献的途径。由于国内检索工具的正文部分大多按照学科体系编排，故分类检索是检索国内文献的一条主要途径，适合检索学科属性明确的文献。分类法普遍用于图书馆馆藏目录查询系统，也可用于中国生物医学文献等中文数据库，西文数据库中采用分类检索的少见。国内最常用的分类法是《中国图书馆分类法》（简称《中图法》），适用于主题内容不明确或者是以学科族性检索为主题的课题。但因为分类法的滞后性，一些新兴学科或专业不能及时得到反映，易造成漏检，因此分类检索法不适合用来检索新学科、新专业的文献。

**3. 关键词检索** 又称自由词检索或文本词检索，是根据文献提供的关键词进行检索的一种方法。关键词与主题词的作用相似，不同之处在于，关键词属于自由语言，未经过规范化处理。运用关键词检索，必须考虑检索用词是否有同义词或近义词，并在检索时将它们都作为检索用词，这样才能避免漏检。

**4. 著者检索** 著者检索是用文献上署名的作者或编者的姓名作为检索词进行文献检索的方法。著者检索时，有时会出现同名同姓但不同人的情况。遇此情况，可借助文献主题、期刊名称和著者单位加以鉴别。

**5. 引文检索** 文献所附参考文献或引用文献，是文献的外表特征之一。利用这种引文而编制的索引系统，称为引文检索途径。

**6. 其他途径检索** 其他检索途径包括书名检索、号码检索和专门项目检索途径。书名检索，即利用书、刊名称进行文献查找。号码检索，即利用文献的各种号码索引（报告号、合同号、专利号、标准号、化学物质登记号等）来查找文献。专门项目检索途径指的是根据文献信息所包含或有关的名词术语、生物属名、地名、商品名等进行检索的一种途径。

## 二、检 索 方 法

文献检索系统可分为计算机检索和手工检索。

### （一）计算机检索的基本方法

**1. 截词检索法** 主要用于西文文献检索。为了避免西文文献中名词的单数、复数的区别以及名词、形容词、副词的区别带来的影响，保持词的一部分一致而采用的一种方法。允许使用"*"作为截词符，如"bacter*"可以检索 bacter 为词干的单词如 bacteria、bacterium 等。

**2. 组配检索法** 即两个以上概念的组合，利用布尔逻辑运算符连接各个检索词，然后由计算机进行相应逻辑运算，以检出所需信息的方法。布尔逻辑（Boolean logic）即在同一检索字段中，可以用逻辑运算符 AND、OR、NOT 来确定检索词之间的关系。如果没有运算符，系统默认各检索词之间的逻辑关系为 AND。例如丙型肝炎筛查的经济学评价研究的检索：hepatitis C OR HCV AND screening AND economic evaluation OR cost-effectiveness OR cost-utility OR cost-benefit.

**3. 加权检索法** 加权检索是某些检索系统中提供的一种定量检索技术。加权检索用于判定检索词或字符串在满足检索逻辑后对文献命中与否的影响程度。加权检索的基本方法是：在每个提问词后面给定一个数值表示其重要程度，这个数值称为权。在检索时，先查找这些检索词在数据库记录中是否存在，然后计算存在的检索词的权值总和。权值之和达到或超过预先给定的阈值，该记录即为命中记录。

**4. 扩展检索法** 扩展检索是指系统在检索某一主题词时，会自动将该主题词及其向下扩展的所有主题词一并检出。例如，扩展检索 diabetes mellitus，可同时检出其所有下位词：diabetes mellitus，experimental、diabetes mellitus，insulin-dependent、diabetes mellitus，lipoatrophic、diabetes mellitus，non-insulin-dependent、diabetic angiopathies 及 diabetic-coma。扩展检索有利于对一个主

题进行广泛、全面的检索,从而提高查全率。

### (二)手工检索的主要方法

常用的手工文献检索方法有直接法、追溯法和分段法。直接法是指直接利用检索系统(工具)检索文献信息的方法。它又分为顺查法、倒查法和抽查法。

**1. 顺查法** 指按照时间的顺序,由远及近地利用检索系统进行文献信息检索的方法。例如,已知某课题的起始年代,现在需要了解其发展的全过程,就可以用顺查法从最初的年代开始,逐渐向近期查找。

**2. 倒查法** 与顺查法相反,从新到旧,逆时间顺序的检索方法。一般由当年开始,倒查若干年。此法的重点是放在近期文献上。使用这种方法可以最快地获得最新资料。

**3. 抽查法** 针对学科或课题的研究特点,根据文献资料发表集中的时期,抽出一段时间进行文献检索的方法。一般适合在熟悉该学科、课题发展特点的情况下使用。

**4. 追溯法** 利用现有文献资料后面所附的参考文献进行追溯查找的方法。一般多利用综述、专著等进行查找。查到的这些文献有助于对论文背景和立论的依据作深入理解,缺点是漏检、误检的可能性大。

**5. 分段法** 它是分期交替使用直接法和追溯法,以期取长补短,相互配合,获得更好的检索结果。这种检索方法是在选定课题,制订了科研计划后才使用。

### (三)检索策略的编制和优化

检索策略是指为实现检索目标而制订的检索计划和方案。检索式是检索策略的具体体现,是计算机检索中用来表达用户检索提问的逻辑表达式。通常由检索词和各种逻辑算符、截词符、位置算符以及系统规定的其他连接符号等构成。检索策略应力求保持信息需求、信息提问和检索效果的一致性。

检索策略输入检索系统后,检索结果有时并不一定能够满足研究的要求。因此,随时调整和优化检索策略也是决定检索成败的关键环节。

1. 如果检出的文献太多,可通过缩小检索范围的方法,提高查准率,常用的方法包括:①收紧检索条件,选用更明确的检索词。②选用主题词表中的主题词代替文本中的自由词。③选用主题词表中更专指的下位词或增加副主题词。④用 AND 增加相关概念,或用 NOT 排除无关概念。⑤用字段限定来缩小检索范围,常用字段有主要主题词、篇名、年份、出版物类型等。

2. 如果检出的文献太少,可通过扩大检索范围的方法,提高查全率,常用的方法包括:①放松检索条件,减少 AND 连接的概念。②采用 OR 增加同义词或相关词。③选用截词符扩大同类词。④用位置算符 NEAR 检出同一句子中不同词序的词。⑤同时选用主题词和自由词,或选用所有副主题词。⑥换用主题词表中的上位概念词,或对该主题词扩展检索。

## 三、检索信息资源

### (一)卫生技术评估资源

在检索卫生技术评估的信息资源时,首先应了解该卫生技术评估问题是否已有相关的研究报道。卫生技术评估数据库可作为首选的资源,这些数据库包括了全世界已完成和正在进行的卫生技术评估数据资源:

**1. 综述与传播中心(centre for reviews and dissemination,CRD)** 收录了国际卫生技术评估机构联盟(INAHTA)成员正在进行的研究项目,以及由 INAHTA 成员和其他卫生技术评估机构已完成且公开出版的报告。

**2. INAHTA** 旨在促进卫生技术评估机构之间的合作交流,促进信息资源共享,避免不必要的重复研究。

**3. 健康证据网络（health evidence network，HEN）**　由世界卫生组织欧洲地区办公室创建，为卫生保健决策者提供公共卫生干预疗效评价。

**4. 美国医疗保健研究与质量局（Agency for Healthcare Research and Quality，AHRQ）**　由美国健康和人类服务部创建，可获得美国联邦政府卫生保健成果、质量、成本、利用等方面的技术评估和研究报告。

### （二）循证医学信息资源

高质量的循证医学研究可作为卫生技术评估的依据，有助于卫生技术评估研究人员对相关研究作出迅速评估，从而加快卫生技术评估的进程。以下为常见的循证医学数据资源。

**1. 循证医学综述（evidence-based medicine reviews，EBMR）**　汇集了重要循证医学（或称实证医学）文献，供临床医生、研究者使用。利用这些资源，临床医生可以不必读上千篇的期刊文献与综合整理，即能很快了解并应用到实际工作中。

**2. 循证医学图书馆（the Cochrane Library）**　循证医学中重要的数据库。它收集了循证医学的临床研究的文献，且对文献的类型进行了有效的标注，比如 Cochrane Reviews，Cochrane Protocols，Trials，Editorials。

**3. 批判性评审主题（critically appraised topics，CAT）**　由英国国家循证医学中心研发，用来评估文献的计算机软件，内容包括临床问题、主要数据库、检索策略、检索结果和个人评述。

**4. 综述与传播中心（CRD）**　英国 York 大学专门从事证据综合、收集和评估的平台，以产生强有力的证据，为卫生政策和实践提供信息。

**5. UpToDate 数据库**　全球领先的基于循证医学原则的诊疗知识库，为临床医生作出决策提供支持。

**6. BMJ 最佳实践（BMJ best practice）**　即 BMJ 最佳临床实践，是循证医学数据库之一，由全球知名临床专家撰写，将最近的研究成果、指南、专家意见整合在一起，为实际临床诊疗及学习提供可靠信息。

### （三）生物医学文献数据库

由于其收录文献范围广、数量大，文献质量难免参差不齐，因此在如此大的文献范围中进行检索，应考虑编制合理的检索策略以排除质量较低的文献。以下为常见的生物医学数据库。

**1. MEDLINE**　美国国立医学图书馆（National Library of Medicine，NLM）建立的国际性综合生物医学信息书目数据库。

**2. PubMed**　是一个提供生物医学方面的论文搜寻以及摘要，并且免费搜寻的数据库。

**3. 中国生物医学文献数据库（CBM）**　由中国医学科学院医学信息研究所开发的综合性中文医学文献数据库。

**4. Embase**　覆盖各种疾病、药物和医疗器械信息，尤其涵盖了大量北美洲以外的（欧洲和亚洲）医学刊物。

**5. Web of Science**　是获取全球学术信息的重要数据库，收录了全球 13 000 多种权威的、高影响力的学术期刊，内容涵盖自然科学、工程技术、生物医学、社会科学、艺术与人文等领域。

**6. 中国知网（CNKI）**　提供中国学术文献、外文文献、学位论文、报纸、会议、年鉴、工具书等各类资源统一检索、统一导航、在线阅读和下载服务。

**7. 万方数据知识服务平台（WANFANG）**　中外学术论文、中外标准、中外专利、科技成果、政策法规等科技文献的在线服务平台。

**8. 维普（VIP）**　中文期刊全文的数据库，包括社会科学、自然科学、工业技术、农业科学、医药卫生。

**9. Scopus**　涵盖了世界上最广泛的科技和医学文献的文摘、参考文献及索引。

**10. Springerlink**　在线科学、技术和医学领域学术资源平台。

**11. Wiley online** Wiley 出版在线期刊超过 1 400 种,涵盖学科范围包括化学、物理、工程、农业、兽医学、食品科学、医学、护理、口腔、生命科学、心理、商业、经济、社会科学、艺术、人文以及很多重要的跨学科领域。

# 第三节　叙述性文献综述、范围综述与系统评价

## 一、系统评价制作流程

国际 Cochrane 协作网规定,系统评价的制作是一个严谨有序的过程,必须由一组研究人员针对某一具体问题按照以下八项步骤来共同协作完成:第一,需要提出问题,确定研究目标或题目,并制订研究计划;第二,制订文献检索策略,检索文献;第三,按照文献的筛选标准,从中选择符合纳入标准的文献;第四,对纳入研究的文献进行质量评价,以把符合纳入要求的文献摘录用于系统评价;第五,提取纳入文献的数据信息,填写摘录表;第六,对资料进行定性或定量分析。如果数据资料适合使用 meta 分析时可进行 meta 分析,提高分析结果的可靠性。如果数据资料不适合做 meta 分析,可以进行定性分析;第七,解释结果,撰写报告;第八,根据新的研究证据,定期更新系统评价。

**1. meta 分析**　meta 分析在临床医学研究中已得到广泛应用。随着我国医学研究文献分析的质量不断提高,meta 分析结果将在卫生决策和卫生技术评估中发挥越来越重要的作用。

meta 分析可实现的内容主要包括以下方面:①通过增大样本量,增加统计学检验效能。②定量估计研究效应的平均水平,对有争议甚至相互矛盾的研究结果得出一个较为明确的结论,而且使效应估计的有效范围更精确。③探讨多个研究结果间的异质性,实现不一致研究结果间的定量综合。④寻找新的假说和研究思路。

**2. meta 分析的基本步骤**　meta 分析的基本步骤与系统评价的步骤基本一致,但在资料分析时,只能对适合使用 meta 分析的资料进行相应的定量分析。同时根据异质性检验(heterogeneity test)结果,来决定是否估计合并效应量,常用的检验指标为 $I^2$ 统计量,一般认为,当 $I^2 \geq 50\%$ 时存在明显的异质性,则首先应进行异质性分析和处理,若仍无法消除异质性的资料,可选择随机效应模型进行分析,目前随机效应模型多采用 D-L 方法(DerSimonian and Laird 法)。$I^2 < 50\%$ 时不存在明显的异质性,可选择固定效应模型进行分析,常用的固定效应模型多采用倒方差法、Peto 法和 Mantel-Haenszel 法。

常见的异质性的种类包括临床异质性(如:研究对象、诊断、干预、对照、结局指标)、方法学异质性(如:所采用的研究方法或设计的差异)以及统计学上的异质性(如:研究中观察到的效应变异性超过了随机误差本身所导致的变异性)。若异质性过大,应放弃 meta 分析,只对结果做统计描述。

为了检验某些因素对结果的影响,可采用敏感性分析(sensitivity analysis)分析改变某种因素或排除某项研究后,其对合并效应量的变化情况。

**3. meta 分析常用软件**　meta 分析常用软件包括 Review Manager(Revman)、Stata 软件、SAS 软件。SPSS、Comprehensive Meta-Analysis、Meta-Test、R 软件、Meta Disc、WinBug、Meta-Analyst 等也可用来进行 meta 的相关分析。

**4. meta 分析森林图**　meta 分析把多个研究的效应值进行合并分析,得出其效应值的可信区间,以图表的形式展示分析结果(图 5-1)。meta 分析的结构图又称森林图(forest plots),该图的垂直线作为无差异线,与横轴的交点若数值为 1,对应的是二分类变量结局;若数值为 0,对应的是连续变量结局;试验结局的效应值横向排列,综合效应值用小菱形方块表示。该效应值如果

在垂直线的左边,则表明干预措施优于对照措施。每一横线代表一个临床试验效应值的分布(可信区间)情况,通常该横线触及或跨越中线,表示干预措施与对照措施比较,其差异不具有统计学上的显著性。例如,图5-1显示,联合用药组的细菌清除率显著高于单药使用组($P<0.000\,01$)。

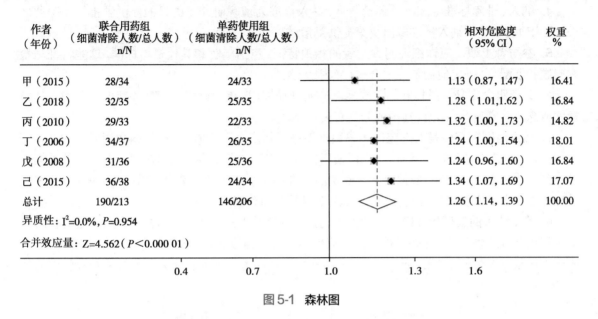

| 作者<br>(年份) | 联合用药组<br>(细菌清除人数/总人数)<br>n/N | 单药使用组<br>(细菌清除人数/总人数)<br>n/N | | 相对危险度<br>(95% CI) | 权重<br>% |
|---|---|---|---|---|---|
| 甲(2015) | 28/34 | 24/33 | | 1.13(0.87, 1.47) | 16.41 |
| 乙(2018) | 32/35 | 25/35 | | 1.28(1.01,1.62) | 16.84 |
| 丙(2010) | 29/33 | 22/33 | | 1.32(1.00, 1.73) | 14.82 |
| 丁(2006) | 34/37 | 26/35 | | 1.24(1.00, 1.54) | 18.01 |
| 戊(2008) | 31/36 | 25/36 | | 1.24(0.96, 1.60) | 16.84 |
| 己(2015) | 36/38 | 24/34 | | 1.34(1.07, 1.69) | 17.07 |
| 总计 | 190/213 | 146/206 | | 1.26(1.14, 1.39) | 100.00 |

异质性:$I^2=0.0\%$,$P=0.954$

合并效应量:$Z=4.562$($P<0.000\,01$)

图5-1 森林图

## 二、叙述性文献综述

meta 分析可以定量提供干预措施的利弊、成本收益等证据,叙述性文献综述可以弥补定量系统评价的不足。叙述性文献综述既包括定性资料的综述,又包括定量资料的叙述性整合。叙述性文献综述制作的步骤与定量研究系统评价相似,包括以下内容。

(1)确定研究问题或目标。

(2)制订文献检索策略,检索文献。

(3)按照文献的筛选标准,从中选择符合纳入标准的文献。

(4)对纳入研究的文献进行质量评价,以把符合纳入要求的文献摘录用于叙述性文献综述。

(5)提取纳入文献的数据信息,填写摘录表。

(6)对资料进行定性或叙述性整合分析。

(7)解释结果,撰写报告。

(8)根据新的研究证据,定期更新叙述性文献综述。

## 三、范 围 综 述

综述范围界定"旨在迅速绘制出支撑一个研究领域的关键概念以及现有证据的主要来源和类型,并且可以作为独立的项目单独开展,特别是在研究主题是复杂的或以前没有进行过全面、系统的综述的领域"。系统评价主要回答有明确定义的问题(例如,"在这一人群中,与给定的药物干预策略相比,新的药物干预策略是否更具有成本效果"),而范围综述则用于回答更为广泛的问题(例如,"新药干预策略的证据性质是什么?"或"对该新药干预的经济性有什么认识?")。范围综述的制作应注意以下内容。

**1. 标题** 标题必须足够简洁,以反映检索的"人群""概念"和"背景",这些是用于建立先验纳入和排除标准的范围综述的要素。

**2. 背景**　范围综述背景应全面，并应涵盖主题的主要元素、重要定义和该领域的现有知识。

**3. 被检索的问题及目标**　必须清楚说明检索目标和具体检索问题。目标可能很宽泛，并将指导调查的范围。检索问题应与标题一致，并指导具体纳入标准的制定。

**4. 纳入、排除标准**　和系统评价一样，纳入标准为理解研究者的目的提供了指导。除此之外，也为研究者基于纳入标准做出决策提供了指导。

**5. 参与者类型**　应详细说明参与者的相关特征，包括年龄和其他资格标准，这些特征与检索问题相匹配，并确定他们是否适合进行范围综述。

**6. 关键概念定义**　所检索的主要概念应明确详细，以指导检索的深度和广度。范围综述检索的概念与研究设计、框架、理论或分类有关。

**7. 搜索范围**　首先是对选定的相关数据库进行初步有限检索，分析标题和摘要中的文本词汇，以及用于描述文章的索引词。然后，使用所有已识别的关键字和索引项对所有包含的数据库进行第二次搜索。接下来，应搜寻所有确定的报告和文章的参考清单，以便进一步研究。研究人员应考虑检索语言及出版日期限制，并为选择提供适当和明确的理由。

**8. 检出结果的选择和评价**　必须报告选择并确定纳入范围综述的研究的数量。应对检索决策过程进行叙述性描述，并附以检索决策流程图。流程图应清楚、详细地说明审查决策过程，说明检索结果、去掉重复引用、研究选择、全面检索以及参考文献列表检索和最终总结报告中的补充内容。

## 本章小结

本章重点阐述了文献综述的基本概念与特征、文献检索方法、卫生技术评估信息资源检索、传统文献综述与系统评价的关系以及系统评价的制作过程等。卫生技术信息资源检索过程包括：卫生技术评估问题的阐述、检索方案的制订与文献检索、检出文献的筛选和评价。系统评价可分为定性评价与定量评价。如果系统评价中纳入的原始研究缺乏有效数据或者异质性过大，就无法进行定量评价，只能得到定性描述结果；相反，如果符合定量分析的条件，可考虑进行定量评价，即 meta 分析。

## 思考题

1. 简述系统评价的制作过程。
2. 简述叙述性文献综述与系统评价的区别与联系。
3. 简述范围综述的制作过程。

（徐俊芳）

# 第六章 安全性与有效性评价

安全性与有效性是卫生技术评估中的首要内容，起到至关重要的作用，一旦卫生技术存在严重安全性问题或被证明无效，则其将不会被采纳或者面临被停止使用。如果卫生技术的安全性和有效性经评估确认，则可进一步评估经济性和社会伦理适应性。

本章将重点介绍卫生技术的安全性与有效性评价。首先，简要解释安全性与有效性的概念、进行评价的目的与意义及其发展简史；其次，说明安全性与有效性评价的内容、证据的常见来源以及证据收集的策略；再次，介绍安全性与有效性的评价思路、步骤与方法；最后，对安全性与有效性证据质量进行分类、收集与评价。

## 第一节 安全性与有效性评价概述

### 一、安全性与有效性的概念

#### （一）安全性

安全性可以定义为特定使用条件下，特定人群中患有特定疾病的个体，接受某项卫生技术服务后，发生不良反应或意外损害的概率及其严重程度。安全性是对卫生技术风险可接受程度的价值判断，其中风险是对人体健康伤害的可能性及严重程度的测量指标。现实中，卫生技术因个体病例临床状况的差异性和复杂性而不存在绝对的安全，如果一项卫生技术使用的风险对患者、医生、社会与相关决策者都可接受，那么这项卫生技术就可以被认为是安全的。

具体而言，药品的不安全性为使用后是否发生不良反应及不良反应的严重程度；医疗器械的不安全性为使用后对患者或医护人员是否有健康损害；手术方法的不安全性为术中及术后是否给患者的生命健康带来更高的风险；医疗程序与方案所影响的是患者安全、职业安全及环境安全；相关的管理系统与后勤支持系统的安全性则体现在安全风险管理等方面。

#### （二）有效性

卫生技术的有效性是指采用某一卫生技术（药物、医疗器械、手术方法、医疗程序与方案、相关的管理系统与后勤支持系统等）后所带来的功效、效果、效益或效用。功效（efficacy）是指干预措施在严格控制的情况（通常为随机临床试验）下对患者产生的治疗效果；效果（effectiveness）是指干预措施在自然状态（即非试验的现实条件）下对患者产生的治疗结果；效益主要采用货币化形式表现卫生技术干预结果的价值；在经济学中，效用（utility）是指对获得某物质的满足感、偏好或赋予的价值。

使用某种药品后，患者的健康状况有了明显的好转；采用新的医疗器械使得操作更方便；采取新的手术方法缩短了手术时间，有利于医生技术的发挥；更新医疗程序与方案、改变相关的管理系统与后勤支持系统后，产生了系列的增值服务，改变了管理功能。这些卫生技术均可被认为是有效的。

### 二、安全性与有效性评价的目的与意义

随着科学技术不断发展和大数据时代的到来，医药行业进行了新一轮的深度内部改革，医药

技术快速更新迭代。卫生技术评估是对技术的全生命周期的评估，既包括对想要进入临床和市场的新技术的前瞻性评价，也包括对现有技术应用的评价，还包括对过时、无效或有害技术的淘汰性评价。对新技术和现存技术进行安全性和有效性评价，一方面是为了推广效果好且风险小的技术，另一方面是为了限制效果欠佳或有健康损害潜在风险的技术的大范围应用，从而保证卫生技术的安全与有效，还能使有限的卫生资源得到合理有序配置。

卫生技术具有双重性，既可能带来临床上效果的改善，也存在一定的风险性，因此在投入使用前对其进行充分的安全性与有效性评估具有十分重要的意义。历史上"反应停"事件敲响了注意药品安全性的警钟。若不能保证卫生技术的安全性，那么结果将与使用其的初衷相悖；若没有效果而被使用，不仅可能延误患者病情，还会造成资源浪费。安全性与有效性评价将促进卫生技术的合理使用，减少不合理使用情况。

### 三、安全性与有效性评价的简史

在卫生技术评估历史中，各国最早开始的评估内容都是安全性与有效性评价。目前，对卫生技术的安全性与有效性进行评价的工作分散于各国不同机构的卫生技术评估部门，例如美国食品药品监督管理局（Food and Drug Administration，FDA）下属的卫生技术评估机构主要负责审批医疗技术的安全性、有效性和临床适应性。

澳大利亚在 20 世纪 60 年代建立了以卫生技术评估为基础的评估药品安全性与有效性的管理体系，后期又建立了新手术介入技术安全有效性登记系统。法国于 20 世纪 90 年代初开始建立医疗技术评估的正式管理体系和机制，包括健康产品医疗安全管理局和国家卫生服务认证与评估管理局。英国卫生部于 1999 年建立的英国国家临床优化研究院（National Institute for Clinical Excellence，NICE）负责新技术的注册登记及临床应用适宜性评估（安全性与有效性）。日本的卫生技术评估于 20 世纪 80 年代迅速发展，对于安全性和有效性评估的工作主要是几个与卫生技术评估相关的委员会和卫生技术评估协会（1995 年建立）承担，但除了药品和器械，对其他的医疗技术的评估较少。

20 世纪 90 年代初，我国开始关注卫生技术评估领域，学习借鉴外国经验，并先后在国内各高校建立了相应的卫生技术评估中心。2009 年卫生部（现国家卫生健康委员会）颁布《医疗技术临床应用管理办法》，标志着医疗技术管理体系的正式建立，其中包含针对医疗技术的安全性与有效性的确定程度的分级分类管理要求，建立了由中央、省和机构三个层次的管理体系。在《药品临床综合评价管理指南》（2021 年版试行）和《医疗器械临床试验质量管理规范》中有对于药品和医疗器械安全性与有效性要求的相应内容。但目前我国卫生技术评估还存在无法追踪安全性与有效性不确定的技术等问题，也没有建立第三方评审机制和明确的程序和方法，仍存在很多不规范的操作。

## 第二节　安全性与有效性证据的常见来源

### 一、安全性与有效性评价的内容

对安全性进行评价所考虑的内容为技术可能存在的不良反应或者副作用发生的时间、严重程度和频率等。有效性评价是具体评价卫生技术的临床效果，如患者生理生化指标、住院天数等的改变。可根据评价的卫生技术的具体特性选择相应的评价指标，包括但不限于以下归纳出的指标。

### （一）结果指标

包括短期结果指标和长期结果指标。短期结果指标一般指在短期内疾病的转归情况，如在评价糖尿病相关的卫生技术干预时，测量糖尿病患者视物模糊，头晕乏力等并发症的发展变化情况；又如在评价病毒性肝炎相关的卫生技术干预时，测量相应肝炎抗原及抗体表达情况或观察是否有肝硬化和肝细胞癌发展趋势等情况；又如手术的总失血量、隐性失血量、输血率、术中及术后的肢体肿胀程度等。长期结果指标通常表示长期的进展情况，包括发病率、死亡率、生存率、残疾、期望寿命等，如在肿瘤相关卫生技术评估中，关注的长期结果指标通常为5年生存率、10年生存率等。

### （二）中间指标

中间指标也被称为代理指标，通常是指疾病特异的生理生化检验参数。比如：血压（包括收缩压、舒张压），血糖值，心率，血脂指标（包括总胆固醇、甘油三酯、低密度脂蛋白、高密度脂蛋白），血红蛋白，尿蛋白等。这类指标通常能直观地反映出现阶段卫生技术对患者产生的健康效果，有时临床上也会用中间指标代替长期结果指标来表示卫生技术的安全性与有效性，但这种替代也存在一定的问题。

### （三）健康相关生命质量指标

健康相关生命质量（health-related quality of life，HRQOL）指标是在考虑了社会、心理、环境等综合因素下患者主观感受（主观满意度）的多维的健康水平。其包含了身体（生理）功能、心理能力、社会适应能力和一般性的总体感觉四个方面，着重于具有某种状态的人的行为能力，而不是临床诊断和实验室检查的结果。

仅使用某一种指标作为卫生技术安全性与有效性评价的内容不具有全面性。若能将三种类型的指标综合起来考量，则会更准确地进行评估，即不仅考虑当下情况，也考虑未来的进展和长期结果，并且将患者对自身健康的主观评价考虑进来，评估结果将更加令人信服。

## 二、安全性与有效性证据来源

了解安全性与有效性的证据来源有利于在评估过程中有目的性地进行相应的证据收集。总体来说，证据来源可以分为两类：直接证据和间接证据。直接证据就是通过原始研究收集到的数据，原始研究既包括观察性研究，如描述性研究、病例对照研究、队列研究；也包括实验性研究，如随机对照试验、非随机对照试验（交叉对照研究、自身前后对照研究等）。间接证据就是二手数据的获取，可以通过文献分析提取数据，如定性系统评价、定量系统评价（包含meta分析过程）等；也可以通过一些数据库里记录的数据获得安全性与有效性证据，如我国药品不良反应数据库、一些临床数据库、FDA危害事件收集系统等。

## 三、安全性与有效性证据收集的策略

在收集安全性与有效性证据时，要注意收集不同阶段的证据资料，关注其变化。安全性与有效性证据，比如药品的不良反应数据、疗效，可以在药品的Ⅳ期临床试验中获得，包括随机对照临床试验和药品上市后的观察性研究。一些严重不良反应可能由于发生率低、样本量不够而未在随机对照临床试验中出现，所以需要将证据的时间范围扩大。

同时要注意证据收集渠道和来源的多样性。随机对照临床试验通常是效果数据的最主要来源，但如果有来自真实世界研究中的效果数据，也应关注和应用。也可以通过研究文献或者对患者进行问卷、访谈等直接测量，多渠道多角度地收集安全性与有效性数据。

通过文献和数据库收集到的安全性与有效性证据质量往往良莠不齐，因此学会辨别和选择高质量证据尤为重要。

# 第三节 安全性与有效性的评价方法

## 一、安全性与有效性评价的思路

不论是何种类型的卫生技术,在进行安全性和有效性评价时的思路大致相同。首先制订相应的卫生技术评估规划,明确研究的具体问题,包括要评估的卫生技术种类,确定评估的参照标准和安全性与有效性指标,采用何种方法收集证据等;其次根据规划进行文献检索、收集、数据提取和质量评价,若二手数据不足则进行一手数据收集,进行试验的研究设计并开展试验;最后,评价获得证据的质量和可信度,并形成安全性与有效性评价报告。若有需要可继续观察大范围使用后的不良反应等数据或报告,以更新安全性与有效性数据。

## 二、安全性与有效性评价的步骤

安全性与有效性评价的具体步骤可参照如下内容。

### (一)制订卫生技术评估规划

在正式开展卫生技术的安全性和有效性评估前,需要制订相应卫生技术评估规划,明确要评估的卫生技术、参照标准、现有安全性与有效性指标。

**1. 确认评估的卫生技术** 评估的是何种卫生技术。

**2. 参照标准/"金标准"(gold standard)** 现有的参照标准/"金标准"是什么。参照标准/"金标准"是指目前医学界公认的治疗、诊断、预防疾病等的最为准确可靠的技术方法或者是现有的医院管理或医疗流程中最高效的办法。对于标准的选取一般通过文献评阅、指南推荐或者专家咨询确定。

**3. 对现有的安全性和有效性证据进行描述** ①现有的证据水平和质量如何;②现有证据还存在哪些空白;③对相应证据(健康效应、健康风险和副作用)的测量是否全面,指标是否恰当;④影响因素(使用此卫生技术的人群特征、服务提供方的培训和技术水平、其他影响因素等)对不同使用策略的作用。

### (二)文献检索与筛选、数据提取、质量评价

**1. 文献检索** 根据卫生技术评估规划中确定的研究对象,确定文献检索的检索词,结合目标文献数据库的检索要求,制订针对不同文献数据库的检索策略。目前常用的英文医学文献数据库包括 Cochrane Library、MEDLINE、Embase、Web of Science 和 BIOSIS Previews;中文医学文献数据库包括万方数据库、中国知网数据库和中国生物医学文献数据库。在开始文献检索前,应确定检索文献的发表时间范围。一般而言,文献检索不应设定国别或语言限制。

**2. 文献筛选** 制订文献的纳入和排除标准,由两位研究者独立地根据文献的标题和关键词对检索得到的文献分别进行第一轮筛选,之后根据摘要再进行第二轮筛选,根据全文内容进行第三轮筛选,每一轮筛选后共同决定文献是否进入下一轮筛选。如果两位研究者在部分文献的纳入或排除方面意见不一致,一般需由两位研究者进行讨论确定文献是否纳入,或由第三位研究者独立地通过文献标题和关键词、摘要、全文加以判断,使三人得出统一的结论。

**3. 数据提取** 确定研究纳入的文献后,研究者应设计相应的纳入文献信息提取表,对纳入文献的主要信息进行提取,总结重要信息,对文献进行描述性分析。提取信息视研究具体情况而定,主要包括文献的基本信息、研究对象的特征信息、其他信息。

**4. 文献质量评价** 选取合适的文献质量评价标准,评价纳入文献的研究质量,明确本次所

开展的技术评估的证据质量情况。质量评估工具可查阅所要评估的具体技术类别的评价指南。

**5. 纳入文献结果描述和 meta 分析** 若纳入文献无法获得一致的效果评价指标，可通过表格形式对于纳入文献的研究结果和结论进行描述和分析；若纳入文献存在一致的评价指标或能够通过准确可靠的计算方法转换为一致的评价指标，则可采用 meta 分析方法，定量汇总分析纳入文献的研究结果。

### （三）研究设计

若现有文献中的证据不足或证据质量等级不高导致无法使用，可能需要进行临床研究获得一手数据，包括观察性研究和实验性研究。研究设计所遵循的原则是前瞻性、有对照、随机化、大样本、盲法，其相比回顾性、无对照、非随机、小样本、非盲法的情况而言，得出的结果会更加可靠。

### （四）安全性与有效性评价报告

在掌握了所需的数据或者证据后，形成评价报告。不同类型的卫生技术的安全性与有效性评价报告可参考相应的政策文件或者技术报告规定的统一格式完成。

## 三、安全性与有效性的评价方法

对卫生技术进行安全性与有效性评价的方法既有临床研究方法，如观察性研究（描述性研究、病例对照研究、队列研究）、实验性研究（随机对照试验、非随机对照试验），也有系统评价的评价方法。

### （一）描述性研究

描述性研究（descriptive study）是指利用日常监测到的数据或者专门调查（如实验室检查结果）获得的资料，根据不同地区、时间、人群特征进行分组，描述人群中关于疾病或健康状态以及有关特征和暴露因素的分布状况，根据三间分布特征提出病因假设，为进一步研究提供方向。对卫生技术的安全性与有效性指标进行描述和分析，为可能进行的后续试验设计提供研究线索。

**1. 描述性研究的基本特点**

（1）观察性研究：观察性研究主要是以观察研究对象为主，不采取任何干预措施，仅通过观察来收集风险相关数据获得假设。

（2）暴露因素分配非随机：在研究开始时一般不设立对照组。

（3）因果推断的局限性：对于暴露和结局的先后关系无法准确判断，无法做出准确的因果推断，所以只能用于初步的比较性分析，为后续研究提供线索。

**2. 描述性研究常见类型——以现况研究为例** 现况研究根据研究对象的范围分为普查和抽样调查，在对卫生技术进行安全性与有效性评估时一般采用抽样调查。通过随机抽样调查，对特定时点、特定范围内人群的代表性样本进行数据收集，以样本推断总体。抽样调查相比于普查节省人力、物力，工作易于开展。

### （二）病例对照研究

病例对照研究（case-control study）是选择一组患某病的患者作为病例组，再选择一组不患该病但具有可比性的对象作为对照组，比较两组人群目标事件发生情况和可疑因素的暴露情况，如果两组的暴露率有差别，则可建立事件与暴露因素之间存在关联的假说。

在卫生技术评估中使用病例对照研究方法，就是将卫生技术作为"干预因素"，"暴露"则是指使用该种卫生技术。病例组使用要评估的卫生技术，而对照组使用其他卫生技术或不使用。

**1. 病例对照研究的基本特点**

（1）观察性研究：研究对象的暴露情况是自然存在而非人为控制，故属于观察性研究。

（2）研究对象：分为病例组和对照组。

（3）由"因"溯"果"：病例对照研究是在结局事件发生之后追溯可能原因的研究。

（4）因果联系的论证强度相对较弱：相较于队列研究论证强度较弱，未能观察到由因到果的发展过程。

**2. 研究设计与实施**

（1）确定研究目的：明确本次卫生技术评估需解决的关于安全性与有效性的具体问题，确定暴露因素（即所要使用的卫生技术）。

（2）明确研究类型：选择适宜的研究类型，非匹配或匹配病例对照研究，或者其他衍生的病例对照研究。

（3）确定研究对象

1）病例选择：病例应符合明确的疾病诊断标准，尽量使用"金标准"。根据评估的具体目的，权衡利弊，合理选择新发病例、现患病例或死亡病例作为研究对象，合理选择来自医院的病例或来自社区的病例；

2）对照选择：对照的来源有多种，不同来源的对照可以控制不同的混杂因素（经济社会地位、遗传、环境等因素），有条件的情况下可选择多个对照进行综合比较研究。

（4）确定样本量

1）非匹配病例对照研究的病例组样本含量（$n$）可按下式计算：

$$n = \frac{\left[ Z_{1-\alpha/2}\sqrt{2\overline{P}(1-\overline{P})} + Z_{\beta}\sqrt{P_1(1-P_1)+P_0(1-P_0)} \right]^2}{(P_1-P_0)^2}$$

其中，$Z_{1-\alpha/2}$、$Z_{\beta}$ 别为 $\alpha$ 与（$1-\beta$）对应的标准正态分布临界值，可查表得出；$P_1$ 和 $P_0$ 分别为病例组和对照组的暴露率；$\overline{P}=(P_1+P_0)/2$。$P_1$ 可根据 $P_0$ 与 OR 推算，即：

$$P_1 = (OR \times P_0)/(1-P_0+OR \times P_0)$$

2）1:1 配对设计的病例对照研究样本含量的估计公式，具体方法是先求病例与对照暴露状态不一致的对子数（$m$）：

$$m = \frac{\left[ Z_{1-\alpha/2}/2 + Z_{\beta}\sqrt{P(1-P)} \right]^2}{(P-0.5)^2}$$

式中，$P = \dfrac{OR}{1+OR} \approx RR(1+RR)$

再按下式求需要调查的总对子数（$M$）：

$$M = \frac{m}{P_0(1-P_1)+P_1(1-P_0)}$$

$P_1$ 和 $P_0$ 分别代表源人群中病例组和对照组的估计暴露率，如下：

$$P_1 = (OR \times P_0)/(1-P_0+OR \times P_0)$$

3）1:$r$ 匹配病例对照研究样本量计算可通过下述公式（病例数为 $n$，对照数为 $r \times n$）：

$$n = \left[ Z_{1-\alpha/2}\sqrt{\left(1+\frac{1}{r}\right)\overline{P}(1-\overline{P})} + Z_{\beta}\sqrt{\frac{P_1(1-P_1)}{r}+P_0(1-P_0)} \right]^2 / (P_1-P_0)^2$$

$$P_1 = (OR \times P_0)/(1-P_0+OR \times P_0)$$

$$\overline{P}=(P_1+rP_0)/(1+r)$$

**3. 资料的收集与整理**

（1）资料收集：相关资料收集主要有三方面来源，一是询问调查对象并填写问卷；二是有时会辅以查阅医院的病历、档案,如门诊病历、住院病历等;三是进行现场观察和实地测量某些需要的指标,如体格检查、实验室检查等。

（2）资料整理:首先对收集到的资料进行全面检查和核对。随后对于纸质版的原始材料要进行分组、归纳、编码后录入计算机,建立数据库;若是电子版的原始资料,要对这部分资料进行数据清洗、保留与剔除。一般都由两人同时进行,保证正确率。最后进行资料分析,包括描述性分析（频率分布,方差齐性检验）、推断性分析（关联性检验——$\chi^2$检验,关联强度分析——以比值比 $OR$ 值的 95% 置信区间近似估计相对危险度 $RR$）、Power 分析。

**4. 评估偏倚与控制偏倚**　病例对照研究是一种回顾性的观察性研究,较易产生偏倚,但这些偏倚可以通过严谨的设计与细致的分析加以识别与控制。常见的偏倚有选择偏倚、信息偏倚和混杂偏倚。

### （三）队列研究

队列研究（cohort study）是通过直接观察不同暴露状况人群的结局来探讨该因素与所观察结局的关系的一种随访研究方法,这里结局是指其疾病转归情况或不良反应事件发生结局。比较各组数据差别来判定干预因素与结局事件是否有因果联系以及关联程度大小。在卫生技术安全性与有效性评价中使用队列研究方法时,"干预因素"是指卫生技术,"暴露"是指卫生技术的使用。

**1. 队列研究的特点**

（1）观察性研究:队列研究不同于实验研究,因为其设立对照组,观察不同组研究对象在不同暴露下的结局。

（2）由"因"及"果":队列研究一般是先确立研究对象的暴露因素,再进行纵向的结果观察,所以又称前瞻性研究。

（3）因果关联验证性强:因为队列中的研究对象有确切的数量,可以准确计算出结局事件的发生率,据此计算出 $RR$ 值,因此判断因果关系的能力会较强。

**2. 研究设计与实施**

（1）确定研究因素:研究因素（暴露因素）是指具体的某项卫生技术的使用。

（2）确定研究结局:是指随访过程中预期可能出现的结果事件,可以是安全性与有效性评价的中间指标或结局指标。

（3）确定研究现场与研究人群。

（4）确定样本量:在暴露组与对照组样本量相等的情况下,可用下式计算出各组所需的样本量:

$$n = \frac{\left(Z_{1-\alpha/2}\sqrt{2\overline{pq}} + Z_\beta\sqrt{p_0q_0 + p_1q_1}\right)^2}{(p_1 - p_0)^2}$$

式中 $P_1$ 与 $P_0$ 分别代表暴露组与对照组的预期发病率,$\overline{P}$ 为两个发病率的平均值,$q=1-p$,$Z_{1-\alpha/2}$ 和 $Z_\beta$ 为标准正态分布下的面积,可查表求得。要注意的是对照组的样本量不宜少于暴露组的样本量,考虑到失访的情况,可适当扩大最初的样本数量。要根据实际情况权衡假阴性错误和假阳性错误,合理选择 $\alpha$ 值和 $\beta$ 值。

（5）资料的收集与随访:获取研究对象的基线资料并定期随访直至出现预期的结局事件。在调查员的选择、培训、监督等方面做好工作,保证随访资料收集过程中的质量控制。

**3. 资料的整理与分析**　对资料进行整理,审查资料的正确性与完整性,若有错误或缺陷则进行修改和补充。计算各组发病率或死亡率,检验有无显著性差异,从而分析暴露因素与疾病是否有联系以及联系的强度。

**4. 队列研究的常见偏倚**　队列研究与病例对照研究一样也存在选择偏倚、信息偏倚和混杂偏倚，但不同之处在于队列研究存在"失访"偏倚。所谓失访是指研究对象在观察过程中由于某些原因退出队列，使观察者无法了解他们的结局情况。

### （四）随机对照试验

随机对照试验（randomized controlled trial，RCT）能够很好地排除各种人为因素对试验的影响，从而能更加客观地观察治疗效果。

在卫生技术安全性与有效性评价中应用RCT方法，就是将研究对象随机分成试验组和对照组，通过比较试验组和对照组的结果对卫生技术的安全性与有效性给予直接的评价。RCT研究设计要注意的基本原则是：设立对照、随机化分组和盲法。

**1. 设立对照**　设立对照在RCT中非常重要，对照可以鉴别研究结果究竟是卫生技术干预后产生的结果，还是其他非干预因素或者不进行任何干预也能产生的结果。

**2. 随机化分组**　随机化分组是在完全随机的状态下将研究对象分配到各组中，分组无规律可循，也就无法推测或判断研究对象被分配到了哪一组，这样能够在一定程度上控制其他因素的影响，使各组的可比性更好。

**3. 盲法**　在RCT中通过盲法能够让研究对象或医生等不受信息因素的干扰，从而减少偏倚的发生。

上述内容简要介绍了四种评价安全性与有效性的方法，对于非随机对照试验和系统评价的评价方法在此不展开赘述，若有需要可参考相应书籍。

# 第四节　安全性与有效性证据质量的评价

对证据质量的评定是循证医学研究的重要进展，过去几十年数个机构和组织研发了不同的证据质量的分级系统，其发展经历了三个阶段：第一阶段将RCT证据作为最高级别的证据；第二阶段认为系统评价为最高级别证据；第三阶段将系统评价作为综合证据，RCT证据构成整体中的高质量证据，而观察性研究作为低质量证据。

在收集到安全性与有效性的研究资料后，需要对其进行严格、系统的质量评价。通常情况下，不同的研究设计所采用的证据质量评价方法和标准是不同的，如：RCT可采用Cochrane偏倚风险评估工具、Jadad量表；队列研究可采用Newcastle-Ottawa量表中关于队列研究质量评价的部分（量表）；病例对照研究可采用Newcastle-Ottawa量表中关于病例对照研究的手册和质量评价量表；系统评价（systematic review，SR）和meta分析通常采用AMSTAR评估偏倚风险。在进行卫生技术评估的安全性与有效性证据质量等级的评价时，通常可以采用证据推荐分级的评估、制订与评价（grading of recommendations，assessment，development and evaluations，GRADE）系统进行综合的质量评级。

## 一、安全性与有效性证据质量的分类

使用GRADE对HTA进行证据质量评级时，GRADE将证据质量分为高（A）、中（B）、低（C）、极低（D）四级。高（A）表示收集的数据值有很大的把握是接近真实值的；中（B）表示对观察值有中等把握，既可能很接近真实值，也可能存在较大偏差；低（C）表示对观察值的把握较小，可能与真实值存在较大差别；极低（D）表示几乎无把握，观察值与真实值之间很有可能存在极大的差别。

## 二、安全性与有效性证据质量的收集

安全性与有效性证据来源有两类，其一采用系统文献分析法，设定文献的纳排标准，利用关键词在中英文数据库中检索相应的文献,由两人对安全性与有效性数据分别进行提取和核对。其二通过临床试验设计直接获得安全性与有效性数据。数据收集完后使用 GRADE 系统进行评价,这里的数据不仅包括给出最终结论的数据,也包括了从研究设计种类开始,到纳入文献质量、偏倚、评估指标类型、干预措施、样本量、方法学、结局一致性、相关性等系列可体现证据质量的数据。

## 三、安全性与有效性证据质量的评价

GRADE 对证据质量的评价从研究设计开始,比如:前期证明无严重缺陷的 RCT 可认为证据质量为高(A),研究的偏倚风险、不一致性、不精确性、间接性和发表偏倚可能降低证据的质量,为降级因素;而大效应量、存在剂量 - 效应关系和负偏倚可能会升高证据质量,为升级因素,分别对照五个降级因素和三个升级因素进行比较,进一步确定证据质量等级。

若五个降级因素存在任意一个,则将证据等级降低 1 级(严重)或 2 级(非常严重)。需注意的是不要因为同一因素重复降级。降级因素包括以下几种。

(1)偏倚风险:包括未正确随机分组、未实施盲法、失访人数过多等。

(2)不一致性:不同研究存在不同的结果和结论,研究者无法给出合理解释。

(3)间接性:一是未进行卫生技术之间疗效的直接比较,二是试验环境与实际应用环境不同。

(4)不精确性:研究样本量过小导致置信区间过宽。

(5)发表偏倚:研究结果不显著的文章往往未能发表,这部分文章未能纳入分析之中,存在发表偏倚的可能。

若下面三个升级因素存在任意一个,则将证据等级升高 1 级或 2 级。升级因素包括以下几种。

(1)大效应量:观察性研究的方法学严谨且疗效很显著,结果高度一致。

(2)存在剂量 - 效应关系:剂量与效应之间存在明显的关联关系。

(3)负偏倚:观察性研究中偏倚可能呈负向从而低估了研究的结果。

## 本章小结

本章主要介绍的是卫生技术的安全性与有效性评价,重点说明了评价的内容、证据的常见来源以及证据收集的策略,介绍了安全性与有效性的评价思路、步骤与方法。在进行安全性与有效性评价时,要注意根据研究的内容及客观条件选择恰当的研究方法,保证证据的质量,从而更好地提供有关卫生技术安全性与有效性的临床及政策建议。

### 思考题

1. 安全性与有效性是卫生技术评估的首要内容,若卫生技术存在不安全的因素或无法有效治疗,则不仅会浪费卫生资源,还会为患者带来一定的健康损害风险。近年来仍存在忽略卫生技术安全性与有效性的事件,请查阅相关资料,结合具体案例谈一谈如何更好地确保卫生技术安全有效。

2. 不论是何种类型的卫生技术,在进行安全性和有效性评价时的思路大致相同,请选择一种卫生技术,设计对其进行安全性与有效性评价的方案。

3. 对卫生技术进行安全性与有效性评价的方法既有临床研究方法,如观察性研究(描述性研究、病例对照研究、队列研究)、实验性研究(随机对照试验、非随机对照试验),也有系统评价的评价方法。请查阅文献,结合案例分析描述性研究、病例对照研究、队列研究和随机对照试验这四种方法的相同点与差异。

(董恒进)

# 第七章　患者自报健康结局测量

随着个体化医学模式的发展以及"以患者为中心"医疗理念的推动，患者在卫生决策中的地位和作用愈发凸显，倾听患者声音和关注患者的感受，能够最大限度地满足患者的医疗服务需求，显著提升医疗资源配置。患者健康结局测量是卫生技术评估的关键要素，本章概要介绍患者健康结局的分类与测量方法等，重点介绍了应用较为广泛的患者报告结局和患者偏好的测量方法与应用进展等。

## 第一节　患者健康结局测量概述

### 一、基本概念与评价指标

#### （一）健康结局概念

患者健康结局测量是卫生技术评估的关键要素，1998 年世界卫生组织对健康结局（health outcome）的定义是："经过一个或一系列有计划的干预措施后，个体或群体的健康状态所发生的变化。"健康结局强调了干预措施对个体或群体健康的影响。干预措施可包括法律、法规、政策和相关方案、临床诊疗、卫生服务以及健康促进方案。

#### （二）健康结局指标分类

按不同评价方法（如成本-效果分析、成本-效用分析、成本-效益分析），健康结局指标可分为效果、效用和效益指标；按不同视角（如临床视角、经济学视角），健康结局指标也可分为临床指标、人文指标和经济学指标；按不同报告主体，健康结局可分为患者报告结局（patient-reported outcome，PRO）、医生报告结局（clinician reported outcome，ClinRO）、观察者报告结局（observer-reported outcome，ObsRO）和表现结局（performance outcome，PerfO）等。目前在卫生技术评估中较常使用的分类方法是按照评价方法分类。

效果（effectiveness）是满足人们各种需要的属性，效果是直接反映临床疗效或实际效果的指标，终点指标大多反映已经发生或者患者可以感知的疾病事件，如疾病导致的死亡或死亡率、生存年数等。缺少终点指标时，也可以采用比较关键的中间指标进行分析，如血压、血脂、血糖等生化指标。

效用（utility）是指个体在不确定条件下对某个特定的健康状态的偏好或愿望的定量表述。用于反映健康效用的指标包括质量调整生命年（quality adjusted life years，QALYs）、伤残调整生命年（disability-adjusted life years，DALYs）、挽救年轻生命当量（saved young life equivalents，SAVEs）和健康当量年（healthy years equivalents，HYEs）等。目前质量调整生命年（QALYs）是最常用的指标。健康效用值（health state utility，HSU）是获得质量调整生命年的重要指标，可以通过直接测量法和间接测量法获得，直接测量法包括标准博弈法（standard gamble，SG）、时间权衡法（time trade-off，TTO）、视觉模拟标尺法（visual analogue scale，VAS）和离散选择实验（discrete choice experiment，DCE）等；间接测量主要是通过多属性效用量表（muti-attribute utility instruments，MAUIs）获得，目前常用的多属性健康效用量表主要包括五维健康量表（EuroQol

Five-dimension Questionnaire，EQ-5D）、六维健康调查简表（Short Form 6D，SF-6D）等，并且疾病特异性量表也可通过映射法（mapping）获得健康效用值。

效益（benefit）是收益的货币表现，是指实施某干预方案所获得的全部有利或有益的结果，并且以货币形态予以计量。效益可分为直接效益（direct benefit）、间接效益（indirect benefit）和无形效益（intangible benefit）。目前，计量间接效益最常用的方法是人力资源法（human capital approach，HCA）和意愿支付法（willingness to pay，WTP）等。

### （三）健康结局测量方法

目前卫生技术评估中常用的健康结局测量方法包括对临床效果指标的测量、量表测量、患者偏好测量以及运用定性方法测量。

**1. 临床效果指标测量**　临床效果指标是指通过医学检验技术获得临床各种生理测量指标和诊断的结果，可以反映治疗过程中疾病状况的改变，如血压、血糖、血脂或其他生理生化、免疫学等指标及 X 线、CT 及 MRI 检查的结果等。

**2. 量表测量**　在临床效果评估中，研究者会收集大量安全与疗效信息，患者的主观感受与体验逐渐成为效果评估的重要内容。量表是一种标准化的测量工具，通常由多个条目组成，形成一个综合的分数，旨在测量患者的症状、功能及心理、精神健康等方面。根据量表的使用对象不同，一般可以将量表分为普适性量表与疾病特异性量表。量表测量可用于临床症状的评估，也可用于患者心理或社会状态的评估与测量。目前量表测量以纸质自评量表为主，但逐渐趋向电子化量表测量。

**3. 患者偏好测量**　健康偏好研究一方面利用科学有效的测量工具，测量人群对某种健康状态的偏好程度；另一方面，结合随机效用理论、消费者理论、实验设计理论和计量经济学分析，测量决策者的选择行为偏好。偏好测量工具主要分为两类：显示性偏好（revealed preference，RP），陈述性偏好（stated preference，SP）。目前医药卫生领域常用的陈述性偏好测量方法主要包括离散选择实验（discrete choice experiment，DCE）、优劣尺度法（best-worst scaling，BWS）、条件价值评估法（contingent valuation method，CVM）等。

**4. 定性访谈测量**　定性访谈是一种在自然的情境下，从整体的角度深入探讨和阐述被研究事物的特点及其发生与发展规律，以揭示事物内在本质的一类研究方法。它具有探索社会现象、阐释研究意义、辅助问卷设计、为其他研究提供信息以及发掘整体和深层次社会文化结构的作用。目前较为常用的定性研究方法包括深入访谈法、焦点小组讨论法以及观察法。定性研究可以应用于患者报告结局的测量，也可用于离散选择实验属性的获取等。通过定性访谈，可以较好地了解与评估患者对治疗的感受与治疗偏好，可为卫生技术评估提供全面丰富的信息。

## 二、患者自报健康结局国内外应用进展

随着卫生技术评估需求的日益增长，为更好满足卫生服务政策制定、医疗保险准入以及临床实践指南等方面的需求，越来越强调以患者为中心的结果报告和以患者为中心的健康服务。患者报告结局（PRO）是以患者为中心的重要组成部分，可以充分评估患者的治疗感受。PRO 报告的主要内容包括患者的症状、功能状态、健康相关生命质量（health-related quality of life，HRQoL）、健康行为、健康偏好、治疗满意度和医患沟通情况等。

### （一）国外患者自报健康结局研究与应用进展

美国食品药品监督管理局（Food and Drug Administration，FDA）于 2009 年正式发布《关于 PRO 应用于新药研发和疗效评价的指南草案》，该指南第一次将 PRO 与药品的审评审批以及监管政策联系起来，PRO 正式成为评价疗效和药物安全性的重要组成部分。2005 年，欧洲药品管理局（European Medicines Agency，EMA）也逐渐将 PRO 应用于药物审评审批的监管实践中。除

临床领域和新药审批之外，目前 PRO 也用于评估医疗服务的质量等方面。英国国家医疗服务体系（National Health Service，NHS）将 PRO 纳入结局框架，作为医疗机构年度质量测算项目之一，即收集接受髋关节置换术、膝关节置换术、腹股沟疝手术、静脉曲张手术等患者的 PRO 数据，用于评估医疗机构的医疗服务质量。

目前，众多国家已启动 PRO 相关项目研究，美国通过患者报告结局信息系统（Patient-Reported Outcomes Measurement Information System，PROMIS）收集患者自我报告的生理、心理和社会状态，并将其作为临床治疗效果评估的结局指标。

### （二）国内患者自报健康结局研究与应用进展

随着以患者为中心的药物研发、医疗卫生服务理念和实践的不断发展，以及国家各项卫生政策的积极倡导，我国 PRO 的研究与应用进入了快速发展的黄金阶段。

近年来，我国 PRO 研究取得了长足发展。2019 年由国家卫生健康委员会卫生发展研究中心联合加拿大麦克马斯特大学、天津大学等机构组建的中国健康结果测量联盟，已正式启动基于中国人群和中华文化的健康结局测量研究；2021 年中华预防医学会健康测量与评价专业委员会成立，为全国健康结局测量研究者搭建了良好的学术平台，有助于开展高层次学术研讨与科研交流，也将促进健康结局测量的新理论、新技术和新方法的推广与应用。

PRO 不仅广泛应用于临床疗效的评价中，也应用于药品审评审批、药品临床综合评价、医保准入等多项卫生决策中。2018 年国家医疗保障局成立以来，药物经济学评价已成为国家医保药品目录准入决策的关键证据。成本 - 效用分析是药物经济学评价的主要方法，健康效用值是成本 - 效用分析的基础和关键，同时也是直接影响卫生决策的重要参数。《中国药物经济学评价指南（2020 版）》推荐优先使用三水平五维健康量表（EQ-5D-3L）、五水平五维健康量表（EQ-5D-5L）和六维健康调查简表（SF-6D）等普适性健康效用量表。

国家药品监督管理局于 2020 年和 2021 年分别发布《真实世界证据支持药物研发与审评的指导原则（试行）》和《用于产生真实世界证据的真实世界数据指导原则（试行）》，将 PRO 作为十大真实世界数据常见来源之一。2021 年至 2022 年初国家药品监督管理局药品审评中心相继发布《以临床价值为导向的抗肿瘤药物临床研发指导原则》和《罕见疾病药物临床研发技术指导原则》，都突出了 PRO 在临床效果评估中的重要作用，鼓励将 PRO 作为主要终点的重要支持性数据。2022 年国家药品监督管理局药品审评中心发布《患者报告结局在药物临床研发中应用的指导原则（试行）》，将 PRO 作为我国药品审评审批的重要指标之一，这是国内首次专门出台 PRO 应用指导原则，对我国 PRO 研究与应用有"里程碑"意义。

2021 年国家卫生健康委员会正式发布《药品临床综合评价管理指南（2021 年版试行）》，其中，有效性评价的核心指标主要包括生存时长和生命质量两大类，生命质量相关指标中包含健康相关生命质量和健康效用。PRO 已成为我国药品临床综合评价中健康收益的重要指标，为药品临床价值评价提供了崭新视角。

近年来我国药品监管、医疗保障、卫生健康委员会等部门均从不同角度关注 PRO 的研究与应用。但是目前我国 PRO 研究与应用水平仍有待进一步提高，国内健康结局测量与国外仍存在一定差距，主要体现在：研究体系未健全；相关指导性文件和指南较少；测量量表主要来源于国外，缺乏本土化的量表；量表研制过程不够严谨等。

## 第二节　患者报告结局测量

PRO 已被广泛应用于临床效果评估、药品审评审批、卫生技术评估等领域，逐渐成为健康获益评价的重要指标。

# 一、患者报告结局

## （一）基本概念

PRO 为直接来自患者报告的自身健康状况、功能状态及治疗感受等方面的信息，不包括医护人员及其他人员的解释。PRO 主要包括：①与疾病相关的症状，如疲劳、疼痛等；②与患者健康相关的功能状态，如健康相关生命质量；③患者健康行为，如用药治疗依从性、吸烟饮酒情况；④对治疗方案的偏好；⑤对治疗的满意度；⑥医患沟通等方面的报告，可通过定性访谈、自评量表、患者日常生活日志等方式进行收集。

## （二）患者报告结局测量工具及分类

患者报告结局测量工具（patient reported outcome measure，PROM）是指用于测量患者健康状况或健康相关生命质量的工具或手段，通常是患者自评完成的量表或问卷，如 EQ-5D 量表、WHOQOL 量表等。除自评量表外，PRO 可以通过定性访谈（面对面访谈或电话访谈）或患者报告日志等进行评估。

根据使用方式不同，PROM 可分为纸质版和电子版，患者报告结局正趋于电子化，电子患者报告结局（ePRO）得到越来越多的推广与应用。电子化 PROM 是指应用平板电脑、个人电脑、互动语音电话系统等现代化电子网络平台获得患者报告结局。与纸质版 PROM 相比，电子化 PROM 在数据收集时更高效、灵活，患者依从性更高，更易于保护患者隐私，但老年患者、年幼患者以及无动手能力的患者人群可能会在操作电子设备时遇到困难。PROM 按测评方式分为访谈类、自我评估、计算机评估和人机交互评估。

## （三）患者报告结局测量工具的质量评价

由于 PRO 测量工具种类繁杂且质量不一，PRO 测量工具的质量评价与选择越来越受到重视。为科学规范地开发和选择 PRO 测量工具，20 世纪 90 年代以来，研究者相继研发了医疗结局信托科学咨询委员会标准（MOT-SAC）、患者报告结局测量评估（EMPRO）、选择健康测量工具的统一标准（COSMIN）等多个应用较为广泛的 PRO 测量工具评价标准，其中 COSMIN 是目前国际上应用最为广泛、认可度最高的质量评价标准。

# 二、健康相关生命质量

## （一）基本概念

健康相关生命质量（HRQoL）的提出源于生命质量（quality of life，QoL）的概念。20 世纪 70 年代末，医学领域广泛开展探究疾病及治疗对生命质量的影响，提出健康相关生命质量概念。健康相关生命质量是患者基于自身健康状况和治疗对其日常生活影响做出的自我评价，是从生理、心理和社会适应等方面综合评价健康的一种模式，能比较全面地反映患者的主观与客观健康状况，HRQoL 是 PRO 报告的核心内容之一。

## （二）健康相关生命质量测量工具

根据研究目的和内容，健康相关生命质量有不同的测量方法，常见的有访谈法、观察法、主观报告法、症状定式检查法和标准化量表评定法。其中，标准化量表评定法是测定健康相关生命质量最为常用的方法。

**1. 健康相关生命质量量表分类**　健康相关生命质量常采用标准化量表评定，即通过具有较好信效度的标准化测定量表对受访者的健康相关生命质量进行多维评定。根据使用对象、是否基于偏好等可将量表划分为不同类别。

（1）按照使用对象划分：可分为用于测量一般人群生命质量的普适性量表，如 EQ-5D 量表、

SF-36量表、WHOQOL量表；用于测量特定疾病或特殊人群生命质量的疾病特异性量表，如癌症患者生命质量测定量表体系（EORTC QLQ）、临床慢性阻塞性肺疾病调查问卷（CCQ）；用于测量生命质量某一症状或领域的量表，如评价疾病症状的多维疲劳量表（MFI-20）、匹兹堡睡眠质量指数（PSQI）等。

（2）按照是否基于偏好划分：可分为健康效用量表，如EQ-5D量表、SF-6D量表，以及非健康效用量表，如SF-36量表、WHOQOL量表。

（3）按照条目形式划分：可分为线性评价量表、等级描述评价量表、表情评定量表、阶梯评定量表等。

（4）按照评价者划分：可分为由受访者自己完成的自评量表、由评定人员或其他代理人（家属、朋友）完成的他评量表。

**2. 常用健康相关生命质量量表介绍**

（1）五维健康量表（EQ-5D）：五维健康量表是由欧洲生命质量学会（EuroQoL）研制的普适性健康效用量表。目前EQ-5D量表有EQ-5D-3L、EQ-5D-5L、EQ-5D-Y三个版本。EQ-5D量表由EQ-5D健康描述系统和视觉模拟标尺（EQ-VAS）构成。EQ-5D健康描述系统包括五个维度：行动能力、自我照顾、日常活动、疼痛或不舒服、焦虑或抑郁。EQ-VAS是一条长20cm的垂直刻度标尺，顶端为100分，代表受访者想象中最好的健康状况，底端为0分，代表受访者想象中最差的健康状况，受访者被要求在刻度尺上标记出当天的健康状况。目前EQ-5D量表已有多个语言版本。

（2）六维健康调查简表（SF-6D）：SF-6D系列量表源于健康调查简表（SF-36），已有SF-6Dv1及SF-6Dv2两个版本。SF-6D量表包含躯体功能维度、角色限制维度、社会功能维度、疼痛维度、精神健康维度和活力维度。SF-6Dv1量表每个维度下有4~6个水平，一共可以描述18 000种健康状态。SF-6Dv2量表每个维度下有5~6个水平，一共可以描述18 750种健康状态。SF-6D量表已有多个语言版本，其信效度已经在不同国家与人群中得到验证。

（3）世界卫生组织健康相关生命质量问卷（WHOQOL）：该量表由WHO组织多个国家和地区共同研制，目前已有WHOQOL-100和WHOQOL-BREF两个版本。WHOQOL-100量表覆盖六个维度：生理维度、心理维度、独立性维度、社会关系维度、环境维度、精神支柱/宗教/个人信仰维度，各维度含1~8个方面，共24个方面，每个方面由4个条目构成，此外还包括4个关于总体健康状况的条目，共100个条目。WHOQOL-BREF量表由WHOQOL-100量表发展而来，共包括四个维度：生理维度、心理维度、社会关系维度和环境维度，各维度涵盖方面数量不等，共24个方面，各方面含1个条目，此外还包括2个关于总体健康状况的条目，共26个条目。

（4）癌症患者生命质量测定量表（EORTC QLQ）体系：欧洲癌症研究治疗组织（the European Organization for Research and Treatment of Cancer，EORTC）开发的癌症患者生命质量测定量表体系由用于所有癌症患者生命质量测量的共性模块（QLQ-C30）和针对不同癌症的疾病特异性模块构成。目前世界范围内通用的QLQ-C30为1990年开发的第三版，其由5个功能维度（躯体功能、角色功能、认知功能、情绪功能和社会功能）、3个症状维度（疲劳、疼痛、恶心呕吐）、1个总体健康状况维度和6个单条目（呼吸困难、食欲减退、睡眠障碍、便秘、腹泻和经济状况）组成，每个维度含2~5个条目，共15个维度和30个条目。在QLQ-C30量表的基础上增加针对不同癌症的疾病特异性模块，用于测量某种特定癌症患者的健康相关生命质量，如EORTC QLQ-肺癌模块（lung cancer 43，LC43）由共性模块（QLQ-C30）和肺癌疾病特异性模块（EORTC QLQ-LC13）构成。该量表体系已有多个语言版本，是癌症领域健康相关生命质量测量应用最为广泛的测量工具之一。

（5）临床慢性阻塞性肺疾病调查问卷（CCQ）：荷兰格罗宁根大学等开发的临床慢性阻塞性肺疾病调查问卷共3个维度和10个条目，分别为症状维度、功能维度、精神维度，其中症状维度及功能维度各包含4个条目，精神维度包含2个条目。CCQ量表根据不同回忆期，可分为24小时版本与一周版本。该量表目前已有多个语言版本,并广泛应用于慢性阻塞性肺疾病患者健康相关生命质量的评估。

# 三、健康效用值

## (一)相关概念

效用一词最早源于消费者行为理论。在经济学领域,效用指对获得某事物的满足感、偏好或赋予的价值。在卫生经济学领域,效用则指个体在不确定情况下对某一特定健康状态的偏好或满足程度。

健康效用值反映的是人群对特定健康状态的偏好程度,是对某种特定健康状态赋予的权重即生命质量权重,代表了个人或社会的价值取向。健康效用值取值范围通常为0~1,取值越低表明健康状态越差,其中1代表完全健康状态,0代表死亡状态。除此之外,健康效用值也存在负值,代表比死亡更差的健康状态。不同疾病健康效用值存在差异,如1型糖尿病患者健康效用值范围为0.67~0.95,早期乳腺癌患者的健康效用值范围为0.58~0.99,晚期乳腺癌患者的健康效用值范围为0.08~0.82。此外,由于中国人群对于健康的理解与西方人群存在显著差异,卫生技术评估中通常优先选择基于中国人群的健康效用值。

## (二)健康效用值测量

**1. 直接测量法** 直接测量法是指直观地测量受访者在某种健康状态下效用值的方法,是健康效用测量的基础方法。

(1) 标准博弈法:标准博弈法(SG)是测量效用的经典方法,它源于期望效用理论。标准博弈法要求受访者在两种假定的情况中做出选择:①受访者处于一种确定的健康状态H;②受访者存在一定的概率($P$)处于一种较好的健康状态(如完全健康状态),也存在一定的概率($1-P$)处于一种较差的健康状态(如死亡状态)(图7-1)。调查者不断调节$P$值让受访者在两种假定情况中作出选择,直至受访者认为两种情况并无差异。此时,$P$值即为健康状态H的效用值。但由于大多数受访者不熟悉概率的含义,因此在实际应用中常常使用一些视觉辅助工具,如概率转盘以帮助受访者作出选择。标准博弈法理论上讲是测量健康效用值的"金标准",但是该方法操作烦琐且难以理解,导致受访者认知负担较重。

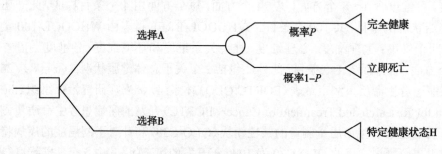

选择A 概率$P$ 完全健康
概率$1-P$ 立即死亡
选择B 特定健康状态H

图7-1 标准博弈法

(2) 时间权衡法:1972年Torrance等人为医疗卫生领域专门设计了时间权衡法(TTO),后广泛应用于健康效用值测量。时间权衡法也要求受访者在两种假定的情况中作出选择:①受访者将在某种疾病状态i下达到生存时间t,随后死亡;②受访者将在一种较好的健康状态(如完全健康状态)下生存时间x,随后死亡,其中x<t。调查者不断调节x值让受访者在两种假定情况中作出选择,直至受访者认为两种情况没有差异。此时,x/t即为健康状态i的效用值。时间权衡法被认为是标准博弈法的替代法,其较标准博弈法更容易理解。

(3) 视觉模拟标尺法:视觉模拟标尺法(VAS)是健康效用测量中刻度法的主要测量工具之一。VAS法使用类似于温度计的标尺,其长度可以为10cm或20cm,标尺两端取值明确,线段中间可以有刻度也可无刻度。标尺顶端有刻度 100（或 10）表示完全健康状态。标尺底端有刻度 0 表示最差健康状态。在实际应用中，该方法关注的是各健康状态间距的对比而非各健康状态本身所处的刻度分值。因此正确的测量方法是，若受访者认为健康状态 A 相较于健康状态 B 的偏好程度是健康状态 C 与健康状态 D 之间的 2 倍，则受访者标记的 A 与 B 之间的间距应为 C 与 D 之间的 2 倍。视觉模拟标尺法使用简单易行、实施成本低、受访者认知负担小、结果易处理，但是其精确程度及信息覆盖广度与其他两种方法相比较差，且该方法可能存在终端厌恶偏倚。

**2. 间接测量法**　间接测量法是指应用基于效用的多属性健康分级体系测量健康效用值，其中包括健康效用量表及对应的健康效用积分体系，基于效用的量表可利用其效用积分体系计算得到健康效用值。当前使用较为广泛的健康效用量表包括 EQ-5D 量表、SF-6D 量表、AQoL 量表及疾病特异性健康效用量表等。间接测量法比直接测量法更加简单、耗时更短，是健康效用测量中使用最为广泛的方法。当非效用量表无法直接计算健康效用值时，可以通过映射法建立效用量表与非效用量表之间的转换关系，计算得出健康效用值。

## 四、患者报告结局在卫生技术评估中的应用

### （一）人群健康状况评定

患者报告结局可用于评估人群健康状况，探讨不同疾病人群生命质量及其影响因素。慢性病因其治疗周期长、难治愈、终身服药等特点，各项指标稳定说明慢性病控制效果较好，但患者会因此失去很多乐趣甚至出现心理疾病，患者自报告的生命质量可以全面反映出其真实的健康状况。同时长期治疗会给患者生活带来不同程度影响，基于患者自报告的健康结局可为人群健康提供更加全面的评估，从而利用其开展临床诊疗与健康干预。

### （二）治疗方案的评价与选择

患者报告结局可用于临床或健康促进方案的评价与选择，以便在不同方案选择的过程中充分考虑患者因素，即通过对某类疾病患者在不同治疗方案或措施中自报告生命质量的测定与评价，为其治疗方案与康复措施的比较提供新的结局指标。目前肺癌的治疗方式有外科手术、化疗、靶向治疗等，不同疗法对患者生命质量影响各异，此时可通过患者偏好来指导不同治疗方案的选择。

### （三）医疗产品的开发、评估和审批

患者报告结局可用于医疗产品的开发、评估和审批。当前医疗技术正向"以患者为中心"的价值体系转变，药品监管机构等卫生决策部门也逐渐关注药物开发过程中如何使用正确的方法以捕捉患者观点等问题，在评估药品安全性和有效性的同时，将患者体验与患者偏好纳入卫生决策中。患者报告结局补充了传统生存率、死亡率等客观指标的不足，为健康获益评估提供了多元的指标。

### （四）卫生资源利用与配置

卫生决策分析的主要任务是选择重点投资目标，以及合理分配与利用有限的卫生资源以产生最大收益，而卫生技术评估可为决策者配置卫生资源提供循证依据。成本 - 效用分析作为卫生技术评估中经济学评价的"金标准"，采用质量调整生命年（QALYs）作为健康产出的标准化指标，其中患者自报告的健康效用值的测量是计算 QALYs 的关键。

# 第三节　患 者 偏 好

由于社会医疗需求增长过快以及卫生资源的有限性，卫生决策的准则和判断标准已不再局限于传统的安全性、有效性等维度，成本效果、预算影响、患者偏好、疾病严重程度等证据信息也逐渐被纳入卫生技术的综合评价体系中，以期实现医疗资源利用的价值最大化。英国国家卫生

与服务优化研究所（National Institute for Health and Care Excellence，NICE）表示患者最能从自身角度表达对医疗卫生服务的需求，患者偏好对 HTA 具有重要参考价值。

## 一、患者偏好定义与作用

患者偏好是指患者对于不同健康状况和医疗服务的倾向性认识，包括对生理、心理、情感和社会支持等各方面的价值取向。在医疗卫生领域，具体表现为患者对治疗方案、健康获益风险、医护人员服务等方面的需求倾向。患者偏好受诸多因素的影响，如种族、年龄、性别、文化程度、社会经济地位等。

从药物开发到临床使用技术路径，患者偏好主要发挥三个作用：在早期临床开发中，用于指导适当的临床终点指标选择；为监管机构提供风险获益评估信息；为卫生技术评估机构提供医保报销决策信息。虽然在 NICE 的方法和流程中，定量患者偏好数据不能直接纳入健康经济建模。但是，患者偏好结果可以与其他类型的证据一起提交，从而为卫生技术评估提供附加参考价值。然而，要确保患者的意见能够代表受该疾病影响的更广泛的人群仍是一项重要挑战，特别是在患有该疾病的亚群体存在偏好异质的情况下，例如一个身患某种疾病多年的人与近期被诊断出患有该疾病的人对治疗和疾病管理的偏好可能会截然不同，在这种情况下，具有更广泛人群代表性的患者偏好研究可能会为评估提供更多的见解。

## 二、患者偏好测量方法

患者偏好测量工具主要分为两类：一是显示性偏好，依赖于观察现实世界中人们的实际选择行为；二是陈述性偏好，受访者通过参与假设的实验方案以确定各自的偏好优先顺序。显示性偏好研究方法是观察在真实市场上消费者决定购买何种产品。相反，陈述性偏好测量方法更常用于医疗保健领域，因为医疗保健不是一个传统的"正常"市场定价机制，常用于评估干预措施的价值，或者评估目前实践中尚无治疗方法的可接受性。

早期陈述性偏好测量方法例如时间权衡法、标准博弈法等，上述方法仅能在两个特征之间进行权衡，具有一定的局限性。目前卫生领域常用的陈述性偏好测量方法主要包含离散选择实验（discrete choice experiment，DCE）与优劣尺度法（best-worst scaling，BWS），这两类方法均是在两种或两种以上属性之间进行综合权衡的偏好测量方法，因其在试验设计和数据分析方法上的特有优势，目前已被广泛应用于医药卫生领域。

## 三、离散选择实验

**1. 离散选择实验定义**　离散选择实验是将影响决策的属性和水平组合成选项集供受访者选择，以测量受访者对不同属性水平的偏好程度。其理论基础是经济学中的需求理论和效用最大化理论。需求理论认为人们对商品的需求是基于对商品内部各个属性的特定组合而产生的；效用最大化理论认为受访者会选择对于自身效用最大的商品。例如，受访者 $n$ 面对包含 $j$ 个选项的选项集 $I$，从选项 $i$ 中获得的效用由可观测到部分即固定效用 $V_{ni}$ 和不可观测部分即随机效用 $\varepsilon_{ni}$ 两部分组成，其公式如下：

$$U_{ni}=V_{ni}+\varepsilon_{ni}$$

**2. 离散选择实验应用现状**　离散选择实验研究兴起于 19 世纪 50 年代末，最早被应用于市场和交通领域，用于测量消费者对于某项产品的偏好。1990 年，Propper C 等将其引入医药卫生领域，并由 Ryan M 等于 20 世纪 90 年代末对其进行了应用和发展。2000 年，美国著名经济学家丹尼尔·麦克法登（Daniel L.McFadden）因对分析离散选择的原理和方法所做出的发展和贡献而获得诺贝尔经济学奖。离散选择实验目前在医药卫生领域已广泛应用于治疗方案选择、健康获益风险评估、健康偏好测量等。

**3. 离散选择实验要素** DCE 关键的要素是属性、水平和选项集，一般通过文献综述、定性访谈、专家咨询等方式进行确定，以 2 型糖尿病患者二联药物治疗偏好为例，确定其属性与水平（表 7-1），最终属性水平组合成选项集（表 7-2）。

表 7-1 影响 2 型糖尿病患者二联药物治疗选择的属性与水平

| 编号 | 属性 | 水平 |
|---|---|---|
| 1 | 血糖控制效果 | 很强、较强、一般、较弱 |
| 2 | 胃肠道副作用风险 | 0、10%、20%、40% |
| 3 | 发生低血糖事件 | 0、5%、15%、30% |
| 4 | 每月自付费用 | 100 元、200 元、400 元、600 元 |
| 5 | 服药方式 | 注射、口服 |

表 7-2 离散选择实验选项集：以 2 型糖尿病患者二联药物治疗选择为例

| 属性 | 药物 1 | 药物 2 |
|---|---|---|
| 血糖控制效果 | 较强 | 较弱 |
| 胃肠道副作用风险 | 20% | 10% |
| 发生低血糖事件 | 5% | 15% |
| 每月自付费用 | 200 元 | 100 元 |
| 服药方式 | 口服 | 注射 |
| 您的选择？ | ☑ | ☐ |
| 现实生活中，您是否会使用所选的药物？ | ☑使用 | ☐不使用 |

**4. 实验步骤** 根据 Lancsar 和 Louviere 发表的指导文献以及国际药物经济学与结果研究学会（International Society for Pharmacoeconomics and Outcome Research，ISPOR）发布的质量检查表，离散选择实验可划分为明确研究问题、设置属性和水平、构建备选方案等十个步骤（图 7-2）。

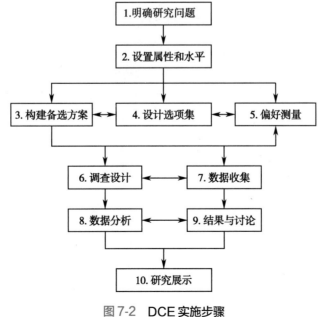

图 7-2 DCE 实施步骤

## 本章小结

　　患者健康结局测量是卫生技术评估中的关键要素。本章主要介绍了卫生技术评估中患者健康结局的分类,主要分为效果指标、效用指标和效益指标等。患者报告结局是卫生技术评估中应用最为广泛的结局指标,本章概要介绍了患者报告结局中常用的健康相关生命质量、健康效用值、健康偏好的概念与具体测量方法等,同时介绍了国内外患者报告结局的研究与应用进展及其在卫生技术评估中的具体应用场景。

## 思考题

1. 卫生技术评估中按照评价方法分类的健康结局包括哪些测量指标?
2. 健康效用的直接测量方法包括哪些?
3. 患者报告结局在卫生技术评估中有哪些应用?

（李顺平）

# 第八章　经济性评价

经济性评价是卫生技术评价的重要组成部分，一般包括卫生技术的成本分析、卫生技术经济性的评价类型与方法、卫生技术经济性评价的模型方法、卫生技术经济性评价的预算影响分析等。

## 第一节　成　本　分　析

成本分析是开展卫生技术经济性评价的前提与基础。"成本"是指用于产品生产或提供服务的资源，常以货币单位进行估算和衡量，包括生产资料的价值和支付给劳动者报酬的价值。一般而言，卫生技术评估中的成本是指疾病诊疗过程中所消耗的资源总和。

### 一、成本的识别与确认

成本一般分为以下三类：直接成本（direct cost）、间接成本（indirect cost）和无形成本（intangible cost）。其中直接成本中又包括直接医疗成本（direct medical cost）和直接非医疗成本（direct non-medical cost）：

**1. 直接医疗成本**　直接医疗成本是指疾病诊治过程中所直接消耗的医疗卫生资源，例如药物成本。直接医疗成本测算首先取决于分析的视角，成本可以包含药品成本、住院成本、检查检验成本等。在直接医疗成本的识别与确认过程中，除纳入必需的当前疾病直接医疗成本外，可根据研究需要纳入与当前疾病相关的直接医疗成本，如糖尿病的心血管并发症成本。

**2. 直接非医疗成本**　直接非医疗成本是指患者在疾病诊治过程中消耗的医疗资源以外的其他资源，是与医疗服务项目无关的成本，例如因疾病治疗额外增加的交通、食宿等费用。

**3. 间接成本**　间接成本通常是指与疾病治疗等间接相关或其成本无法直接计入该卫生技术服务项目中的费用。例如，由于疾病、伤残和死亡造成的患者及其家庭的生产力损失，又称劳动力成本（productivity cost）。间接成本的测算关键在于确定有效劳动价值及损失劳动力时间，其测算一般包含人力资本法、摩擦成本法以及意愿支付法。

**4. 隐形成本**　隐形成本又称无形成本，通常是指疾病本身及疾病治疗过程引起的疼痛、焦虑、紧张等生理或精神上的痛苦及不适导致的经济损失。通常情况下，隐形成本仅在制订治疗方案等决策问题时进行考虑。

成本的识别与确认应注意研究所选定的研究角度，不同的研究角度对于成本确认影响较大。研究角度可以分为：社会角度、卫生体系角度、医疗保障支付角度、医疗机构角度和患者角度。不同研究角度下对成本的识别与确认如表 8-1 所示。在进行间接成本和隐形成本测量前，首先需要明确药物治疗与健康状况之间存在的直接因果关系，明确时间及效用的改变是由于疾病或药物治疗引起的，才能将其纳入研究成本范畴。

表 8-1 不同研究角度下成本的识别与确认

| 角度 | 纳入成本范围 | 估算难易程度 |
|---|---|---|
| 社会角度 | 所有直接医疗成本、直接非医疗成本和间接成本 | 较难（+++） |
| 卫生体系角度 | 卫生系统内的所有直接医疗成本 | 较易（+） |
| 医疗保障支付角度 | 医保支付范围内的所有直接医疗成本 | 较易（+） |
| 医疗机构角度 | 本机构承担的直接医疗成本和非医疗成本（如果有的话） | 较易（+） |
| 患者角度 | 与患者相关的所有直接医疗成本、直接非医疗成本和间接成本 | 稍难（++） |

成本确认过程中需注意重复计算问题，包括：避免成本确认过程中的多次计算；避免疾病治疗的成本与健康结局的同时计算；避免隐形成本在成本效用研究中的重复考虑。

## 二、成本测量

成本测量时应首先列出与实施干预措施相关的资源项目，明确评价项目的计量单位，再根据计量单位测量资源的消耗数量。成本测量一般遵循以下两种方法：总额成本计算（宏观）法和微观成本计算（微观）法，见表 8-2。

表 8-2 成本测量方法

| 测量方法 | 角度 | | 特点 | 优缺点 |
|---|---|---|---|---|
| 总额成本计算（gross-costing） | 宏观 | 自上而下总额成本法 | 通过医院数据库等组织层面收集数据 | 相对简单易行，但不够精确且缺乏敏感性 |
| | | 自下而上总额成本法 | 为每位患者收集资源数据，然后使用单位成本对这些资源数据进行估价 | |
| 微观成本计算（micro-costing） | 微观 | | 详细的资源和单位成本数据，以产生经济成本的精确估算 | 成本估算的准确性较高；耗时长及工作量大 |

例如，药物不良反应（adverse drug reaction，ADR）成本在总额成本计算方法下的测量通常需考虑患者发生 ADR 时产生的成本，分为直接医疗成本和直接非医疗成本。ADR 相关直接医疗成本指为治疗 ADR 所产生的药品或非药品治疗相关的固定或可变成本，如药品或医疗服务使用成本、手术成本、检查成本等。直接非医疗成本可包括 ADR 发生后增加的营养费用等。一般来说，自下而上的总额成本法包含了患者在医疗机构内产生 ADR 时所付出的直接成本，但需要注意区分其与患者疾病本身诊治所付出的成本。

在数据可得的情况下，成本应尽可能使用微观计量单位（如一片药品、一次注射、一次护理、一次住院等）。在国内开展卫生技术评估时，应优先使用基于中国人群的基础数据。来自非中国地区的数据，需进行本地化处理，包括：诊疗方案本地化、成本项目价格本地化等。

## 三、成本估值

经济性评价中在进行成本估值时，遵循的总体计算方法为：将医疗资源使用量与单价相乘，予以加和后得到卫生资源利用的总成本。

### （一）直接医疗成本估值

直接医疗成本的计量相对直接，可以采用总额成本计算及微观成本计算。微观成本计算需计数每种资源的消耗量，并赋予货币价值。可以用一个简单的公式来表示微观成本计算：直接医疗成本 ＝ 资源的消耗量 × 资源的单位价格。医疗服务的最小计量单位可依据卫生主管部门制定的医疗服务项目收费标准确定。医疗资源的单价建议使用官方或权威机构发布的最新价格信息，例如省级招标采购的中标价、国家谈判价等。

### （二）直接非医疗成本估值

直接非医疗成本为与患者治疗相关的不包含医疗费用的一切直接支出，例如交通、伙食、营养成本等。在一些疾病中，直接非医疗成本可能远超直接医疗成本，如精神类疾病、儿童疾病等。在研究对象确定以后，可通过患者访谈、信函调查等方式收集非医疗成本信息。

### （三）间接成本估值

间接成本的识别，可参考"成本的识别与确认"。其估值常采用人力资本法，该方法既存在合理性，也存在缺陷。一方面，人力资本法对死亡率成本的估计可能夸大了净人力资本损失对社会的影响；另一方面生产力成本的估计没有对有偿就业之外的时间赋予货币价值，低估了在正式劳动力市场外的人群（学生、老年人等）的价值。因此在许多研究中，人力资本法进行间接成本的估值选用的是人均 GDP 而不是个人或群体的实际工资，以此来估算个人时间的劳动价值。

## 四、贴　　现

卫生技术评价旨在评估不同干预措施之间的经济成本和健康产出，进而形成决策所需的优选干预方案，但不同干预方案具有特定的时间价值，会在不同时间点产生相应的成本和健康产出，为使不同时间（特别是长期）路径下的成本和健康产出具有可比性，往往需要进行贴现（discount）处理。

贴现是指将未来发生的成本或健康产出，通过一定的比率，折算为当前时间的成本或产出值，这一过程中所用的比率称之为"贴现率"，可将其理解为未来货币价值的现值估计随着时间的推移而下降的年度百分比。包括中国在内的各国家（地区）均建议对评估期超过 1 年的干预方案进行贴现，并要求评估者在报告中对贴现率的取值进行详细说明。目前在中国的卫生经济学评价中，常用的贴现率为 5%。

# 第二节　经济性评价类型与方法

卫生技术经济性评价的类型主要包括：最小成本分析（cost-minimization analysis，CMA）、成本 - 效果分析（cost-effectiveness analysis，CEA）、成本 - 效用分析（cost-utility analysis，CUA）以及成本 - 效益分析（cost-benefit analysis，CBA）等。在进行卫生技术评估时，应当根据干预措施的特点、数据的可获得性以及评价的目的与要求，选择适当的评价类型。另外在经济性评价中存在诸多不确定性因素，可能会对结果的正确性产生一定的影响。因此在经济性评价中，需要开展不确定性分析。

## 一、最小成本分析

最小成本分析需首先分析干预组和对照组在重要的临床产出（如疗效和安全性等）上是否无

显著差异。满足前提的条件下，以货币单位（元）来分析和比较各个治疗方案的成本差异，成本最小的方案可认为是优选方案。因此，该方法可认为是成本 - 效益分析或成本 - 效果分析的特殊形式。最小成本分析的主要步骤如表 8-3 所示。

**表8-3　最小成本分析步骤**

| 步骤 | 分析要点 |
| --- | --- |
| 1. 确定研究内容 | 确定研究问题；<br>确定拟比较的干预措施；<br>确认不同干预措施的临床产出无差异 |
| 2. 成本估算 | 测量两种或多种干预措施贴现后的成本 |
| 3. 健康结果估算 | 测量两种或多种干预措施的健康结果，并分析确认其在各干预措施间无差异 |
| 4. 分析方法 | 仅比较干预措施间的成本差异 |
| 5. 敏感性分析 | 测量模型中关键变量（干预措施单价、贴现率）发生变化后，对成本比较结果差异的影响程度 |

# 二、成本 - 效果分析

成本 - 效果分析一般适用于具有相同临床产出指标的干预方案间的比较。效果一般指医疗卫生服务的卫生统计指标或对疾病和健康影响的结果指标。效果可以同时或分别使用中间结果和最终健康结果。前者包括症状、危险因素或测定的结果，例如疾病的好转率、血压的达标率等；后者包括病残天数、生命年的延长、死亡率等。例如在血糖干预措施的卫生技术评估研究中，血糖达标的百分率为中间结果，预防糖尿病相关的死亡是最终健康结果。评价项目中效果指标的选择应与评价问题紧密相关，建议遵循以下要求：有效性、可量化、客观性、灵敏性、特异性。成本 - 效果分析主要步骤如表 8-4 所示。

**表8-4　成本 - 效果分析步骤**

| 步骤 | 分析要点 |
| --- | --- |
| 1. 确定研究内容 | 确定研究问题；<br>确定拟比较的干预措施 |
| 2. 成本估算 | 测量两种或多种干预措施贴现后的成本 |
| 3. 健康结果估算 | 测量两种或多种干预措施的健康结果，并分析确认其在各干预措施间的差异 |
| 4. 分析方法 | 成本效果比；增量成本 - 效果分析 |
| 5. 敏感性分析 | 测定模型中关键变量（成本、贴现率或结果指标等）的变化对评价结果的影响程度 |

CEA 的主要缺点是：当两个比较方案选用不同的健康产出指标时，难以进行相互比较；当干预方案有多个重要健康产出指标时，往往难以进行全面反映。同时由于缺乏公认的意愿支付阈值，CEA 的结果应用于决策判断存在挑战。

成本 - 效果分析指标主要包括：成本效果比（效果成本比）和增量成本增量效果比（增量效果增量成本比）等。

（1）成本效果比（cost/effectiveness，C/E）：每取得一个单位效果（如：延长一个生命年、挽回一例死亡、诊断出一个新病例)所花的成本。

（2）增量成本-效果比（incremental cost-effective ratio，ICER）：增量成本除以增量健康产出，即每获得一个增加的效果所消耗的增量成本。其计算公式为：

$$ICER=（成本1-成本2）/（效果1-效果2）。$$

经济学比较评价中，基本决策依据为增量分析结果。

## 三、成本-效用分析

成本-效用分析类似于成本-效果分析，可以认为是 CEA 的一种特殊形式，其健康产出指标通常是质量调整生命年（quality adjusted life years，QALYs）、伤残调整生命年（disability-adjusted life years，DALYs）等。目前，CUA 已经成为药物经济性评价中最常用的评价方法。

效用指标的定义如下。

QALYs：经过生命质量权重调整后的生命年，计算公式为：健康效用值×生存时间。

DALYs：表示一个健康生命年的损失，包括疾病过早死亡导致的生命损失年（years of life lost，YLL）和疾病伤残（残疾）损失的生命年（years lived with disability，YLD）两部分。

CUA 的健康产出指标主要是成本-效用比（cost-utility ratio，CUR）和增量成本-效用比（incremental cost-utility ratio，ICUR）。成本-效用的分析步骤及分析方法可参考成本-效果分析。

## 四、成本-效益分析

成本-效益分析要求健康结果以货币形式（效益）呈现，若健康产出无法转换为货币价值，则不适用这种研究方法。在 CBA 研究中，建议以净效益形式报告，即某项目带来的总效益与总成本之间的差值。通常只有净效益为正数时，该卫生技术方案才能被考虑接受。

## 五、不确定性分析

经济性评价中不确定因素的来源主要包括：方法学不确定性、参数不确定性以及模型不确定性。通常情况下，应对这些因素进行敏感性分析。敏感性分析（sensitivity analysis）又称灵敏度分析，是通过测量相关参数的变化来反映其对评价指标的影响，进而鉴别出敏感因素的分析方法。常见的敏感性分析方法包括单因素敏感性分析、多因素敏感性分析以及概率敏感性分析。

（1）单因素敏感性分析：单因素敏感性分析（one-way sensitivity analysis，OWSA）是最常用的一种敏感性分析方法。在 OWSA 中，一次仅改变一个参数，同时假定其他因素保持不变，进而观察评价结果随该参数改变而变化的情况。

（2）多因素敏感性分析：在经济性评价中，各参数往往不是独立的，多个因素相互影响和制约，其中某一参数发生变化时通常伴随其他因素的变化。多因素敏感性分析通过一次改变多个因素（2 个或 2 个以上）来观察评价结果的变化情况。

（3）概率敏感性分析：概率敏感性分析（probabilistic sensitivity analysis，PSA）是指通过参数在概率分布下的不同表现对其经济性评价结果产生的影响，成本效果可接受曲线为其呈现结果之一（图 8-1）。常用的 PSA 方法有数学期望值法、蒙特卡罗模拟法以及 Bootstrap 法。PSA 使经济性评价得出的结论更加可靠及可信。

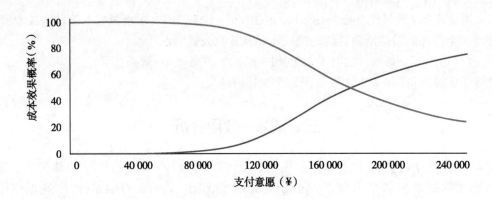

图 8-1　经济学评价成本效果可接受曲线

# 第三节　卫生技术经济性评价的模型方法

卫生技术的经济性评价常采用模型方法,常用的模型有决策树模型和马尔可夫模型,其他的模型有离散事件仿真模型、分区生存模型和动力学传播模型等。

## 一、决策树模型

决策树模型以树形结构来简化所研究的问题,进而简洁高效地提供决策参考,适用于研究时限较短的干预措施的经济性评价,如急性感染或急症相关的卫生技术评价。

### (一)适用条件

选择决策树模型进行决策分析的第一步是分析该模型是否适用于待研究的问题,即:对处于某特定健康状态患者的干预策略应存在不确定性;保证所研究的问题存在有意义的决策争议。若现有的临床与药物经济学证据已能回答待研究的问题,则不需要再对该问题开展决策分析。例如:流感疫苗不仅可以有效降低流感病毒导致的流感发病风险,而且能有效减少相关的经济负担,不存在决策上的不确定性。

### (二)构成要素

决策树模型一般由以下几个关键部分构成,包括:节点、分支、分支概率、路径、路径概率、路径成本和期望值。决策树模型的一般结构如图 8-2 所示。

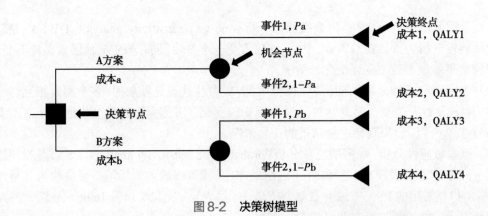

图 8-2　决策树模型

**1. 节点** 可分为三种类型：决策节点、机会节点和结局节点。决策节点：在决策树中通常用"□"表示，是决策树的根和出发点，它的分支表示不同的干预方案。机会节点亦称"概率节点"，通常用"○"表示，在这个节点展开的分支代表采用这个方案后事件出现的概率。决策终点：亦称"结局节点"，在决策树中用"△"表示，这个节点表示决策分析的末端节点，代表了每个事件发生后的最终结果。

**2. 分支** 决策树分支代表不同的事件，须在该分支上标注事件名称和发生概率，称为分支概率。如图 8-2 中 A 方案、事件 1 发生的概率 $Pa$ 就是分支概率。

**3. 路径** 决策树路径由分支组成，同一个方案到达不同终点有不同的路径，且每个路径之间的关系是互斥的。

**4. 期望值** 代表了决策的终点结果，包括期望成本和期望健康产出两部分，用以开展经济性评价等，为决策提供参考信息。

### （三）局限性

决策树模型虽然简单易懂、计算简便，但是该方法也存在局限性。

首先，决策树模型中的事件被视为发生于瞬间的离散时间内，除非分析者在确定决策树的不同分支时特意指明，否则无明确的时间界定，因此，对研究过程中一些随时间变化的因素较难作出科学评价。例如，因为决策树模型不能提供各事件的时间状态，贴现计算存在挑战。

其次，决策树模型不适用于慢性病的模拟。慢性病需要长期的结果预测，决策树模型的构建将变得复杂。例如在模拟糖尿病患者的治疗预后时，决策树模型的后续分支需要包含众多风险结果及事件，包括各类大血管并发症、小血管并发症等。当慢性病在疾病进程中出现复发 - 治疗 - 缓解的循环时，可能会重复出现类似的风险事件，在决策树模型中将需要建立一系列相同或相似的机会节点和分支，从而导致决策树的分支过多而形成"树丛"，使决策树模型变得复杂，也使构建决策树更加耗时，不利于开展分析。

## 二、马尔可夫模型

马尔可夫模型（Markov 模型）是一种能用数学分析方法研究自然过程的一般图式即马尔可夫链发展得到的，该模型是一种特殊的循环决策树模型，是一种将临床事件和相关干预实施的时间因素系统纳入模拟的动态模型，可以克服决策树模型的相关缺陷，包括更适用于慢性疾病和多种健康状态的模拟，可以模拟随着时间推移而变化的风险事件。马尔可夫模型必须具备 3 个要素：马尔可夫状态、马尔可夫周期长度和转移概率。马尔可夫模型中，研究时限一般被划分为等长度的循环周期（马尔可夫周期）。马尔可夫模型中，疾病则被划分为有限个健康状态（马尔可夫状态），模型中的每一位患者在每一个马尔可夫周期中必须且只能处于其中一个状态。在模拟过程中，患者从一种状态到另一种状态的转移代表患者出现了新的健康事件。马尔可夫模型可用矩阵法、队列模拟或蒙特卡罗模拟来实施，用于具有时间依赖性重复事件的研究问题的模拟，使模型能够更准确地适用于临床慢性病的卫生经济学评价。

### （一）建模步骤

**1. 状态** 根据疾病分期及疾病严重程度确定马尔可夫状态并设定状态转移方向。

**2. 马尔可夫周期长度、循环次数与研究时限等** 马尔可夫周期长度和研究时限的选择一般由疾病类型、干预措施性质等决定，注意选择的周期一定要具有临床意义。例如，病程不会发生很大变化的慢性病，通常使用 1 年作为一个循环周期；若事件发生频繁，那么周期应相应缩短，如一个月或一周。同时，循环次数与研究时限的选择也一定要有临床意义，一般是能循环到患者全部进入吸收状态。

**3. 转移概率** 确定各个周期中各状态间的转移概率：转移概率的信息通常通过相关临床研

究、流行病学研究、专家访谈等方式获取。转移概率是用来计算某个周期中患者从一个状态转向另一个状态的比例，依据类型可分为静态转移概率及动态转移概率。

（1）静态转移概率：静态转移概率可以通过 n×n 矩阵法进行计算，不转移的概率均设为 0。临床试验或其他文献中报道的转移概率所代表的时间可能与我们所建立的模型中的周期长度并不一致，此时需要对其进行换算。例如：临床研究仅能获取肿瘤的 5 年总生存率，而在我们的马尔可夫模型中需要得到每年的平均死亡转移率，此时的计算公式为：

$$TP_{年死亡转移概率} = 1 - \exp\left(\frac{\ln(1 - Prob_{5年生存率})}{5}\right)$$

（2）动态转移概率：动态转移概率的计算则相对较为复杂。在动态马尔可夫模型中，疾病的发生风险随时间变化，即意味着转移概率存在时间依赖性，亦可称之为非齐次马尔可夫模型。以经典的晚期肿瘤三状态马尔可夫模型为例，其包含无进展生存（PFS）状态、进展生存状态以及死亡状态。其时间依赖性转移概率计算逻辑如下：从 $t$ 个周期到 $(t+1)$ 个周期内，患者从无进展生存状态转移到进展生存状态的概率可依据 PFS 曲线直接获取。计算公式如下：

$$TP_{无进展生存 \to 进展生存} = \frac{PFS_t - PFS_{t+1}}{PFS_t}$$

在模型模拟过程中，须确保不同状态间的转移概率之和为 1。

**4. 成本与效用**  模型需赋予每个健康状态相应的周期成本及效用。在模拟马尔可夫模型过程中不同健康状态一般赋予不同的健康效用值，将各状态效用值与患者存活生命年数相乘后进行加和，最终得到模型整个模拟时间下的总质量调整生命年。成本数据则依据本章成本测算部分中介绍的成本测量方法进行获取。需要注意，若研究时限较长，成本与健康产出等应考虑贴现。

我们可以通过以下案例来理解马尔可夫模型。在某疾病的防治中，患者存在以下三种健康状态：健康、伤残和死亡。为了简化模型，我们假设患者患病后的伤残是永久性的。分析的时间范围为 20 年，患者从当前年龄（假设为 55 岁）开始到人群的平均年龄 75 岁为止。它被平均分隔为 20 个时间段，每一个时间段为 1 年，它被称为一个马尔可夫周期，全部 20 个周期的循环称为马尔可夫循环。在每个周期中，患者可能会从一个状态跃迁到另一个状态（图 8-3）。

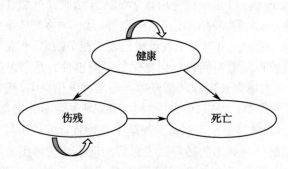

图 8-3  马尔可夫模型

### （二）模型模拟方法

模拟方法主要有三种，即矩阵法、队列模拟法、蒙特卡罗模拟法。但通常使用的模拟方法是后两种，即队列模拟法和蒙特卡罗模拟法（图 8-4）。

如果研究患者队列同质性较高，且所分析研究问题能够被描述为一定数量的健康状态且包含与决策问题相关的所有特征的情况下，具有清晰高效、易于调试的队列马尔可夫方法是较好的选择。如果研究患者队列异质性较高，个体水平的蒙特卡罗模拟更为合适。

### （三）局限性

同决策树模型相比，马尔可夫模型在模拟慢性病一般更具优越性。但马尔可夫模型本身也存在一些局限性。

首先是马尔可夫模型本身具备"无记忆性"或"无记忆性假设",可以理解为在马尔可夫模型中,患者从一个状态转移至另一个状态与其先前是否经历过的事件或状态无关,而仅由当前健康状态决定,与过去的健康状态及时间变化无关。这一局限性可通过加入特定的健康状态或在模型中应用时间依赖性转移概率来解决,例如在研究抗卒中的马尔可夫模型中,加入特定的"卒中复发"的健康状态,来模拟患者在治疗过程中可能经历的多次卒中状态,以此达到调整转移概率的目的。但需要注意,过多的健康状态会使模型变得复杂,从而增加模型的计算难度、降低计算效率。

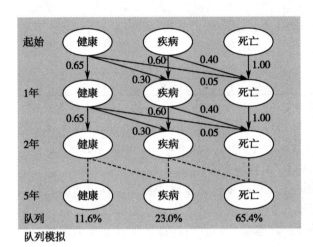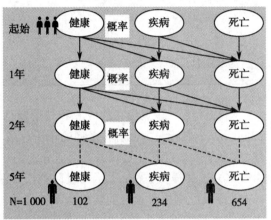

图8-4 两种类型的马尔可夫模型

其次,马尔可夫模型中模拟疾病转移状态时,假设处于某个健康状态的患者本身不存在差异。但在真实临床环境中,处于某一健康状态的患者其本身可能存在患者间的异质性。例如,晚期恶性肿瘤药物的经济性评价中,患者的疾病状态设为肿瘤无进展状态、肿瘤进展和死亡这三个状态,但患者在诊断肿瘤时可能处于肿瘤局部转移,远处广泛转移等状态,这些状态对肿瘤的进展均可能存在影响。

### (四)实例解析

该案例是在糖尿病中比较单药治疗与联合治疗的成本效果。

(1)分析马尔可夫状态,确定循环周期。依据疾病性质确定4个健康状态,即糖尿病、小血管并发症、大血管并发症以及死亡(吸收态)。模型结构如图8-5所示。糖尿病为终生性疾病,模拟时限一般设为终身,模型周期设定为1年。

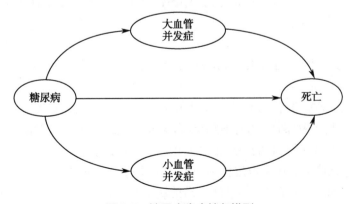

图8-5 糖尿病疾病转归模型

（2）确定转移概率：各转移概率可从文献中直接获取或计算。此实例中给出相关状态间转移概率，见表8-5。

表8-5　糖尿病单药治疗与联合治疗下各相关状态间转移概率

| 各状态 | 单药治疗 | | | | 联合治疗 | | | |
|---|---|---|---|---|---|---|---|---|
| | 糖尿病 | 小血管并发症 | 大血管并发症 | 死亡 | 糖尿病 | 小血管并发症 | 大血管并发症 | 死亡 |
| 糖尿病 | 0.70 | 0.22 | 0.07 | 0.01 | 0.87 | 0.10 | 0.02 | 0.01 |
| 小血管并发症 | 0 | 0.80 | 0 | 0.20 | 0 | 0.80 | 0 | 0.20 |
| 大血管并发症 | 0 | 0 | 0.65 | 0.35 | 0 | 0 | 0.65 | 0.35 |
| 死亡 | 0 | 0 | 0 | 1 | 0 | 0 | 0 | 1 |

（3）对每个健康状态的成本和效用赋值：单药每年成本为1 000元、联合治疗每年成本为2 000元，小血管与大血管并发症的年治疗成本分别为5 000元、10 000元。糖尿病、小血管并发症、大血管并发症和死亡状态效用值分别为0.90、0.70、0.50和0。

（4）选择模拟方法：本示例以队列模拟法进行计算。根据转移概率分别计算出两组的队列分布，该模型将按照预设的转移概率持续运行至几乎所有人都进入吸收状态即死亡状态。本例中的成本与效用均未考虑贴现因素，实际的药物经济学研究应在时间范围超过1年的模型中考虑贴现因素。

（5）模型结果：队列模拟10年的结果显示，单独治疗组成本为16 598元，产生6.68个QALYs；联合治疗组成本为20 897元，产生7.70个QALYs。其增量成本效用比为4 217元/QALY。

# 三、离散事件仿真模型

离散事件仿真（discrete event simulation，DES）模型近几年被逐渐应用于卫生领域。DES模型通常适用于个体特征对模拟过程有重要影响、事件发生时间不固定等场景。离散是指事件的发生具有不连续与随机的特性，而事件是指某一疾病发展过程中所有影响结局或可能发生的事件。离散事件仿真模型能够模拟个体行为（内部）及其与人群、环境（外部）之间的关系。作为一种仿真模拟过程，可以记录所有发生的离散事件，并从中得到需要的信息。在DES模型中，个体本身会具备一定的特征，即个体自身属性，这些属性会被应用于计算事件发生概率，从而使模拟过程及结果更接近真实情境。

## （一）要素

DES模型的组成要素包括：主体（entity）、属性（attribute）、事件（event）、资源（resource）、队列（queues）以及时间（time）。

**1. 主体**　一般指模拟的对象（通常是患者），它需要和其他几个要素同时存在。它带有属性且在仿真过程中可经历各种事件，同时消耗资源，若资源有限将形成等待队列。

**2. 属性**　一般指主体所具有的特征信息，如年龄、性别、疾病状况等。属性值会决定下一个发生的离散事件，且该值可能在模拟过程中因离散事件的发生而改变。

**3. 事件**　在整个模拟过程中主体可能经历的所有事件，如手术、治疗、并发症等。事件可以同时发生或按时间顺序发生，也可以重复发生，还可以通过影响患者的某一基本情况进而影响未发生的事件从而改变疾病的进展过程。

**4. 资源** 一般指为主体提供的各类服务,包括医生、药物和手术等。一般仅在资源限制型 DES 模型中采用。若某个资源在某个实体需要时被占用或出现短缺,则需要形成一个等待队列。

**5. 队列** 主体是需要消耗资源的,在资源有限的情况下,主体可能会形成等待队列(排队等候资源解除他人占用,为自己服务)。一般只在资源限制型 DES 模型中采用。

**6. 时间** 是 DES 模型的一个关键要素。模型对离散时间的处理可以把模拟过程跳跃至下一个事件发生时间,而不必类似于马尔可夫模型需要不断进行周期循环。例如,患者可能在两年时间内没有发生任何事件,而在其后几分钟内发生心肌梗死,从而相继发生救护车资源的使用、治疗以及脑卒中等事件。因此,DES 模型中时间的单位依据需要进行确定,可以是年、月、日,甚至是小时或是分钟。马尔可夫模型需要根据固定模型周期进行运算,而 DES 模型则根据所做的记录计算事件发生的具体时间。

### (二)模拟策略

DES 模型模拟有常用事件调度法、活动扫描法以及进程交互法。事件调度法在经济学评价中较为常用,它首先需定义 DES 模型中可能发生的所有事件,以模型结构以及各事件间的逻辑关系按照事件顺序驱动其发生,从而完成整个模拟过程。若采用事件调度法进行模拟,需从所有事件的列表中随机模拟抽出最早发生的事件并更新个体状态,直至模拟结束。

所有事件的发生都依赖于基于时间的概率密度函数,而是否发生取决于各离散事件发生时间的抽样结果,距现在时间间隔最小者得以发生;当事件发生后,时间指针进展到其发生时间点,然后重新抽样决定下一个发生的事件。模拟过程中发生的事件将被系统记录下来,当模型到达预设的终止条件后,计算各离散事件的发生频数,获得最终的成本及健康结果。

### (三)DES 模型的缺陷

DES 模型相对于马尔可夫模型有较多优势,但也存在不足之处,例如 DES 模型需要大量的临床数据且对数据质量要求很高,这样才能从中获取各个离散事件发生的时间概率密度函数。当前 DES 模型在 HTA 中的应用尚处于起步阶段,需要更多的研究者投入 DES 模型的研究中,帮助普及 DES 模型在 HTA 领域的应用。

# 第四节 预算影响分析

## 一、预算影响分析概念

预算影响分析(budget impact analysis,BIA)用于评估药品或干预措施进入资源有限的医疗偿付系统时对潜在预算支出的影响。BIA 通过测量医疗偿付系统对新干预措施的可负担性来决定是否给予干预措施准入资格,或对准入方式进行调整。预算影响分析在价格谈判、带量采购、风险共担协议(risk sharing agreement)等应用场景中均扮演重要角色。我国医保预算分析是从医保基金的运营角度出发,在医保资源约束的前提下,分析将新的卫生技术纳入或排除在医保目录范围所产生的医保支出影响。

医疗保健系统的 BIA 主要应用于以下两方面:①通过建立数学模型,计算目标人群、市场份额和治疗成本等,衡量新干预措施纳入医保对基金支出的影响;②反向推导新干预措施不会对医保基金支出产生冲击的最高限价,协助医保决策者制定可负担的支付价格。

在我国,BIA 通常与药物经济学评价配合使用,用于医疗保险支付价格的制定及医疗保险报销目录的调整。通常情况下,如果一项干预措施的经济性评价结果认为其不具备经济性,则无须进行预算影响分析;如果经济性评价认为干预措施具备经济性,同时预算影响分析认为预算资金对新干预措施具备可负担性,则决策者应考虑新干预措施获得准入;如果经济性评价发现新干预措施具有经济性,但预算影响分析认为其不可负担,则决策者需要对准入的方式或价格进行协商。

## 二、预算影响分析框架

BIA 研究框架通常包含 6 个最基本的关键要素:研究角度、目标人群、市场情境、研究时限、治疗成本以及不确定性分析(图 8-6)。

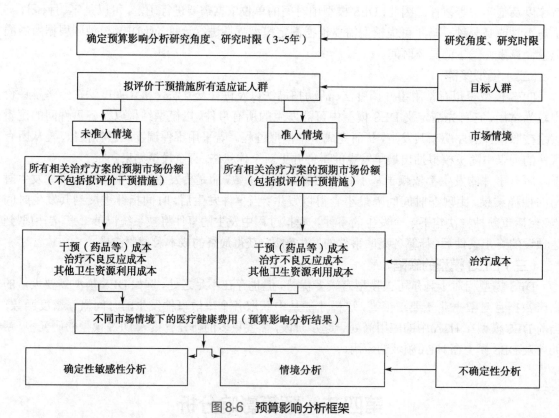

图 8-6　预算影响分析框架

**1. 研究角度**　医保可能存在地域差异性,因此每个医保预算影响分析都应该基于特定的研究角度。预算影响分析的研究角度通常为预算持有者(budget holder)角度。基于不同研究角度的预算影响分析所需考虑的成本项目略有差异。

**2. 目标人群**　明确界定目标人群在 BIA 中至关重要。目标人群的确定应从拟研究的干预措施所有批准适应证开始,依据疾病流行病学特征(患病率、发病率、诊断率、治疗率等)估算人群。若从医保角度进行预算影响分析,则还需考虑医保规定的使用及报销限制条件。人群的确定应注意发病率和患病率的区分,慢性疾病多考虑患病率情况,而急性疾病则主要考虑发病率。

**3. 市场情境**　至少分析两种市场情境("未准入情境"和"准入情境")。两种情境均应考虑到所评估新干预措施进入市场后,预期的市场变化通常会对所有相关干预措施在市场上的价格、需求、份额等产生影响,包括其他干预措施的上市、同类产品的撤市,以及可能的替代方案等。预算影响分析需要分析在两种市场情境下,医保费用年度成本的变化。

**4. 研究时限**　预算影响分析的研究时限一般为 3～5 年。由于预算影响分析中计算未来成本的发生时期与预算支出周期相对应,故不建议进行贴现。

**5. 治疗成本**　BIA 中成本包含以下两方面,即干预措施本身的治疗成本以及干预措施对其他相关成本产生的影响。预算影响分析成本确认的范围应严格从决策者的角度进行确认,特别是干预措施对其他成本的影响。其中,间接成本往往与决策者角度无关,一般不建议纳入预算影响分析的成本估算中。例如,医保角度的预算影响分析,成本即为在研究时限内与患者治疗相关且纳入医保基金报销范围的所有成本,是整个治疗方案中产生的一系列可报销的费用。治疗成本可以从干预措施本身的成本、干预措施实施前的成本、干预措施实施成本以及干预措施后续成本来进行确认与测量。

**6. 不确定性分析**　由于多个参数来源的不确定性以及 BIA 构建时模型假设的不确定性,预算影响分析的结果可能与真实情况存在一些偏差。因此,BIA 使用者必须了解分析结果的可靠程度,通常可以使用确定性敏感性分析。而结构不确定性,即模型假设的不确定性可以通过情境分析进行检验:对关键假设在未来可能发生的各种情景进行预算影响描述,以检验结果的稳定性。

## 本章小结

本章主要介绍了卫生技术的成本分析、卫生技术经济性的评价类型与方法、卫生技术经济性评价的模型方法、卫生技术经济性评价的预算影响分析等。研究者应根据不同的研究问题选择合适的研究方法,包括对成本确认影响较大的研究角度、对研究设计有决定作用的评价类型及采用的模型方法。

### 思考题

1. 在不同的研究角度下如何识别与确认成本并进行估值?
2. 卫生技术经济性评价的类型主要包括哪些?如何开展成本-效果分析?
3. 马尔可夫模型包括哪几个关键要素?如何构建一个马尔可夫模型?
4. 预算影响分析框架包括哪几个关键要素?

（吴　斌）

# 第九章　社会影响评估

　　卫生技术的发展和应用过程中产生的影响不应仅局限于医疗卫生领域，还应该考虑其对整个社会的生产、生活和发展所产生的影响。社会影响评估是卫生技术评估中重要的组成部分，全面且系统地评估卫生技术的社会影响，可以更好地了解技术的优缺点，制定更科学合理的决策，为卫生技术的发展提供有力支持。本章将介绍卫生技术评估中社会影响评估的基本概念、方法和步骤。

## 第一节　社会影响评估概述

　　卫生技术的社会影响评估（social impact assessment）是指对卫生技术从研发到上市以及上市后全过程所带来的社会影响进行评估的过程，旨在评估卫生技术潜在和实际的社会影响，从而为利益相关者的决策提供证据支持，以避免、消除或减少社会问题的发生，并扩大社会效益。本节将从伦理、法律、政治、文化和环境等多个角度探讨卫生技术可能带来的社会影响。

### 一、卫生技术的伦理影响

　　"伦理"是指源于价值和信仰体系的涉及权利和义务的道德准则。卫生技术带来的伦理问题主要涉及技术革新对传统价值体系的冲击、健康收益与风险之间的权衡，以及患者是否完全知情和自愿参与技术研发和使用等方面。例如：身患绝症的患者是否有权选择死亡方式，靠呼吸机生存的患者是否应该继续治疗，未出世的胎儿是否有自主的人权等。虽然大多数国家都已经建立了伦理审查制度来解决这些问题，但仍然有一些研究者或卫生技术的使用者在临床研究和实践应用中公然违背伦理原则，因此有必要将对卫生技术导致的伦理影响进行评估置于重要地位。

### 二、卫生技术的法律影响

　　卫生技术对法律的作用具有两面性，卫生技术的发展可以促进法律体系的形成、完善和废除，同时，法律法规也可以推动、延缓或禁止卫生技术的研发和使用。例如，电子处方的应用使医疗记录更加数字化，也同样使收集、存储和共享患者信息变得更加容易，从而需要保护患者数据不被黑客攻击和避免数据泄露。一些国家制定了专门的法律来保护医疗记录的安全性和完整性，例如欧洲的《一般数据保护条例》（GDPR）和美国的《电子健康记录隐私法》。

### 三、卫生技术的经济影响

　　卫生技术的更新与变革会对经济产生微观和宏观层面的影响。微观层面包括与个体使用技术相关的成本、价格、收费和支付水平，还包括特定技术应用条件下资源的消耗与获得健康收益或经济收益的比较等；宏观层面则主要关注卫生技术对国家经济总量、结构和贸易等方面的影响，以及卫生技术在国际竞争中的地位和作用。例如，青蒿素的发现带来了抗疟疾药物市场的变革，同时也推动原料药出口贸易量的增长。

## 四、卫生技术的政治影响

卫生技术的政治影响指的是由卫生技术引发的政治问题以及对政策的出台、变革或废除造成的影响，主要体现在卫生技术对卫生资源的分配与再分配、卫生服务的公平性以及卫生技术的应用是否存在歧视等方面。

某个国家或地区的社会卫生资源总量在一定时期内是有限的，如果一部分人占用甚至浪费资源、获得机会不均等或非治愈性的技术，则会剥夺他人享受基本医疗服务的权利。卫生技术的利用应考虑公平性问题并遵循公平性原则。卫生公平意味着卫生资源的配置机会要以健康需要为导向，要做到公正而不是受制于社会特权。在推动卫生技术创新时，也要考虑社会公平性和可持续性，要兼顾基本卫生技术的提供与高新卫生技术的应用。除此之外，一些新兴技术的出现在带来积极影响时，也可能会引发一些争议。因此，需要在技术发展的同时，适当地考虑技术带来的政治影响，以便更好地平衡技术发展与社会需求之间的关系。

## 五、卫生技术的文化影响

在目前的全球化背景下，不同国家之间的文化差异是卫生技术在不同国家能否成功实施的关键要素之一，不同的文化背景会影响卫生技术的发展方向和研究重点。文化将影响人们对于健康和疾病的看法与期望，如有些文化倾向于对疾病进行自然疗法，有些文化更倾向于依靠药物或手术干预。文化也会影响人们对卫生技术的接受程度，有些国家更容易接受新技术，而有的可能更倾向于传统的治疗方法。因此，在卫生技术的研发和应用过程中，需要考虑文化差异，从而更好地满足不同文化背景下的人们对于健康和疾病的需求。

## 六、卫生技术对家庭和群体的影响

卫生技术对家庭和群体的影响是通过改变患者的健康状态，间接影响患者周围成员而造成的影响。一方面，卫生技术通过挽救患者生命、改善患者健康状态，减轻家庭对患者的照料负担，从而使家庭成员的生活得到改善。例如，产前诊断技术可以预防带有严重缺陷患儿的出生，从而减轻家庭成员养育缺陷患儿的心理压力和经济负担。另一方面，不同的干预方式可能产生相似的疗效，但对家庭和群体产生的影响可能不同。例如，卫生技术使疫苗接种变得更加简便并易于普及，在接种疫苗后，人们不仅能够保护自己，还可以保护周围的人，从而减少某些疾病的传播和发病率，改善整个社区的健康状况。卫生部门也可以使用现代卫生技术来监测传染病（如监测流行性感冒）的传播，从而更好地保护整个弱势群体的健康。

## 七、卫生技术的环境影响

近年来决策者越来越关注卫生技术对环境的影响，卫生技术的整个生命周期，包括从原材料的获取与加工到技术使用后废弃垃圾的处理，无不包含对环境的影响。卫生技术带来的环境影响通常分为两种，一种是直接影响，即由于原材料的消耗以及制造、分销和使用处理过程中产生的废物和排放物；另一种是间接影响，即治疗带来的健康结果将影响患者对其他治疗和服务的需求，每种治疗和服务都会通过制造、销售和应用对环境产生影响。近年来，各界对气候的担忧也使得卫生技术生产使用过程中的碳排放问题获得了大量关注,例如全球经济和气候委员会提出的"通过将气候纳入核心经济决策过程来加速低碳转型"以及缔约方会议上进行的国际气候变化谈判也提出了相关要求。但迄今为止,尽管决策者对环境评估的需求不断增加,国际通用的卫生技术评估过程仍未正式将环境因素纳入考虑。

## 八、卫生技术的其他影响

卫生技术产生的未预期影响(unintended consequences)指的是卫生技术在实际运用中产生的与技术应用期望目的相违背的结果。卫生技术的使用不可避免会在社会生活的不同领域产生一些变化或后果,可以是积极的、消极的甚至意想不到的结果,目前已有大量实例反映这一现象。例如,在使用计算机辅助检查技术的过程中,可能会出现数据错误等问题,从而误导医生做出错误的判断;医疗美容技术发展的初衷是治疗畸形并进行矫正,之后因在第二次世界大战中实现伤残者机体修复而高速发展,现如今被广泛用于对正常人体容颜和形体的重塑。在评估卫生技术的应用时,必须考虑这些非预期的结果,以便更全面地评估技术的价值和潜在风险。特别是在研发新技术时,应采取严格的风险评估和管理措施,以确保它们不会对患者安全和医疗质量等造成负面影响。

# 第二节　社会影响的作用过程与评估实施方法

## 一、产生社会影响的过程与作用要素

### (一)社会影响的作用过程

卫生技术产生社会影响的作用过程是指卫生技术在从开发到应用的全生命周期中,与社会因素相互作用产生影响的过程,通常包括六个阶段:获知(awareness)、接受(acceptance)、政策形成(policy process)、决策(policy decision)、临床应用(practice)和应用结果(outcome)。

获知通常发生于卫生技术从实验室走向临床的过程中,该阶段主要通过影响患者和医生对技术的认知而产生社会影响。接受是早期应用新技术的实验过程,该过程往往涉及伦理和法律相关的问题。随着使用需求的增加,相应的规范和应用标准也将被完善,从而对从生产到应用的各环节进行约束,这也就是政策形成。技术能否被上市进一步推广,则需要有关部门在综合衡量其对不同领域的影响后进行决策,这也是卫生技术产生社会影响的最重要的一步。然而,卫生技术的上市并不是评价的终点。随着政策、技术使用、患者依从性或其他潜在影响指标的变化,卫生技术产生的影响都将不断地发生变化。因此,卫生技术评估应该持续关注技术带来的长期影响。

### (二)社会影响的作用要素

卫生技术可以通过改变以下一个或多个方面产生社会影响:监督管理政策、第三方支付政策、技术的使用率、临床实践指南、临床医师及患者的意识和行为、数据收集、卫生服务提供方式、卫生资源分配、创新激励等。

监督管理政策可以规范和引导技术的使用率,从而影响技术的有效性和经济性。第三方支付政策可以通过设定不同的报销标准和方式改变技术的使用率,进而影响技术的可及性和公平性。技术的使用率可以反映技术在实际应用中的需求和接受程度,从而影响技术的竞争力和创新动力。临床实践指南可以通过提供基于证据和共识的推荐,帮助临床医师和患者做出合理选择,从而影响技术在不同情境下的安全性和有效性。临床医师和患者对技术优缺点、风险收益、伦理道德等方面的认知和态度,决定他们是否采纳该技术。数据收集可以通过提供关于技术特性、效果、成本等方面的可靠信息，支持卫生决策者和临床决策者进行循证决策，从而影响他们对技术投入或退出的判断。卫生服务提供方式可以通过改变服务流程、组织结构、人员配置等方面，提高资源利用效率，从而影响服务质量和满意度。卫生资源分配可以通过考虑资源稀缺性、机会成本、公平原则等因素，在不同层次上平衡资源需求与供给，从而产生影响。最后，创新激励可以通过设定不同形式与程度的奖励或惩罚机制，在市场上促进或抑制创新活动，从而影响技术创新产出与质量。这些方面共同作用可以实现卫生技术的社会影响。

## 二、社会影响评估的实施方法

社会影响评估是具体应用于政策或者项目的社会研究方法，它运用各种社会科学知识和方法分析政策和卫生技术可能带来的社会变化、影响和结果。由于卫生技术的不同和产生影响的复杂性，不存在适用于所有卫生技术应用情况的唯一的、最好的方法或方法组合，评估者需要根据具体情况选择合适的评估方法。

### （一）清单法

清单法（checklist），也称核对表法。在清单法中，评估者会对一个社会群体的资源和环境因素进行全面的调查和分析，确定这些因素的基准情况和可能的变化情况，并根据不同的项目特点和评价目标，选择合适的社会因素作为评价指标列出清单。评估人员通过自我评估或咨询相关领域专家的方式，根据卫生技术的实施对每个清单项的影响程度进行评价，最终得出评估结果。

清单法的优点包括能细化影响因素、具有明确的指标、容易进行比较和综合评估、提高评估的透明度和接受度，同时能够满足不同社会群体的需求和环境条件。但也存在一些缺陷，例如难以定量化社会影响、忽略社会因素之间的相互作用和综合效应、清单表中要素不全、评估过程中存在主观性和不确定性等。

### （二）文献综述

文献综述（literature review）是卫生技术社会影响评估中常用的一种方法。该方法通过收集、整理、归纳和分析已有的相关文献，对卫生技术的社会影响进行评估。目前有关卫生技术的社会影响评估方面的文献综述大多集中于研究获取卫生技术机会、对卫生技术的看法、卫生技术的潜在治疗领域以及患者可接受度等。

文献综述法的优点在于其能够对不同研究结果进行综合分析，能较全面地反映卫生技术对社会的影响。然而该方法也存在一定局限性，如综述过程的不规范导致对研究质量进行评估具有很大的主观性，特别是对定性研究的质量评估，目前还没有统一的判断标准。此外，由于社会文化方面的文章十分依赖上下文，且文本组织和行文形式往往具有很强的个性特色，这就导致对定性研究的识别变得十分困难，且在评估系统审查过程中必须考虑语境因素。

### （三）参与式决策法

参与式决策法（participatory decision making）指的是让群体或利益相关者参与评估全过程的方法，它强调社会参与和民主决策，该方法将社会群体的需求和意见纳入评估过程中，以达到更为客观和全面的评估结果。参与式决策法的实施方式包括焦点小组讨论、深度访谈、问卷调查、案例分析等。目前已有的评估角度集中于公众对技术的看法、患者对治疗结果的偏好、疾病的社会概念及技术的道德问题等。

参与式决策法的优点在于能够促进社会群体的参与和决策，增强评估的客观性和可信度，同时能够提高评估结果的可接受性和可实施性。此外，这种方法还能够帮助评估者了解社会群体的需求和意见，提高评估的针对性和实用性。不过，这种方法也存在一些挑战，例如无法纳入所有的利益相关者而导致结果缺乏代表性，评估过程中需要协调不同社会群体的利益和需求，要求评估者具备一定的沟通和协调能力。

### （四）实证研究

实证研究（empirical research）主要通过收集和分析经验数据来验证或证伪某个假设或问题，并从中得出结论。其目的在于探索和揭示社会现象的本质，使研究结果具有客观性和可重复性。实证研究离不开三方面要素：科学的理论、完整且准确的数据、合适的分析方法。在实证研究中，评估者会使用定量或定性方法收集数据，如问卷调查、采访、观察等，并进行数据分析和统计，以评估同一卫生技术或同一卫生技术的不同实施方式带来的社会影响差异，以及比较不同卫生技术的影响差异。

实证研究法的优势体现在以下三个方面：一是坚持因果规律的基本前提，提升实证研究的逻辑可靠性。二是研究设计遵循归纳主义原则，提升实证研究的普遍适用性。三是坚持价值中立的原则，有效提升研究的客观性、科学性和可信度。但该方法也存在局限性，如需要从多个来源收集经验数据，需要耗费大量时间和经济资源；数据收集过程中可能出现不可抗力因素导致研究无法按计划进行；忽略社会群体的需求和意见；无法评估一些难以量化的影响等。

### （五）访谈法

在卫生技术的社会影响评估中，访谈法（interview method）也是一种常用的数据收集方法，即通过采访受访者，如医疗保健专业人员、专家或其他利益相关者，评估者可以获取与卫生技术相关的详细信息，包括个人经验、态度和看法等。访谈法的优点在于能够深入了解受访者的想法和行为，提供对于卫生技术社会影响的质性分析。此外，访谈法还可以针对受访者的特定经验和个人情况进行个性化的深度探讨，从而获取更加准确、详细的信息。然而，访谈法的主观性较高，可能受到受访者主观态度和记忆的限制。同时，访谈法需要大量的时间和资源实施，因此在实际评估中需要权衡其成本和效益。

# 第三节　主要社会影响维度的评估方法

## 一、伦 理 评 估

卫生技术评估的伦理评估通常分为两种形式。一种是由伦理委员会主持的伦理学审核，针对某一具体卫生技术的评估方案，讨论其伦理上的合理性；另一种是在进行卫生技术评估时，由多学科专家组将伦理调查纳入评估框架中。尽管将伦理纳入卫生技术评估的范畴已经达成了广泛共识，但目前仍然没有普遍接受的、结构化的分析手段来执行伦理评估。国际卫生技术评估机构网络已经确定了一些将伦理评估纳入卫生技术评估的方法，下文将简要介绍由 INAHTA 道德工作组确定、由 EUnetHTA 道德工作组补充，经 HTA 机构使用的各种方法。

### （一）决疑法

决疑法（casuistry）是通过参考之前已有的无争议解决方案的案例来解决新的具有伦理挑战的案例的方法。决疑法通常包括以下三个步骤。首先，将需要处理的案例根据主题进行归类，例如医学适应证、患者喜好、生命质量、背景特征等。案件的描述采用标准化的描述方式。其次，根据案件和伦理规范归纳出本案件挑战了哪些伦理准则。如果对这些准则的具体含义有争议，则搜索目前已有案例对准则进行解释。最后，将待解决案例与之前处理过的归类主题一致的案例进行比较分析，进而得出解决方案。

该法需要对过去的案例进行总结和分类，形成具有典型性、代表性并涵盖多种不同的卫生技术的案例库。除此之外，我们对案件进行判断时需要考虑过去的价值体系是否适应新时代，基于这样的考虑，评估结果可能会被颠覆。

### （二）一致性分析

一致性分析（coherence analysis）是指分析卫生技术评估的事实、规范等背后的逻辑或情感是否具有一致性。该法通过评估各相关方对于潜在伦理问题的看法和价值观，来判断卫生技术方案在不同层面的伦理逻辑是否具有一致性，进而评估其伦理可接受性。一致性分析可通过考察以下证据来判断伦理逻辑的一致性：一是与技术相关的社会规范框架，包括立法、实践规范和准则等；二是社会、患者和科研人员对技术影响的期望；三是社会发展的总体目标和要求，例如正义、自主、合理发展等相关概念；四是社会基本价值观和文化。

### （三）交互参与式卫生技术评估

交互参与式卫生技术评估（interactive participatory HTA approach）旨在通过真实的对话，让患者、专业人员和其他利益相关方在伦理问题上达成共识，从而将不同的观点整合到 HTA 中。交互参与式卫生技术评估先研究案例中可能存在的伦理争议、争议的理论来源以及涉及的利益相关方，再根据伦理冲突的严重性和可以利用的资源选择合适的交互评估方法，例如德尔菲法、民意调查、专家调研等方式。

该方法的优点是可以发现原本被忽视的重要意见和价值观，提高评估的全面性，同时可以发现不同的期望和价值观，提高卫生技术评估的有效性。然而，因为由果推因的方式是不可靠的，所以该方法得出的结果不能作为伦理事件的评判标准，讨论产生的结果仅可为评估过程提供证据，帮助确定相关问题和参数。此外，该方法需要讨论和协商，需要大量时间和资源，因此在时间和资源受限时，此法可能无法充分应用。

### （四）原则主义

原则主义（principlism）指的是通过判断卫生技术是否符合伦理学原则来评估技术的方法。它承认多个伦理原则且认为这些原则是同等重要的，这些原则共同构成了的分析框架。原则主义的主要优势在于提供了一个全面的、规范的框架来进行伦理分析，而不是像其他方法那样的只能提供解决问题的方法而无法进行结果判断。但它的主要问题在于没有任何一个原则可以被所有人认可。

由于这些原则是抽象的，在实践中必须根据问题存在的背景加以具体规定。在一个案件中，如果所有原则不能同时满足，那么涉及的原则必须相互平衡。一项原则只有在以下情况下才应被推翻：①有足够的理由或者更高的原则打破原有原则；②为侵权辩护的道德目标必须在现实情况下有实现的可能；③侵权必须是以牺牲另一项原则为代价实现一项原则的唯一途径；④侵权的形式必须与实现主要目标相称；⑤侵权的任何负面影响必须最小化；⑥对于案件涉及的所有利益相关方，裁决必须是公正的。

### （五）技术的社会塑造

技术的社会塑造（social shaping of technology）是一种研究技术和社会相互影响的方法论，该方法认为技术是社会过程的产物，不仅会对社会产生影响，也会被社会所塑造。因此，研究技术的社会塑造需要综合考虑技术、社会、文化、政治等多个方面的因素，以期发现技术与社会之间的相互作用关系，更好地了解技术与社会的关系。从伦理学的角度来看，该方法强调：①关注相关行为者的范围和价值观以及他们的参与条件；②考虑技术如何影响社会，以及技术如何得到社会的最佳管理；③进行评估必须考虑技术所处的社会环境。

## 二、合法性评估

卫生技术社会影响评估中的合法性评估主要指评估卫生技术的研发和应用是否符合国家和地方的法律法规，从而保障公众利益和健康安全。在大多数国家，合法性评估不被视作卫生技术评估的一部分，原因是合法性评估涉及的问题与伦理、社会、安全等方面相重叠。

但法律问题与其他领域存在本质区别，合法性评估的核心是要认识到构成特定问题的基本监管框架和法律来源。由卫生技术带来的法律问题大致可以分为五类，包括服务对象问题、患者基本权利问题、专利和许可证问题、价格和报销规定问题以及与地方、国家或国际卫生政策有关的问题。卫生技术的合法性评估主要依据相关法律法规展开，要求评估者了解不同国家和国际的法律、公约、法典、准则等及其法律渊源，往往需要法学背景的人员才能有效地完成。

# 三、公平性评估

## （一）公平性评估概念

卫生技术的公平性问题指的是由卫生技术导致的影响健康公平的现象。卫生技术的公平性主要体现在两方面，一方面是横向公平，即不同的人应享有相同的待遇；另一方面是纵向公平，即要求根据人的不同给予个性化的待遇。卫生技术影响健康公平的主要原因是卫生技术发展水平的不同以及卫生资源稀缺程度的不同。

尽管公平性问题与人们的生活息息相关，但目前仍然没有完整的体系将其正式纳入卫生技术评估。Drug Abacus 研究小组将药品的"稀有性"和"未满足的需求"作为药品定价的考虑要素。临床和经济评价研究所正计划允许专家通过"情境考虑"调整成本效益阈值来纳入与公平性和成本效益有关的问题，但目前还没有明确的规定。

## （二）公平性评估方法

卫生技术的公平性评价是指对卫生技术的分配和使用是否公平进行评估。鉴于公平性的目标，人们可以衡量总体成本和健康收益的预计分布在实现目标方面的表现，从而实现对公平性的评估。公平性评估方法主要有两种，一种是公平影响分析（equity impact analysis），另一种是公平权衡分析（equity trade-off analysis）。前者指的是使用与公平相关的因素量化成本和影响的分布，公平相关的因素包括社会经济地位、地点、种族、性别和疾病的严重程度等；后者指的是量化改善总体健康状况与其他公平目标之间的权衡。

公平影响分析在低收入和中等收入国家中通常通过拓展成本 - 效果分析法（extended cost-effectiveness analysis）进行，该方法可以分析货币支出带来的健康收益和财务风险保护（预防疾病导致的贫困）的分布情况。该方法主要基于微观模拟，结合实际数据和模型模拟的结果，通过模拟收入、健康状况等指标的变化，计算干预方案对不同人群的影响。公平影响分析所采用的另一主要框架是由约克大学开发的分配成本 - 效果分析（distributional cost-effectiveness analysis，DCEA），这种方法侧重于衡量健康影响的分配，重点是对不同亚组之间健康机会成本分布的影响进行分析。DCEA 首先对成本和效果数据进行分组，然后将这些数据与特定人群的收入水平进行比较，以确定卫生干预措施是否对不同收入群体的人们具有相同的效果。如果卫生干预措施在收入较低的人群中的效果更好，则可以认为该措施具有公平性，并且可能具有更大的社会收益。

公平权衡分析包括公平约束分析（equity-constraint analysis）和公平权重分析（equity-weighting analysis）两种主要的评估手段。公平约束分析用于估计为实现公平目标而牺牲的效率。在该方法中，公平被视为一种限制条件，需要将其与效率目标同时纳入考虑，通过估算在公平约束下实现最大化效率的程度，可以评估某种卫生技术对公平和效率的影响，并确定其对于公平目标的可接受程度。公平权重分析则通过将特定的公平权重分配给不同的人群，来评估卫生技术对不同人群的公平性影响。权重通常是通过参与者或决策者的偏好或价值观来确定的。通过使用不同的权重分配方案，公平权重分析可以帮助评估不同的公平性目标，并支持在效率和公平性之间进行权衡。

## 四、环境影响评估

对卫生技术的环境影响进行评估，要明确卫生技术什么时候可能产生环境影响以及对卫生技术的哪些环节进行评估的时候需要考虑环境影响。目前主要有两种评估卫生技术带来的环境影响的观点，一种观点认为需要扩大目前的评估框架，用已有的经济性评价方法去评价环境影响；另一种观点则认为需要开发全新的评价方法对环境影响进行评估，常用的环境影响评估方式更多是采用第一种。

英国、荷兰、加拿大以及瑞典的技术评估机构均要求采用成本-效用分析对卫生技术的环境影响进行评估。从理论上讲，环境影响可以通过两种方式纳入成本-效用分析框架。一种是将改善环境带来的健康收益纳入评估框架中，这涉及将卫生技术的环境影响转化为健康影响，再将健康影响转化为成本-效用分析中使用的效用测量单位进行评估。该技术仍然存在一定的局限性，即无法衡量减少环境影响带来的非健康收益，如减少的废物处理成本等。另一种是改变意愿支付阈值，即通过改变决策者为技术带来健康收益的支付金额，间接反映该技术带来的环境影响。通过加权支付意愿阈值来反映非健康价值的一个问题是，这些价值不一定与增量健康收益相关。例如，环境收益只有转化为健康收益才能被计算，但环境变化不一定直接影响人类健康，或者说对人类健康影响短时间内无法体现出来，所以这样的方法将不利于能获得同样健康收益但对环境影响较小的技术。

除成本-效用分析外，成本-效益分析也被研究者用来评估卫生技术带来的环境影响。成本-效益分析将环境影响转换为货币单位，从而直接比较卫生技术消耗的各种环境成本和获得的收益。目前，成本-效益分析已被一些国家接受并应用于环境政策决策，如瑞典，但仍有大多数国家不认可这种证据的有效性。

多准则决策分析也常用于环境评估。多准则决策分析是一种基于数学方法和决策理论的评估工具，可用于卫生技术的筛选、优先级排序和决策制定，有助于决策者在不同的决策场景中进行权衡和折中。对环境结果变化的影响进行建模并将这些影响纳入多准则决策分析，需要解决此类模型带来的技术问题，另外，如何标准化环境影响的货币价值也是一个重要的挑战。迄今为止，多准则决策分析在卫生技术评估中的应用有限，随着医疗技术的不断创新和新技术的出现，卫生技术环境影响评估将需要更加全面、系统地考虑影响因素，多准则决策分析方法将具有更加广泛的应用前景。

## 本章小结

卫生技术的社会影响评估是一个复杂的过程，本章从伦理、法律、经济、政治、文化等角度介绍了卫生技术可能产生的社会影响、卫生技术产生社会影响的作用过程和常用的评估手段，以及主要社会影响维度的评估方法。在评估卫生技术的社会影响时，需要考虑不同群体的需求、利益和权益，同时需要遵循科学、公正、透明和参与的原则，以确保评估结果的准确性和可信度。同时，评估结果需要及时反馈给政策制定者、决策者和实施者，以促进卫生技术的持续改进和优化。通过卫生技术的社会影响评估，可以更全面地了解卫生技术对社会的影响，为政府、医疗机构和公众提供科学依据，以便更好地制定政策、管理卫生技术的应用和推广，从而最大限度地发挥卫生技术的优势，同时降低其负面影响。

### 思考题

1. 人工智能（artificial intelligence）对医疗领域产生了诸多积极影响，例如 AI 在影像学领域可以辅助医生更快且精准地区分正常和异常图像、监测患者生命体征 AI 还可以指导患者用药剂量、预测疾病患病概率及治疗结果等。但 AI 技术的发展也带来了一系列新的伦理挑战。请查阅相关资料，谈一谈医疗人工智能的使用过程可能产生哪些社会影响。

2. 医学生的学习往往离不开临床实践操作，但医学生操作有一定可能影响患者的治疗效果，从而导致患者利益受损或者给患者带来伤害，即医学生的受教育权与患者接受诊疗时的"最佳利益"之间的矛盾始终存在。请以"患者拒绝医学生进行静脉穿刺操作"为例，基于相关伦理学理论，剖析其中可能存在的伦理问题。

3. 随着 5G 时代的到来，远程查房、远程检查和操作等都将成为现实可行的互联网医学活动，目前我们所熟知的互联网医疗包括医疗机构就诊预约平台服务、网络平台科普和健康教育、电子健康档案、互联网医院、远程会诊和诊断等。请分析互联网医疗的影响与利弊。

（唐文熙）

# 第十章 多维度证据的整合技术与方法

卫生技术评估维度包括有效性、安全性、经济性、公平性、社会适应性等方面，为了辅助决策，有必要对以上不同维度的证据进行整合，这就是多准则决策分析（multiple criteria decision analysis，MCDA）。

## 第一节 卫生技术的价值

卫生费用过快增长已经成为许多国家和地区共同面临的挑战。过高的卫生费用将在很大程度上增加国家、社会和个人的总体负担，给卫生筹资和医疗保障体系的可持续运行带来风险，对卫生服务提供体系提出更高的要求。一方面要保证医疗服务全民覆盖公平可及，另一方面需要追求单位成本健康产出最大化，即"价值医疗"。合理选择真正带来患者临床结局改善的、有"价值"的卫生技术越来越重要。传统的经济学评价已经难以完整评估卫生技术的价值，新的价值框架得以发展，相应的评估方法也被开发和应用。

### 一、常见概念及定义

如第一章所述，卫生技术评估（health technology assessment，HTA）是应用多学科方法判断卫生技术不同生命周期点的价值，目的是影响决策以改进医疗卫生体系的公平、效率并提升医疗服务质量。价值（value），广义上是能够公正且适当反映商品、服务或金钱等值的总额。在经济学中，价值代表商品在交换中能够交换得到其他商品的多少，价值通过货币来衡量则称为价格。在医疗卫生领域，价值可以简单地定义为每单位成本的健康产出。可以用以下函数表示：

$$Value=f(a_{ij}, b_{ij}, c_{ij}, d_{ij}, \cdots, n_{ij})$$

其中，$a, b, \cdots, n$ 代表不同价值维度，$i$ 代表某卫生技术在该维度的价值，$j$ 代表不同价值维度的权重。

健康产出的价值测量指标包括功效/效果、效用和效益三类：①功效和效果指标通常通过临床试验研究或真实世界研究获得。②效用则主要以质量调整生命年（quality-adjusted life years，QALYs）作为指标，可以通过直接测量法（标准博弈法、时间权衡法和离散选择实验法等）与间接测量法［五维健康量表（EQ-5D）和六维健康调查简表（SF-6D）等］进行测量。以上方法中，优先推荐使用间接测量法。③效益是指用货币单位来量化健康产出，是医疗卫生领域最常见的价值测量方法。效益包括直接效益（因实施干预措施而发生实际货币交换的收益）、间接效益和无形效益（没有直接发生实际货币交换的收益）三个部分，后两者通常需要采用人力资本法或意愿支付法等方法进行测算。

健康产出价值的评价包括成本-效用分析（cost-utility analysis，CUA）、成本-效果分析（cost-effectiveness analysis，CEA）、最小成本分析（cost minimization analysis，CMA）、成本-效益分析（cost-benefit analysis，CBA）等。目前的 HTA 存在一定缺陷，传统的基于 CEA 或 CUA 的决策分析有待改进，因为其未能充分抓住价值的各个维度（如创新性、未满足的医疗需求、社会经济影响等），同时在作出价值判断方面缺乏透明度。结果导致进行决策的证据不充分不实用，影响决策结果的有效性和合理性。

一个合理的决策过程应该既要考虑不同利益集团的多维度价值准则，又要整合不同备选方案在不同维度的绩效进行优先排序，同时系统考虑决策者的偏好并以简练和透明的方式呈现出来，即开展基于价值的评估（value-based assessment，VBA）。

## 二、卫生技术价值评估框架

为了准确理解和客观比较，近年来，不同国家和地区、国际组织开发了多个价值评估框架用于不同医疗背景下的决策分析，各有千秋，涉及医保覆盖范围、可及性、定价、确定适当的临床路径以及支持临床医生与患者的共同决策。这些价值框架在定义和衡量价值方面是多种多样的，每一个都必须在特定的决策环境中对价值进行评估。

### （一）ISPOR 价值框架

国际药物经济学和结果研究学会（ISPOR）在 2016 年成立特别工作组，通过摘要征集、专家访谈以及学术会议，发表了一系列文章以描述价值的概念基础及其在决策制定中的作用，总结现存价值框架以及推荐未来研究领域中的优良做法。ISPOR 对美国五个组织较有影响力的价值框架进行了总结，包括临床与经济审评研究所（ICER）、纪念斯隆凯特琳癌症中心（MSKCC）、美国心脏病学会 / 美国心脏协会（ACC/AHC）、美国临床肿瘤学协会（ASCO）以及美国国立综合癌症网络框架（NCCN），提出了一套包含 QALYs、净成本、生产力、依从性、不确定因素、公平性、科学溢出效应等 12 个维度的价值花框架（图 10-1）。

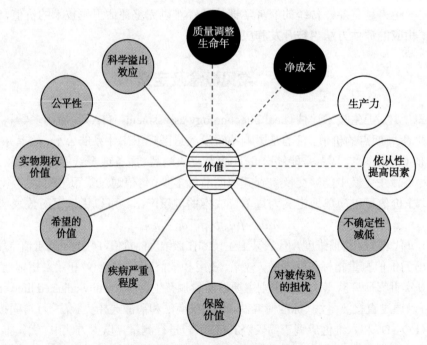

**图 10-1 ISPOR 价值花框架**

注：黑色圆圈：核心价值元素；白色圆圈：常见但使用不一致的价值元素；灰色圆圈：潜在的创新价值元素；虚线：传统支付者或健康计划角度包含的价值元素；实线：社会角度中包含的其他价值元素。

### （二）高级价值树框架

Angelis A 和 Kanavos P 在 2017 年开发并提出了一种以价值树的形式评估 HTA 背景下新药价值的通用模型，即高级价值树（advance value tree，AVT）框架，这是一种脱离传统经济学评价，使用基于多属性价值理论（multi attribute value theory，MAVT）的多准则决策分析（mltiple criteria decision analysis，MCDA）方法构建的评价模型。但目前尚未被各国用于医保准入，在各国的实际运用也有待深入研究。

　　通常有三种方法构建价值树：一种是自上而下法（top-down approach），是基于价值的思考；另一种是自下而上法（bottom-up approach），是基于替代方案的思考；第三种方法是二者的结合。Angelis A 和 Kanavos P 采取了第一种方法，以实现在不同决策环境中计算总体价值。基于对法国、德国、瑞典、英国、意大利、荷兰、波兰、西班牙这八个国家文献的系统回顾，再结合专家咨询，最终构建如图 10-2 所示的高级价值树框架，包括五个方面。①疾病负担：包含未满足的需求和疾病的严重程度；②治疗影响：包括生存状况、功能状态、恢复的可持续性以及包括并发症在内的其他获益；③安全概况：通过安全性和耐受性来衡量，同时也可通过禁忌证和对特定亚人群的特殊警戒来反映；④创新水平：包括溢出效应、药物的作用机制以及患者的便利性三方面；⑤社会经济影响：涉及对公共卫生和经济的影响等。

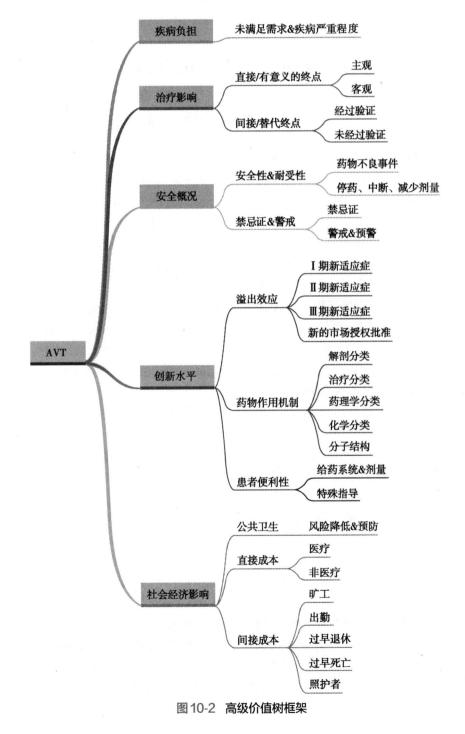

图 10-2　高级价值树框架

与 ISPOR 模型基于发达国家的经验和研究框架、把价值划分为 12 个维度的框架方式不同，高级价值树框架是在文献回顾的基础上，发达国家、中低收入国家专家进行多轮小组讨论后搭建的，在确定价值维度后，又对不同维度的价值进一步进行聚类或拆分。AVT 从总体价值出发，可以适应不同决策环境、问题、适应证、治疗等方面，自上而下地对价值进行捕获，每个维度的指标都更加清晰、客观、可衡量。

### （三）其他价值评估框架

部分现有价值框架仅考虑了临床效益（包括有效性与安全性）、成本等维度，部分框架则在此基础上增加了卫生体系、创新性等维度。Angelis A 和 Kanavos P 对几个欧美现有价值框架进行了对比，总结了各个价值框架的决策环境、主要的利益相关者、关键价值维度、相应的理论基础以及优势。

## 第二节　多维度证据与证据质量评价

### 一、有效性/安全性证据与质量评价

卫生技术评估的有效性和安全性都可采用健康结局指标来表示，通过临床指标、量表和健康偏好进行测量。有效性和安全性评价的证据可以来自原始研究，既包括观察性研究，如描述性研究、病例对照研究、队列研究，也包括实验性研究，如随机对照试验（randomized controlled trial，RCT）等，还可以来自二手数据的获取，如定量系统评价（meta 分析）和定性系统评价。除传统临床试验以外，来自现实临床医疗环境，反映实际诊疗中患者健康状况和医疗服务过程的数据，我们又称为真实世界数据（real world data，RWD），包括常规收集的健康医疗数据（如医院电子病历数据、医保报销和区域健康医疗数据）和基于研究目的主动收集的健康医疗数据（如登记研究数据和调查数据）。

不同的研究设计所采用的证据质量评价方法和标准是不同的，如 RCT 可采用 Cochrane 偏倚风险评估工具、Jadad 量表；系统评价（systematic review，SR）和 meta 分析通常采用 AMSTAR 评估偏倚风险。在进行卫生技术评估的安全性与有效性证据质量等级的评价时，通常可以采用证据推荐分级的评估、制订与评价（grading of recommendations assessment，development and evaluation，GRADE）系统进行综合的质量评级。

临床研究中的系统误差（systematic error）即偏倚（bias），是影响证据真实性和强度的重要因素，偏倚可以发生在临床研究中的研究设计、资料收集、统计分析等各个环节。混杂（confounding）是与研究因素和研究疾病均有关的因素，可以用临床和流行病学专业知识进行识别，但无法完全避免和控制。只有通过科学严谨的设计、统一规范的数据收集、科学可靠的统计分析，尽可能控制偏倚、识别混杂因素，从而提高证据的强度和可靠性。

研究设计阶段常见选择偏倚（selection bias），通常可以通过严格控制纳排标准、减少失访、设置对照或者随机化的方法进行控制。资料收集阶段常见的偏倚是信息偏倚（information bias），可以通过量化和明确衡量指标、科学规范收集信息等方式进行控制。此外，在以上各阶段还可以通过限制纳排标准、对混杂进行匹配、对不同因素进行分层分析、多因素分析、倾向性评分匹配等方式，对混杂因素进行识别和控制。

为保证药物临床试验过程规范，数据和结果科学、真实、可靠，保护受试者的权益和安全，国家药品监督管理局同国家卫生健康委员会组织修订了《药物临床试验质量管理规范》（*Good Clinical Practice*，GCP），并于 2020 年 7 月 1 日起施行。GCP 是药物临床试验全过程的质量标准，规范为方案设计、组织实施、监查、稽查、记录、分析、总结和报告各个环节提出了质量管理的要求和参考依据。

## 二、经济性证据与质量评价

关于卫生经济学评价方法的指南研究，始于 20 世纪 70 年代，最经典的是 1987 年 Drummond 在《卫生保健项目的经济学评价方法》（*Methods for the Economic Evaluation of Health Care Programmes*）一书中提出了何为卫生经济学评价，以及卫生经济学评价的 10 条标准。采用经济学的方法，比较不同策略或措施的成本及其结果，从而选择最优策略或措施。如第一节所述，经济学评价常用的评价方法有 CUA、CEA、CBA、CMA 等。研究设计可以按照是否采用模型进行模拟分为基于模型的研究和基于个体水平数据的研究两大类，后者又可以分为前瞻性研究和回顾性研究。常见的证据来源包括来自临床试验的 RCT 结果及循证医学临床证据等级较高的 meta 分析，如果无法获得更新的临床功效数据或数据不适用时，可以采用观察性研究数据或进行专家意见咨询。

基于 Drummond 的 10 条评价标准，1992 年 Adams 等对 1966—1988 年出版的 5 万篇的 RCT 研究文献进行评价，发现只有 121 篇的 RCT 研究包括了经济学分析（仅占 0.2%）。随着经济学评价研究日益重视，卫生经济学评价实施和报告的规范性、制订评价指南的重要性日益凸显。其中，由美国医疗卫生成本效果研究专家组（panel on cost-effectiveness in health and medicine）历时两年半提出的卫生经济成本 - 效果分析研究和报告指南，是目前被引用最多的指南。一些期刊也推出了卫生经济学评价实施和报告指南。1996 年，《英国医学杂志》为了提升经济学文章质量，提高其方法学透明度，推出了一个包括研究设计、数据收集、结果分析和解释在内共计 35 条目的指南。进入 21 世纪后，关于卫生经济学评价报告指南 / 清单的研究，向两个不同的侧重点发展。一类是以卫生经济学评价报告标准共识（consolidated health economic evaluation reporting standards，CHEERS）为代表，只针对报告本身开展质量评价，旨在通过设立一套卫生经济学评价的报告标准，提高经济学评价报告的清晰度和透明度，使经济学评价报告的审稿人、编辑以及决策者可以更加明晰地读懂这些报告。另外一类以卫生经济研究质量评价（quality of health economic studies，QHES）为代表，旨在通过卫生经济评价报告，评估该项经济学研究的质量，为读者区分不同循证级别的证据提供参考依据。这两类清单虽然都围绕着卫生经济学评价报告展开，但达到的目的不同。下面主要详细介绍 CHEERS 和 QHES 工具。

### （一）卫生经济学评价报告标准共识（CHEERS）

ISPOR 于 2009 年开始，历时 4 年，经过系统评价和两轮德尔菲专家咨询后，最终确立了 CHEERS 清单，并在 2013 年发布，内容共包括 6 个部分，涵盖了标题和摘要、背景、方法、结果、讨论和其他，共计 24 项。历经九年，第 2 版在 2022 年正式发布，更新后的版本包含 28 项内容，新增的 4 项内容为：①卫生经济学分析计划，强调科研过程的透明化；②提出分布性成本效果（distributional cost-effectiveness）结果和健康公平性的新概念；③注重患者参与的研究方法（包括利益相关部门、患者、社会公众）；④关注患者参与的研究效果（表 10-1）。卫生经济评价研究都应按照清单进行报告，中国药物经济学评价指南（2020 版）推荐使用 CHEERS 清单对药物经济学研究的质量进行评价。

表 10-1　卫生经济学评价报告标准共识（CHEERS）清单（2022 版）

| 报告章节 / 主题 | 编号 | 报告撰写建议 |
| --- | --- | --- |
| **标题** | | |
| 标题 | 1 | 明确为经济学评价，并列出比较的干预措施 |

续表

| 报告章节/主题 | 编号 | 报告撰写建议 |
| --- | --- | --- |
| **摘要** | | |
| 摘要 | 2 | 提供结构化内容概要,包括背景、主要方法、研究结果和相关分析 |
| **背景** | | |
| 背景和目的 | 3 | 介绍研究背景、研究问题及与临床行为和政策制定决策的实际相关性 |
| **方法** | | |
| 卫生经济学分析方案 | 4 | 解释卫生经济学分析方案制订情况和获取途径(如有) |
| 研究人群 | 5 | 描述研究人群特征(如年龄范围、人口学特点、社会经济或临床特征) |
| 环境和地点 | 6 | 提供对结果有潜在影响的相关背景信息 |
| 比较对象 | 7 | 描述比较的干预或策略,陈述其选择理由 |
| 研究角度 | 8 | 陈述本研究所采用的角度及选择的原因 |
| 研究时限 | 9 | 解释研究时限及其适宜性 |
| 贴现率 | 10 | 报告贴现率和选择的原因 |
| 结果指标选择 | 11 | 描述健康获益和损害的测量指标 |
| 结果指标测量 | 12 | 描述测量获益和损害的结果指标的方法 |
| 结果估值 | 13 | 描述结果测量和评价的目标人群和方法 |
| 资源和成本的核算与评价 | 14 | 描述成本测算方法 |
| 币种、价格日期和兑换 | 15 | 报告估算的资源数量和单位成本的时间,附加币种和兑换年份 |
| 模型设计原理和基本要点 | 16 | 使用模型分析法时应详细描述模型设计和选择缘由,报告模型是否可公开获取并提供获取途径 |
| 分析和假设 | 17 | 报告所用的全部方法,包括数据分析或统计推断方法、外推方法及模型验证方法 |
| 描述异质性 | 18 | 描述测算亚群间研究结果差异的方法 |
| 描述分布性效应 | 19 | 报告个体间影响的分布性情况及为反映优先人群影响多作的调整 |
| 描述不确定性 | 20 | 报告分析潜在不确定性时所用的方法 |
| 邀请患者及其他受研究影响人群参与研究的做法 | 21 | 报告邀请患者或服务对象、普通公众、社区或相关利益者(如临床医生或支付方)参与研究设计的方法 |
| **结果** | | |
| 研究参数 | 22 | 报告分析所用的参数信息(参考值、范围、来源),包括不确定性分析参数或参数分布性的假设 |
| 主要结果总结 | 23 | 报告研究涉及的成本和结果项的平均值,选择适当的分析指标整合有关研究结果 |
| 不确定性影响分析 | 24 | 描述分析判断、参数或预测结果的不确定性对研究发现的影响,如适用,报告选用的贴现率和研究时限对结果的影响 |
| 患者和其他相关人群参与研究的影响 | 25 | 报告患者或服务对象、公众、社区或相关利益方的参与对研究方法或研究发现所造成的差异 |

续表

| 报告章节/主题 | 编号 | 报告撰写建议 |
|---|---|---|
| **讨论** | | |
| 研究发现、局限性、普遍性和现有知识 | 26 | 报告主要发现、局限性、研究未涉及的伦理或公平性分析，及对患者、决策或临床实践的影响 |
| **其他相关信息** | | |
| 资金来源 | 27 | 报告研究所获资助情况，并报告资助方参与研究主题确定、研究设计、实施和报告撰写等过程的情况 |
| 利益冲突 | 28 | 根据期刊或国际医学期刊编辑委员会的要求，报告作者的利益冲突 |

CHEERS 清单允许研究者自由选择经济学评价方法，对经济学评价执行的质量不加以评判，但强调在报告经济学评价结果时应遵从统一的报告标准，可以应用于药物、卫生干预措施、疫苗经济性评价等范畴。2015 年，Wang 等对 2006—2014 年发表的 25 篇关于糖尿病患者药师管理服务模式的经济学评价文献进行系统评价，对该模式的经济学影响进行评价。研究中应用 CHEERS 清单对 11 篇完整的经济评价报告（包括 6 篇成本 - 效益分析，4 篇成本 - 效果分析，1 篇成本 - 效用分析）进行质量评价，发现所有的研究报告都没有在摘要里明确研究的角度，10 项研究没有实施亚组分析，没有评估结果的异质性影响。

Arefian 等对 2009—2014 年发表的有关预防医源性感染干预措施的经济学评价文献进行综述，对文献提及的方法学和报告质量进行评价。结果显示，在 27 项研究中，只有 14 篇文献报告了 CHEERS 清单的 50% 条目，65.4% 的研究没有描述研究角度和与之相关的研究成本。42.3% 的报告没有进行贴现。同时，有学者也指出 CHEERS 清单对诸如公共卫生领域的卫生经济学评价，或者一些不太常见的卫生经济学评价方法，例如系统动态模型，其适用性有待研究。

### （二）卫生经济研究质量评价（QHES）

卫生决策者面临着提高卫生质量和优化服务价值的压力，为了识别具有最大价值的卫生技术和治疗方法，支付方、医疗机构、监管机构都开始使用卫生经济学分析。在这种背景下，QHES 于 2003 年发表在 *Journal of Managed Care Pharmacy* 杂志上，旨在快速、准确地评价一项卫生经济学研究的质量。该工具首先是由 8 名经验丰富的卫生经济学家，根据现有的 19 个成本效果评价指南 / 清单设计出 16 个评价条目，组成 QHES 工具的评价框架。随后邀请全球 120 名卫生经济学家对这 16 个评价条目的权重进行问卷调查，调查结果采用随机效应最小二乘回归进行联合分析，最终确定每一个条目的权重值（表 10-2）。应用 QHES 工具进行卫生经济学报告评价时，参照该工具的评分标准，对所有回答"是"的条目进行分数累加，最终获得该研究报告的总分。一项研究的最高分为 100 分，一般认为 >75 分研究质量较好。有研究表明，QHES 工具有较好的信度和一致性。与专家评判结果的"金标准"相比，QHES 工具有很好的聚合效度（Spearman 相关系数为 0.78）和区别效度。

**表 10-2 卫生经济研究质量评价工具**

| 序号 | 问题 | 分数 | 是 | 否 |
|---|---|---|---|---|
| 1 | 研究目标是否明确、具体和可测量？ | 7 | | |
| 2 | 研究分析的角度（社会、第三方支付者等）和角度选择的原因是否表述清楚？ | 4 | | |
| 3 | 分析变量的估计是否是现有条件下最佳的（比如随机对照试验——最好的，专家意见——最差）？ | 8 | | |
| 4 | 如果估计来自亚组分析，研究初始分组是否是预先设定的？ | 1 | | |

续表

| 序号 | 问题 | 分数 | 是 | 否 |
|---|---|---|---|---|
| 5 | 不确定性分析是否通过统计分析来处理随机事件,是否通过灵敏度分析处理一系列假设? | 9 | | |
| 6 | 权衡资源和成本的时候,是否进行了增量分析? | 6 | | |
| 7 | 是否详述了获取数据(包括健康状况和其他效益指标)的方法? | 5 | | |
| 8 | 所有相关和重要结局的时间是否都有分析时限?超过一年的效益和成本指标是否按照贴现率(3%~5%)进行了贴现? | 7 | | |
| 9 | 成本的测量是否恰当?单位成本以及成本数量的估算方法能否描述清楚? | 8 | | |
| 10 | 是否清晰描述了经济学评价主要产出指标的测量方法?是否包含了主要的短期指标(按照应用的测量方法判定为合理)? | 6 | | |
| 11 | 健康产出的测量方法是有效和可靠的吗?如未采用已被证实为有效和可靠的测量方法,是否给出了理由? | 7 | | |
| 12 | 经济模型(包括结构)、研究方法和分析方法,以及分子分母组成的表述是否清晰、易懂? | 8 | | |
| 13 | 是否对经济模型的选择、主要研究假设以及研究的局限性进行了描述?是否合理? | 7 | | |
| 14 | 作者是否明确讨论了潜在偏倚的方向和大小? | 6 | | |
| 15 | 研究的结论/建议是基于研究结果吗?是否合理? | 8 | | |
| 16 | 是否有披露研究资金来源的声明? | 3 | | |

Ofman 等应用 QHES 工具评价了 30 项关于胃食管反流病成本效果研究的质量,发现这些研究的 QHES 得分范围为 43~91 分,平均为 63.6 分,27% 的研究得分不足 50 分,27% 的研究得分 ≥75 分。QHES 工具方便研究者判断和挑选高质量的卫生经济学研究文献。2014 年,Freijer 等开展了一项有关营养不良疾病管理中肠内营养医学经济学研究的系统评价,在 481 项研究中挑选了 QHES 得分>75 分的 8 篇高质量研究进行系统评价,结果表明,在相关营养不良疾病管理中,肠内营养医学干预成本效果较好。但 QHES 工具也有局限性:首先,QHES 工具的应用是基于每个条目中是/否的判断,缺失具有连续尺度的中间度量值,这会导致在实际应用中损失一些重要的信息。其次,通过 QHES 工具评价,最后仅能获得一个分数,缺乏改进卫生经济研究质量的具体建议。

# 第三节 多维度证据整合技术方法

多准则决策分析(MCDA)是由 Keeney 和 Raiffa 于 1976 年首次提出,是一种适用于多重目标的决策理论的拓展应用,是综合运用多个通常情况下相互冲突的评价准则进行总体评价的一种方法。它源于运筹学,广泛运用于交通、移民、教育、投资、环境、能源、国防等领域,在卫生保健领域也并非新生事物,主要用于获益风险分析、资源分配、组合决策分析、医患共同决策和患者卫生服务可及性优化等方面。因此将其用于 HTA 领域属于"老方法解决新问题"。

## 一、多维度证据整合技术方法分类

目前 MCDA 方法主要有三种类型。
(1)价值测量法(value measurement methods):包括多属性价值理论(MAVT)方法和多

属性效用理论（MAUT）方法；最常使用加法模型，用每一准则的得分乘以权重，再将所有准则的得分相加得到总分。该方法使用最多，本节第二部分以价值测量法详细介绍技术步骤和运用。

（2）优先级别排序法（outranking method，OM）：基于每一个评价准则的成对比较，最后得到排在第一的方案。该法在 20 世纪 60 年代末由法国率先提出，其目的是弥补价值函数方法处理实际问题的不足。在大多数 OM 中，通过一系列备选方案间的两两比较建立起优先关系，原理是声明一个备选 x 至少与备选 y 一样好，前提是：①大多数属性支持该判定；②其他反对属性"不强"。OM 法的原则与价值函数法的基本原则不同，它依赖于"投票"，可以不对各属性进行细致的权衡和分析，因此该方法也因为缺乏公理基础而遭受批判。OM 法自提出以来就被应用于各个领域（环境、金融、卫生、交通等）的真实世界研究中，在卫生领域的运用包括：计算机辅助诊断（法国）、流行病学（法国）、细菌鉴别（比利时）、医院管理（加拿大）。

（3）参考水平模型（reference-level models）或满意度和期望水平法（satisficing and aspiration level methods）：寻找在每个准则上达到预定义的最低表现水平的替代方案，这些方法广泛地基于线性规划技术，包括目标或期望方法。

## 二、多维度证据整合技术步骤

以价值测量法为例，Angelis A 和 Kanavos P 等将 MCDA 实施分为五个阶段（图 10-3），包括①问题构建；②模型建立；③模型评估；④模型评价；⑤行动计划。这五个阶段并非完全线性，也是一个迭代的过程。价值判断标准选择时需要满足：①是基本且重要的，应考虑决策问题的所有必要目标，包含所有关键价值；②可理解性；③可操作性，即是可以测量的；④不重复性；⑤简洁性；⑥反映偏好且相互独立。确定每一标准不同属性时需要满足：清晰、全面、直接、可操作、可理解和偏好独立 6 个条件。

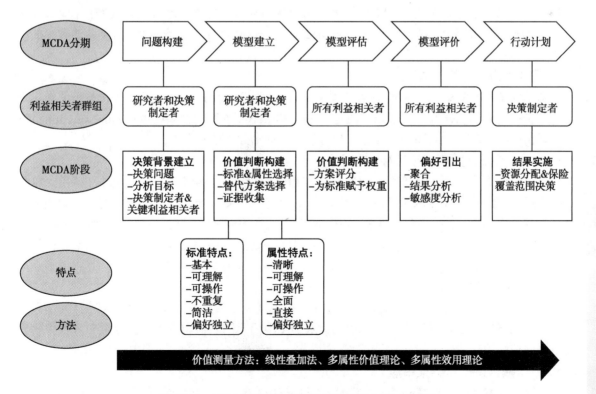

图 10-3 HTA 背景下多准则决策分析（MCDA）框架

ISPOR 为了指导怎样在 HTA 及卫生决策中应用 MCDA，制定了 MCDA 的具体可参考操作步骤：①定义决策问题；②选择和构建 MCDA 准则；③收集评价准则的性能数据；④根据各利益相关方的价值取向对备选方案评分；⑤根据各利益相关方的价值取向对评价准则赋予权重；⑥计算总分数；⑦敏感性分析；⑧解读评价结果和撰写评价报告。

### （一）定义决策问题

确定目标、决策类型、可选方案、利益相关者、需要的产出。可以是对两个评价对象（如待评价药品和安慰剂）进行二选一，也可以是对多个评价对象进行评分、分类、排序。

### （二）选择和构建 MCDA 准则

确定与被评估方案相关的评价准则，应当坚持完整性、非冗余性、不重复和各准则之间最好相互独立。纳入模型的准则可能存在隶属和层级关系，运用"价值树"等工具可帮助建立和优化评价准则；现有相关研究的纳入准则数最少为 3 项，最多为 19 项，平均为 8 项左右。

### （三）收集评价准则的性能数据

收集关于评价准则上的备选方案表现的数据，并将其汇总到绩效矩阵中。来自干预性或观察性研究，也可以来自被动或主动监测；当缺乏"可靠数据"（hard data）时，也可以采用专家评分；当同一准则对应多项试验数据时，可将所有原始试验数据平行纳入分析模型，也有研究者采取首先对原始试验进行 meta 分析，再将 meta 分析结果纳入模型的方法。

### （四）对备选方案评分

对评价准则赋分，反映利益相关者对于评价准则变化的偏好。具体某项评价准则的实测值可以是唯一的，但根据同一实测值、不同利益相关者对该项评价准则的赋分情况通常有所不同。赋分是针对一项准则而言，即综合各利益相关者对该项准则实测值的赋分情况，产生该项准则的最终赋分值。这个过程也是去量纲化的过程，即通过赋值消除了各个实测值的原始单位（kg、mmHg、% 等）。包括组合法和分解法两类方法。

**1. 组合法**　二分法、差异法、直接评级［视觉模拟评分法（VAS）、分数分配］、简单多属性评级技术、成对比较［层次分析法（AHP）和基于分类衡量属性的评价技术（MACBETH）］。

**2. 分解法**　离散选择试验（discrete choice experiment，DCE）、组合分析、所有备选方案的潜在成对排序（PAPRIKA）。

### （五）为准则赋予权重

与第四步（对备选方案评分）针对一项准则进行评分不同，该步骤可以反映利益相关者对于不同评价准则之间的偏好。运用较多的是 Keeny 和 Raiffa 推荐的摆幅权重（swing weighting）法（考虑所有替代方案的表现范围），此外，也可以用上面的组合法和分解法。

### （六）计算总分（多元线性模型整合）

通过备选方案在每一评价准则上的得分和相应的权重来获得对备选方案进行排序的"总价值"。对于组合法和 PAPRIKA，简单加权平均，使用备选方案在每一评价准则上的得分和相应的权重相乘再求和；对于组合分析或者 DCE，将替代方案的表现数据代入回归分析得出的评价函数中，以估计每个替代方案的价值（或效用）或成为首选替代方案的可能性，可以采用随机效果 logit 模型、随机效果 probit 模型或条件 logit 模型。此外，还有乘法模型。

### （七）不确定性分析

进行不确定性分析，以理解结果的稳健性。采用概率敏感性分析解决参数不确定性；情景分析解决结构不确定性（如评价准则的选择）；MCDA 中的不同利益相关者组的权重和分数来研究亚组之间偏好的异质性。

### （八）报告撰写和结果审查

解释 MCDA 的结果，包括不确定性分析，以支持决策。可以呈现重要性排序或者是总分，或者将总分结合成本数据以确定是否物有所值，即计算增量成本价值比（ICVR）、效率前沿（EF）、净效益曲线（NMB）和价格可接受曲线（PAC）。

## 三、MCDA 的应用

在 HTA 和 VBA 的背景下应用 MCDA 有三个非常明显的优点：第一，MCDA 以一种明确的方式列出一个全面的价值清单，是一个更完整的价值评估，在原则上解决了目前经济学评估的关键限制；第二，在不同评价准则之间分配权重，明确地纳入了各种价值维度的相对重要性，提高了偏好获取过程的透明性；第三，偏好引出的整个过程可以通过利益相关者的直接参与来获知，使所有利益相关者纳入价值评估过程成为可能。尽管如此，在医疗决策的背景下实施 MCDA 的方法学细节还没有得到充分的讨论，在 HTA 中如何实施 MCDA 也没有足够的指导。同时，对于参与 MCDA 试验的利益相关者的类型和数量所选择的方法也缺乏一致性，需要进一步制定关于每个利益相关者投入的最低要求的 MCDA 准则，以确保 MCDA 结果的可信度和代表性。另外还存在的挑战有：如何调整来自其他决策环境的意见、对技术能力的投资，如何确保 MCDA 反映当地的文化和社会因素。

### （一）在医疗保险报销决策中的应用

Wahlster P 等检索了 1990 年至 2014 年的相关文献，共纳入 22 项研究，其中，15 项研究（68%）使用直接 MCDA 方法，7 项研究（32%）使用偏好诱导方法。81% 的研究都与报销决策相关，最常用的准则是健康结果、疾病影响和干预措施的实施；经济准则包括成本效果标准（64%）和干预的总成本 / 预算影响（36%）。在目前的实践中，MCDA 更多被应用于药品领域，陈晓炜等通过系统评价探讨 MCDA 在医保报销中的应用，检索文献并分析，最终纳入 22 项相关研究，其中的 15 项均与药物目录或报销决策的制定相关，其中又以抗肿瘤药和孤儿药居多。同时该研究发现文献中提及最多的三个决策维度是技术的比较结果、技术的经济性和技术的需要，MCDA 综合了证据和价值观，为医保报销决策提供了结构化和透明的操作过程。

美国医疗保险和医疗救助服务中心（Centers for Medicare & Medicaid Services，CMS）2017 年针对 7 大类 [责任制医疗、捆绑支付、重点关注老人医疗保险（medicare）和贫困医疗救助（medicaid）人群、重点关注儿童健康保险计划（CHIP）人群、地区性支付模式开发和服务提供、促进最佳医疗实践推广、初级保健] 84 种创新的医疗服务实施按价值支付。英国国家卫生与临床优化研究所（National Institute for Health and Care Excellence，NICE）自 2014 年起开始执行基于药品价值评价的新定价机制，在新的 VBP 方案下，成本和 QALYs（通过加权）考虑疾病负担、更广泛的社会效益以及治疗创新和改进，以反映使用相同方法加权的备选方案的机会成本。

从 2017 年开始，我国医保创新药谈判准入测算从有效性、安全性、经济性、创新性和公平性等方面来对创新药价值进行评估（详见第二十一章卫生技术评估与支付准入）。

### （二）在药物临床综合评价中的应用

MCDA 在孤儿药评价中较为常见，Baran-Kooiker A 等人通过文献回顾概述了孤儿药 HTA 中 MCDA 的应用现状和最新发展。在过去的 10 年中，一系列针对 HTA 的 MCDA 模型已经建立，包括几个专门针对罕见病和孤儿药的模型。孤儿药中最常用的评价准则是比较有效性、干预的必要性和疾病的严重程度。同时，综述也指出在模型结构、标准选择和权重方面仍缺乏充分的共识，对 MCDA 模型方法的简化可能会增加其可接受性。鉴于各国医疗和报销制度的差异，以及当地经济和罕见病政策的差异，将需要具有灵活性和适应性的 HTA 模型。Friedmann C 等人进行了类似的分析，纳入 13 项研究，发现目前的应用多为试点以及验证各项倡议和框架。

此外，该方法也被用于评价肿瘤，胡善联总结了加拿大、美国和德国的抗肿瘤药价值评价的差异。加拿大对抗肿瘤药物的审查需经过四个审议框架，分别为临床获益、经济评价、使用可行性以及以患者为基础的价值。美国则是基于前述的五个价值框架。而在德国，药品价格取决于它的价值，以价值为基础的定价需要获得相应的增量成本效果比值。

### （三）争议和发展趋势

在我国，MCDA 的理论与方法学已被高校和科研机构应用于药品招标采购、基本药物目录、医疗保险药品报销目录的药品遴选，以及临床治疗方法的评价和医疗保险方案的选择。但总的来说，MCDA 在国内卫生和健康领域中的应用还没有普及，且缺乏相应的指导性参考材料或指南。MCDA 方法的使用增强了以循证为基础的卫生决策的透明度和科学性，也有利于促进卫生决策在利益相关者中的可信度。MCDA 可以帮助决策者在复杂的价值组合中作出取舍、从各种备选决策方案中作出选择。然而，要在卫生和健康领域得到更广泛的应用，MCDA 还需要根据卫生改革的目的以及健康领域的特殊性和不确定性进行一些调整。

## 本章小结

卫生技术评估的维度包括有效性、安全性、经济性、公平性、社会适应性等方面，各个国家和地区在特定的决策环境中基于不同的价值框架对卫生技术的各维度进行多准则决策分析。本章主要介绍了卫生技术价值的定义及国际上主要的价值评估框架：ISPOR 价值花框架和高级价值树框架；接着介绍了多维度证据如有效性、安全性和经济性的证据来源和证据质量评估工具；最后介绍了多维度证据整合技术方法分类、步骤及应用进展。

## 思考题

1. 卫生技术的价值定义是什么？国际上主要的价值评估框架有哪些？
2. 卫生技术评估证据的来源有哪些？研究中存在哪些偏倚及解决方法？经济学证据的质量评价工具有哪些？
3. 多维度决策分析的定义？多维度证据整合技术方法的分类及步骤？

（杨　莉）

# 第十一章　真实世界研究

近年来，随着医学科学的快速发展和信息技术在医疗卫生领域日益广泛的使用，在医疗实践中产生的真实世界数据已成为医疗卫生领域关注的焦点。基于真实世界数据，采用观察性或实验性研究设计开展真实世界研究，所获得的真实世界证据，已广泛应用于疾病管理、药械疗效评价、医疗产品上市后监管和医疗卫生决策等领域。本章将详细阐述真实世界研究相关概念、常见数据来源、常见研究设计，以及真实世界研究在卫生技术评估中的应用和真实世界研究面临的挑战。

## 第一节　真实世界研究的相关概念

### 一、真实世界数据的定义

美国食品药品监督管理局（FDA）在 2018 年发布的《FDA 真实世界证据方案框架》（*Framework for FDA's Real-World Evidence Program*）中将真实世界数据（real world data，RWD）定义为来源于日常收集的各种与患者健康状况、诊疗及保健有关的数据。真实世界数据的定义在不同国家的 HTA 机构、国际权威学术组织存在一些微小差异，如国际药物经济学与结果研究协会（ISPOR）在 2007 年发布的真实世界数据工作报告中将真实世界数据定义为传统临床试验以外的数据。

目前，广泛认可的真实世界数据定义是指来自现实医疗环境，反映实际诊疗中患者健康状况和医疗服务过程的数据。该定义的核心是区别于传统随机对照试验（randomized controlled trial，RCT）中研究对象高度选择、干预和对照严格控制、随访与实际存在差异等的研究环境，强调数据来源于实际临床医疗环境，数据的产生和收集过程与实际临床医疗实践保持较好一致。

### 二、真实世界数据的常见来源

真实世界数据的来源非常广泛，总体而言，可以分为两大类：常规收集的健康医疗数据（routinely collected health data，RCD）和基于研究目的主动收集的健康医疗数据（表 11-1）。RCD 是指基于某种日常管理需求而收集的健康医疗数据，这些数据的产生和收集无预先设定的研究目的，如医院电子病历数据（electronic medical record，EMR）、医保理赔数据和区域健康医疗数据等。主动收集的健康医疗数据是指基于预先设定的研究目的，在实际诊疗环境下，主动收集的健康医疗数据，如登记研究数据（registry study data）和调查数据等（表 11-1）。数据产生时是否有预先设定的研究目的是区分 RCD 和主动收集的健康医疗数据的关键，随着对常规收集数据的愈发重视，两者在数据来源、数据内容、收集流程和数据质量等方面可能会越来越相近。此外，RCD 在国内还有多种其他名称，如既有健康医疗数据（existing health and medical data）、既有数据库（existing database）和回顾性数据库（retrospective database）等，虽然其名称不同，但本质相似。

**表 11-1　常见的真实世界数据**

| 真实世界数据类型 | 数据来源 |
| --- | --- |
| 常规收集的健康医疗数据（RCD） | 医院电子病历数据 |
| | 居民电子健康档案 |
| | 区域健康医疗数据 |
| | 医保理赔数据 |
| | 健康/安全监测数据（如传染病监测数据、医院感染监测数据、药品不良反应自发报告数据等） |
| | 死亡登记数据 |
| | 患者报告结局数据 |
| | 穿戴设备产生的数据 |
| | 其他健康数据（如疫苗接种数据） |
| 基于研究目的主动收集的健康医疗数据 | 调查数据 |
| | 登记研究数据 |
| | 其他数据 |

在开展真实世界研究时，应基于研究目的评估已有数据的可及性和数据的质量。若已有数据能满足研究要求，则可以利用 RCD 开展研究；若已有数据无法满足研究需求，如重要研究变量缺失，则研究者需要主动收集数据。例如，研究者想了解晚期非小细胞肺癌靶向治疗的一线用药模式，通常 EMR 即可满足研究需求；若研究者想了解患者接受靶向治疗的间接成本，则需要设计调查问卷，主动收集相关数据。

## 三、真实世界研究和真实世界证据

在实际诊疗环境中，基于多种来源的真实世界数据，综合运用流行病学、生物统计学和经济学等多学科方法技术获得研究结果，回答相关科学问题的过程称为真实世界研究（real world study，RWS）。真实世界研究是实现真实世界数据向证据转化的过程，所产生的证据即为真实世界证据（real world evidence，RWE）。

真实世界研究的设计思路和实施过程，与传统临床研究总体上类似，均以研究问题为导向，包括提出研究问题，明确研究目标，制订研究方案，获取数据并构建研究型数据集，分析数据和研究结果报告等过程。虽然真实世界数据来源广泛，种类繁多，但真实世界研究总体而言可以归纳为两种模式：①基于具体的研究假设，采用 RCD 或主动收集的数据开展研究，从而验证研究假设；②不基于具体的研究假设，而基于总体的研究目标，通过 RCD 或主动收集数据构建研究型数据库，开展多项研究，回答多个具体的研究问题。例如研究者欲调查靶向药物治疗晚期非小细胞肺癌患者的 5 年生存率，可以采用第一种研究模式，结合 EMR 和电话随访，收集患者接受靶向治疗后的总生存时间，从而计算 5 年生存率。假如研究者欲全面评估孕妇孕期药品暴露的安全性，可采用第二种研究模式。基于某大型妇产科 EMR 或区域健康医疗数据，汇总整理相关数据，如孕妇的人口学特征、药品医嘱、孕期实验室检查结果、妊娠结局等相关信息，通过数据治理建立研究型数据库，进而开展多项研究，以回答孕早期服用抗生素、抗抑郁药、抗病毒药等是否增加子代出生缺陷风险等多个研究问题。

# 第二节　真实世界研究的设计和研究型数据库的构建

## 一、真实世界研究设计概述

按照流行病学研究设计类型分类，真实世界研究可以分为观察性研究和实验性研究

（表 11-2）。观察性研究指在无研究者施加干预措施的情况下，基于常规收集或主动收集的健康医疗数据，构建研究型数据库，开展数据分析。实验性研究，指在研究过程中存在研究者主动施加干预措施的临床研究。

观察性研究是真实世界研究中使用最广泛的研究设计，主要包括队列研究（包括前瞻性、回顾性和双向性队列研究）、病例 - 对照研究（包括其衍生类型：巢式病例 - 对照研究、病例 - 队列研究等）和描述性研究等。实效性临床试验（pragmatic clinical trial，PCT）是真实世界研究中的实验性研究设计，按照对照的选取和随机化分组的差异，又可分为实效性随机对照临床试验、实效性非随机临床试验和前后对照试验等。本章节将主要介绍研究型数据库构建和实验性研究设计中最常见的实效性随机对照临床试验相关内容。

表 11-2　真实世界研究的设计类型

| 研究设计 | 观察性研究设计 | 实验性研究设计 |
|---|---|---|
| 研究环境 | 实际诊疗环境下 | 实际或接近实际医疗环境下 |
| 研究设计 | （1）队列研究（包括前瞻性、回顾性与双向性队列研究）<br>（2）病例 - 对照研究（包括巢式病例 - 对照研究、病例 - 队列研究等衍生类型）<br>（3）描述性研究<br>（4）中断时间序列分析<br>（5）其他观察性研究设计 | （1）实效性随机对照临床试验<br>（2）实效性非随机对照临床试验<br>（3）其他实验性研究设计 |
| 数据来源 | （1）常规收集的健康医疗数据<br>（2）主动收集的健康医疗数据<br>（3）常规收集的健康医疗数据和主动收集的健康医疗数据 | （1）基于研究问题主动收集的健康医疗数据<br>（2）常规收集的健康医疗数据和主动收集的健康医疗数据 |

## 二、真实世界研究中研究型数据库的构建

真实世界研究的实施过程虽与传统临床研究总体上类似，但构建研究型数据库是真实世界研究中的重要环节，在完全或部分基于 RCD 的研究中显得尤为关键。因 RCD 基于管理需求而收集，常存在未链接、未标化、含有大量非结构化数据（如文本信息）等问题，并不能直接用于开展研究。如 EMR 中的初始数据（实验室检查和医嘱等多个维度的数据）未实现链接，人口社会学特征（如工作类型和教育程度）等变量未进行标化，以及病史和出院小结等变量中存在大量的文本信息。利用 RCD 开展研究，首先需要基于研究目的，通过数据提取、链接和数据治理，将其转化为可用于开展研究的数据库，这一过程即研究型数据库的构建。

在基于 RCD、主动收集数据，以及联合两种数据来源开展的研究中，研究型数据库的构建虽然存在部分差异，但整体是类似的，均需要有统一、标准化的数据收集和治理规则，主要包括数据收集前准备、数据收集、数据治理多个环节。

**1. 数据收集前准备**　针对主动收集数据，研究者需要根据研究目的，制作数据收集表（如病例报告表）和数据收集手册，明确需要收集的变量、变量定义、数据核查流程和数据收集频率等，并开展数据收集人员的相关培训和预试验。针对 RCD，研究者需要详细了解已有数据的基本情况和数据结构等，评估人群代表性、样本量、关键变量的准确性及完整性、覆盖时长等，根据研究目的，制订数据提取方案和数据提取变量集，明确数据提取方式、研究人群的识别编码或算法、需提取的变量名和时间跨度等。

**2. 数据收集**　针对主动收集数据,研究者需要基于数据收集表,前瞻性地收集数据,此过程往往需要医生和患者的参与,对临床资源的要求较高。数据收集后,需要采用双录入,以确保数据录入的准确性。近年来,大量研究开始使用电子数据采集(electronic data capture,EDC)系统进行数据管理,可以实现多端口(如网页、APP 和小程序)数据同时录入、数据核查和数据储存等环节,特别适用于多中心、多研究者参与的研究,有利于提高真实世界研究的数据质量。针对常规收集的健康医疗数据,数据收集主要是从已有数据资源(如 EMR、医保理赔数据)中提取数据,基于已制订的数据提取方案和数据提取变量集,研究者需要与医学信息工程师反复沟通和讨论,并在数据提取后,进行数据核查,以确保所提取数据的准确性和完整性。

**3. 数据治理**　在基于 RCD 开展的研究中,数据治理是构建研究型数据库的核心部分,主要包括数据链接和数据清洗。需要注意的是,在开展数据治理前,研究者需要建立数据清洗规则,如极端值、异常值、缺失值和矛盾数据的处理规则,以及文本信息结构化的规则等。在数据治理过程中,还需要采用国内外通用的标准对数据库中疾病诊断、药品名称等变量进行标准化,如使用 ICD 编码对疾病诊断进行标准化。此外数据治理结束后,需要构建变量字典,用以描述数据库中的变量名称、数据来源、变量类型、缺失比例、变量特征(如分类变量的各种分类和占比,或连续变量的均值、标准差)等。同时为了保证研究的可重复性和透明性,研究者应保存原始数据,并详细记录数据清洗过程和相关的代码。

# 三、实效性随机对照试验

实效性随机对照试验(pragmatic randomized controlled trial,pRCT)是指在实际或接近实际医疗环境下,采用随机、对照的方式,比较不同干预措施(如药物和医疗器械等治疗措施)治疗效果的研究,包括有效性、安全性和经济性等。传统随机对照临床试验,也称为解释性随机对照试验(exploratory randomized controlled trial,eRCT),通常是评价干预措施在理想环境下的疗效,即功效(efficacy),而 pRCT 是评价干预措施在实际临床实践中的疗效,即效果(effectiveness)。pRCT 融合了真实世界数据和随机化的优势,相对于观察性研究,能更好地控制混杂,减少偏倚,从而实现因果推断,研究结果可为干预措施的疗效评价提供最佳真实世界证据。

**1. 实效性随机对照试验的特点**

(1)设计类型:实效性随机对照试验根据施加干预的单位不同,可以分为以个体为随机分组和干预单元的个体实效性随机对照试验(individual pRCT),和以群组为随机分组和干预单元的群组实效性随机对照试验(cluster pRCT),其中群组可以是家庭、诊所、医院、学校或居民社区等。群组随机对照试验常用来评价某些只能施加于群体的干预措施的效果,如研究社区宣传栏的健康教育对居民戒烟、戒酒的效果,干预措施会影响整个社区的人群,此时只能以社区为单位进行随机分组。

(2)研究场所和环境:由于 pRCT 关注的是干预措施在实际医疗环境下的效果,在研究场所选择时,需选择与待评价干预措施日常应用环境相似的医疗机构,医院覆盖范围常较广,除了三甲医院外,通常还包括普通医疗机构和基层医院等。

(3)研究对象:pRCT 的研究对象,应尽可能选择与实际医疗环境中使用该干预措施的群体特征相近的人群,包括性别、年龄、疾病严重程度、合并疾病、合并用药等特征。与传统随机对照试验相比,pRCT 的纳入标准较宽泛、排除标准较少,允许研究对象间存在临床异质性。

(4)干预措施和对照的设定:相较于传统临床试验,pRCT 中干预措施的标准化程度更低,干预措施的执行通常更灵活,可变性更大,如根据试验组患者不同的病情严重程度,而使用不同药物剂量。考虑临床实践中几乎不使用安慰剂治疗患者,pRCT 一般不选择安慰剂对照,通常以常规治疗或标准治疗为对照,即常使用阳性对照。

**2. 实效性随机对照试验实施的特点**　实效性随机对照试验的实施,主要包括明确研究目的、确定干预措施和对照、选择研究场所和研究人群、样本量估计、知情同意、随机化分组、分配隐藏的实施、盲法的运用、结局指标的选择与测量、研究对象随访、资料收集和统计分析等步骤。以上实施步骤与传统随机对照试验具有较多的相似之处,此处不再赘述。本章节主要阐述 pRCT 实施的特点。

(1) 研究对象的招募和筛选:研究对象的招募场所,除了医疗水平较高的三甲医院外,还应根据干预措施的实际应用场景,考虑纳入普通医疗机构、基层医院和社区卫生服务中心等。虽然 pRCT 中研究对象的筛选条件一般较为宽泛,但并不是没有纳入、排除标准,研究者仍然需要提前制定纳入、排除标准进行研究对象的筛选,如具有药物禁忌证的研究对象、妊娠期女性和儿童等人群是否需要排除需要预先明确。

(2) 研究资料的收集:在试验开展过程中,除常规地编制病例报告表(case report form,CRF)主动收集数据外,也常利用 EMR、医保理赔数据和出生/死亡登记等 RCD 获取相关数据,从而减轻研究者(如临床医生)资料收集的负担,提高效率,降低研究成本。在研究设计阶段,应明确需要收集哪些数据,以及如何收集,哪些数据可从已有数据资源中获取,哪些数据需要主动收集。如在研究对象纳入阶段,可以基于 EMR 获取研究对象性别、年龄、既往史等基线信息。在随访过程中,可以通过医院、医保部门和民政部门获取研究对象疾病复发、再次入院和是否死亡等结局和医疗费用等信息。

**3. 实效性随机对照试验的结果分析策略**　临床试验的数据分析,通常有意向治疗分析(intention-to-treat analysis,ITT analysis)、符合方案集分析(per protocol set analysis,PPS analysis)和实际治疗分析(treatment received analysis)三种分析方案。意向治疗分析是指将参与随机分组的研究对象,无论其是否接受或完成了该组的治疗,最终都纳入所分配的组中进行统计分析。如图 11-1 所示,比较试验组和对照组之间的效果差异,即比较 A 组 +B 组与 C 组 +D 组之间的结局差异。符合方案集分析是指统计分析中仅纳入遵循试验方案且有主要结局信息的研究对象,即比较 A 组与 C 组之间的结局差异。实际治疗分析是指统计分析中纳入实际接受治疗的研究对象,即比较 A 组 +D 组中完成干预 1 的研究对象与 C 组 +B 组中完成干预 2 的研究对象之间的结局差异。

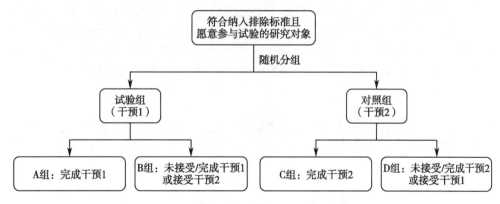

图 11-1　随机对照试验结果分析示意图

在评价干预措施效果时,pRCT 常优先采用意向治疗分析,评价干预措施在研究对象存在不依从或其他偏离干预方案的真实条件下的实际效果。在意向治疗分析基础上,研究者也常常同时进行符合方案集分析和实际治疗分析,获取更全面的评价信息,以便更为合理地解释研究结果。

**4. 实效性随机对照试验的常见效应指标**　不同临床试验根据研究目的的不同,选用的结局指标也不尽相同,但常用有效率、治愈率、生存率、病死率、不良事件发生率等作为结局指标。根据试验组和对照组之间结局指标的差异,常计算相对危险度、归因危险度、风险比、需要治疗人数等指标来评价干预措施的效果。

（1）相对危险度（relative risk，RR）：指试验组结局事件发生率（$P_1$）与对照组结局事件发生率（$P_0$）的比值，用于说明干预措施与结局事件的关联强度，计算公式如下：

$$RR = P_1/P_0$$

当进一步考虑研究对象的生存时间时，常通过 Cox 比例风险模型计算风险比（hazard ratio，HR），其解释与 RR 值相近，也是用于说明干预措施与结局事件的关联强度。

（2）归因危险度（attributable risk，AR）：是指试验组结局事件发生率（$P_1$）与对照组结局事件发生率（$P_0$）的差值，用于说明试验组中完全由干预措施所致的结局事件发生率，若去除该干预措施，可减少相应的结局事件发生率。

$$AR = P_1 - P_0 = P_0(RR-1)$$

（3）需要治疗人数（number needed to treat，NTT）：是指需要治疗多少例患者才能获得 1 例最佳结果，计算公式如下：

$$NNT = 1/(P_0 - P_1)$$

需要治疗人数值越小，干预措施的临床价值越高，实际意义越大，即在现实场景中，不是所有干预措施都能让所治疗的患者达到最佳或治愈效果，在越少的治疗患者中出现 1 例治愈患者，该干预措施临床效果就越好。

**5. 实效性随机对照试验与传统随机对照试验的区别**　pRCT 可用于评价干预措施在实际医疗环境下的效果，是评价上市后药品或医疗器械实际效果的优选研究设计。传统随机对照试验是评价干预措施在理想条件下是否真正有效，是药物或医疗器械上市前（如Ⅲ期临床试验）或上市后（如Ⅳ期临床试验）评价疗效的最佳设计。由于两种试验设计在研究目的上存在差异，两者在具体设定上存在一些重要的区别，详见表 11-3。

表 11-3　实效性随机对照试验和传统随机对照试验主要区别

| 项目 | 传统随机对照试验（eRCT） | 实效性随机对照试验（pRCT） |
| --- | --- | --- |
| 研究目的 | 干预措施在理想环境下是否有效（功效，efficacy） | 干预措施在实际医疗环境下是否有效（效果，effectiveness） |
| 主要用途 | 常用于药械上市前功效的评价，为上市前监管决策提供依据 | 常用于上市后药械的实际效果和安全性评价，以及卫生政策等非药械干预的效果评价，为医疗卫生决策提供依据 |
| 研究环境 | 一般在高等级（如三甲医院）或专科医疗机构开展 | 一般在干预措施所适用的医疗场所开展，包括高等级医疗机构（如三甲医院）、专科医疗机构、普通医疗机构和基层医院等 |
| 研究对象 | 经过严格筛选的患者（纳入、排除标准等限制相对较多），人群异质性小 | 实际临床实践中的患者（纳入、排除标准等限制相对较少），人群异质性相对较大 |
| 样本量 | 相对较小 | 通常较大 |
| 干预措施 | 试验过程中干预方案固定 | 试验过程中干预方案可调整，相对灵活，更符合实际临床实践 |
| 对照 | 常采用安慰剂对照 | 常采用阳性对照，如标准治疗、公认有效的治疗或常规治疗 |
| 结局变量 | 常使用中间指标和替代指标，如血压值、血生化值 | 常选用具有重要临床意义的远期结局，如病死率、心血管事件和再次入院等 |
| 试验周期 | 常具有较短的随访时间，试验周期较短 | 常具有较长的随访时间，试验周期较长 |
| 研究结果真实性 | 内部真实性较好 | 外部真实性相对较好 |

## 四、真实世界研究中研究设计的选择

开展真实世界研究，需要以具体研究问题为导向选择研究设计。根据不同的研究问题所选择的研究设计可能会有所不同，同一个研究问题，也可以选择不同的研究设计来回答（表 11-4）。每种研究设计都有其自身的优势和不足，没有任何一种设计一定优于其他设计。例如，欲开展已上市药品的有效性评估，可以选择基于已有数据库的队列研究，或者开展 pRCT，但 pRCT 能更好地平衡组间混杂因素的差异，减少偏倚，从而获得说服力更强的证据，因此在具备相应研究条件的情况下为较理想的选择。相反，如果要评估已上市药物的安全性，而主要安全性结局罕见或需要长时间随访才能获得，开展队列研究则是最佳选择。研究者需要充分了解各种设计类型的优缺点，并在综合考虑伦理、研究经费、研究周期和可行性等实际情况后，选择最佳的研究设计。

**表 11-4　真实世界研究的研究设计选择**

| 研究问题 | 研究设计 |
| --- | --- |
| 疾病的流行病学特征与分布、疾病的治疗模式调查 | 描述性研究 |
| 防治措施评价 | 实验性研究、队列研究、病例 - 对照研究、病例系列研究等 |
| 疾病预后 | 队列研究、病例 - 对照研究、病例系列研究等 |
| 卫生技术评估实施效果评价 | 准实验设计（如双重差分和中断时间序列分析等） |

# 第三节　真实世界研究在卫生技术评估中的应用与展望

## 一、真实世界研究在卫生技术评估中的应用

随着循证决策的发展，卫生决策者对有效性、安全性和经济性评估的证据要求进一步提高，除了基于传统随机对照试验证实内部功效的证据外，基于真实世界研究证实外部效果的真实世界证据也逐渐被更多地应用到卫生技术评估中，供医疗决策参考。早在 2007 年，ISPOR 的真实世界数据工作组已提出并建立了如何应用真实世界数据开展药品医保准入和赔付评价的框架。真实世界证据在卫生技术评估中，尤其适用于描述疾病的发病率等流行病学特征、研究结局需要长时间随访、随机对照试验实施困难（如罕见病）、开展随机对照试验存在伦理问题、没有头对头比较（head-to-head comparisons）的 RCT 的证据、缺乏亚组人群的治疗效果评价、多种卫生技术的最优化选择和成本 - 效益分析等场景。

近年来，世界各国（如美国、英国和加拿大）的 HTA 组织已开始探索并使用真实世界证据作为传统随机对照试验的补充证据开展卫生技术评估。但由于对真实世界数据的数据质量、数据可及性、数据来源的可持续性以及真实世界研究中偏倚的控制等方面的担忧，卫生技术评估组织对真实世界证据的使用现持审慎态度。在有效性评估方面，学术界和各国 HTA 组织仍然以传统随机对照试验结果作为主要的证据，真实世界证据仅作为传统随机对照试验证据的补充，而不是替代，且在证据等级分类中，真实世界证据的证据等级均低于传统随机对照试验证据。在经济学评价中，各国组织均建议可利用全国性的医保理赔数据库、登记数据库和 EMR 等真实数据获得疾病的发病率 / 患病率、患者接受治疗的依从性、直接 / 间接治疗费用等信息。如欧洲的 5 个 HTA 机构，英国国家卫生与临床优化研究所（NICE）、苏格兰药物联盟（SMC）、德国医疗质量

和效率研究所（IQWiG），法国国家卫生管理局（HAS）和荷兰医疗研究所（ZIN），在 2011—2016 年间，针对 7 款治疗黑色素瘤的药物发布的 52 份卫生技术评估报告中，53.8%（28/52）的有效性评价报告使用了真实世界证据，但主要用于估计黑色素瘤的发病率/患病率，88.0%（22/25）的成本 - 效益评估报告中使用了真实世界证据，主要用于药物相关成本的计算。

## 二、真实世界研究面临的挑战与展望

真实世界研究自提出至今，日益得到认可与共识，基于真实世界数据而生产的真实世界证据正越来越多地被应用到临床和医疗决策中。然而部分研究者片面地认为真实世界证据最能说明实际诊疗环境下的问题，比基于传统临床试验的证据更为可信；与此相反，另一部分研究者片面地认为真实世界研究结果存在较大偏倚，可信度低。

面对日益增长的真实世界证据，我们需要客观地看待，不宜绝对化。针对不同的具体问题，最佳研究证据可能存在差异。例如，针对疾病患病率调查、治疗模式分析、患者预后和风险预测等问题，基于高质量真实世界数据，选择最佳的研究设计（如现况调查和队列研究），科学分析所获得的研究结果可能成为最佳证据。然而针对干预措施效果评价而言，开展传统临床试验或实效性试验所获得的研究结果更可能为最佳证据。尽管实效性试验和传统临床试验都可用于评价干预措施的效果，但两者目的存在显著差异。例如，评价某高血压药物在临床实践中对复杂患者（如合并高血脂、糖尿病的患者）的实际效果，即关注干预措施在实际诊疗环境下的效果时，基于实效性试验获得的证据可能更佳。然而，若评价某高血压药物本身是否能起到降压作用，即关注干预措施本身是否存在生物学作用（治疗效能）时，基于传统临床试验获得的证据可能更佳。

真实世界证据在支持医疗卫生实践和卫生决策方面具有良好的应用前景，潜力巨大，然而，真实世界证据的生产目前还面临着许多挑战。首先是数据质量问题，高质量的数据是生产高质量证据的必要前提。然而，目前国内常规收集的健康医疗数据（如 EMR 等），通常存在错分、数据不完整和无患者长期随访信息等问题，数据准确性和完整性不高，标准化程度低。此外，我国尚缺乏对高质量真实世界数据的定义和评价标准，无法开展数据质量的评价。其次是数据可及性和共享问题。我国人口众多，临床医疗数据极为丰富，但由于数据所有权、患者知情同意和隐私保护等方面缺乏明确的政策支撑，形成"数据孤岛"，数据难以获取和共享，制约了数据的利用和向证据的转化。除此之外，在运用 RCD 开展真实世界研究时，常缺乏良好的研究设计和针对复杂数据的有效分析方法。高质量证据的生产，除了高质量的数据资源为前提外，还需要采用严格合理的流行病学设计，并通过统计学方法充分控制相关的混杂和偏倚。目前基于 RCD 的观察性研究在我国被大量应用于药物治疗效果的评价，然而，观察性设计中固有存在的混杂等问题，将严重制约研究证据的应用。

真实世界研究作为一个快速发展的科学领域，其概念和涵盖的方法技术也在不断演变和完善，将持续成为医疗卫生行业的热点话题。随着信息和网络技术的飞速发展以及机器学习和大数据技术在医疗领域的进一步应用，RCD 覆盖范围将愈来愈广，数据记录也将愈加准确、全面和标准化，数据质量将得到实质提升，为生产高质量的真实世界证据提供数据基础。真实世界研究未来也将会更全面地应用到卫生技术的有效性、安全性和经济性评价等各个方面，进一步推动我国循证决策的发展。

## 本章小结

真实世界研究在支持医疗卫生实践和循证决策方面潜力巨大，对医疗卫生领域产生了广泛而深远的影响。本章阐述了真实世界数据的常见来源包括 RCD 和基于研究目的主动收集的健康医疗数据, 观察性研究和实验性研究等真实世界研究设计, 以及研究型数据库的构建流程和实效性随机对照试验的特点。此外, 还阐述了真实世界研究在卫生技术评估中的应用, 及其面临的挑战与展望等。

## 思考题

1. 真实世界数据的常见来源有哪些?
2. 真实世界研究与传统随机对照临床试验有什么区别?
3. 真实世界研究的常用研究设计有哪些?

（熊益权）

# 第十二章  证据质量评价

证据质量评价是对卫生技术评估结果可信度的判断过程，是卫生技术评估的重要步骤之一。目前卫生技术评估常用的证据质量评价工具为证据推荐分级的评估、制订与评价（grading of recommendations assessment, development and evaluation, GRADE），本章主要介绍 GRADE 基本概念以及如何在卫生技术评估中使用 GRADE 对有效性和安全性进行评价。

## 第一节  证据质量评价概述

### 一、GRADE 简介

GRADE 工作组于 2000 年成立，该工作组开发了一套合理且透明的工具对证据质量和推荐强度进行分级，即为 GRADE 工具。该工具于 2004 年正式推出，目前包括 WHO 和 Cochrane 协作网在内的多个国际组织已经采纳 GRADE 工具。

GRADE 是针对系统评价、其他证据综合（如卫生技术评估）和指南的证据质量评价工具，也是卫生保健推荐意见的分级系统。GRADE 提供了一个透明和结构化的过程，用于开发和呈现证据总结，以及帮助形成推荐意见。GRADE 可用于制订临床实践指南（clinical practice guidelines, CPGs）以及其他卫生保健推荐意见（如公共卫生、卫生政策和系统、覆盖决策）。

### 二、GRADE 工作组简介

#### （一）GRADE 工作组与指导小组

GRADE 工作组正式成立于 2000 年，截至 2022 年 4 月，包含循证医学专家、指南方法学家、系统评价制作人员、医务人员、期刊编辑、卫生决策和管理人员等在内的多学科的成员已超过 300 多名。GRADE 工作组的目标之一是减少因多个证据和推荐意见分级系统而产生的不必要的混淆。GRADE 指导小组（grade guidance group, G3）是 GRADE 工作组的最高管理机构，成立于 2013 年，其主要职能为制定 GRADE 发展的方针、政策，筹建 GRADE 中心，设立 GRADE 研究项目，组织 GRADE 会议等。GRADE 指导小组一共由 12 名 GRADE 工作组成员组成，成员代表每两年更换一次。

#### （二）GRADE 中心

为加强在国家和地区层面对 GRADE 的推广、应用与传播，GRADE 工作组从 2011 年起，已先后在 11 个国家建立了 15 个 GRADE 中心，分别位于加拿大、中国、西班牙、德国、黎巴嫩、意大利、澳大利亚、捷克、波兰、日本、韩国；在美国、荷兰、英国、南非、哥伦比亚、韩国和斯堪的纳维亚半岛（包括瑞典、丹麦和挪威）建立了 7 个 GRADE 协作网，主要使命为推广 GRADE 工具，进行 GRADE 培训与研究。

#### （三）GRADE 小组和项目

GRADE 工作组分不同的项目和小组开展工作。目前包含的小组和项目有：开发和评估支持知证决策和实践的沟通策略（developing and evaluating communication strategies to support informed decisions and practice based on evidence，DECIDE）研究项目、环境健康、预后、结局指标评估、GRADE 定性研究系统评价证据质量分级（confidence in the evidence from reviews of qualitative research，CERQual）项目、诊断、网状 meta 分析、观察性研究、GRADE 培训和认证、公共卫生、罕见病、从证据到决策、公平性、算法和路径、模型、生物仿制药、动物研究、复杂干预以及 GRADE 非随机研究偏倚风险整合。

## 三、GRADE 对证据质量和推荐强度的定义

GRADE 工具首次清楚阐述了证据质量和推荐强度的定义，证据质量是指对观察值的真实性有多大把握，在卫生技术评估中，证据质量是指对卫生技术评估结果信心程度的大小；推荐强度是指指南使用者遵守推荐意见对目标人群产生的利弊程度有多大把握。其中"利"包括降低发病率和病死率，提高生命质量和减少资源消耗等，"弊"包括增加发病率和病死率、降低生命质量或增加资源消耗等。证据质量分为高、中、低、极低四个等级，推荐强度分为强、弱两个等级，具体描述见表 12-1。

**表 12-1　证据质量与推荐强度分级**

| 证据质量分级 | 具体描述 |
| --- | --- |
| 高（A） | 非常有把握观察值接近真实值 |
| 中（B） | 对观察值有中等把握：观察值有可能接近真实值，但也有可能差别很大 |
| 低（C） | 对观察值的把握有限：观察值可能与真实值有很大差别 |
| 极低（D） | 对观察值几乎没有把握：观察值与真实值可能有极大差别 |
| **推荐强度分级** | **具体描述** |
| 强（1） | 明确显示干预措施利大于弊或弊大于利 |
| 弱（2） | 利弊不确定或无论质量高低的证据均显示利弊相当 |

## 四、影响证据质量和推荐强度的因素

### （一）影响证据质量的因素

和此前的分级系统一样，GRADE 对证据质量的判断始于研究设计。一般情况下，没有严重缺陷的随机对照试验的证据起始质量为高（即 A 级），但有五个因素，包括偏倚风险、不一致性、间接性、不精确性以及发表偏倚，可降低其质量。没有突出优势的观察性研究的证据起始质量为低（即 C 级），需先考虑五个降级因素后，再考虑三个升级因素，即大效应量、剂量效应关系以及负偏倚（表 12-2）。

**表 12-2　影响证据质量的因素**

| 可能降低 RCT 证据体证据质量的因素 | 解释 |
| --- | --- |
| 偏倚风险 | 未正确随机分组；未进行分配方案的隐藏；未实施盲法（特别是当结局指标为主观性指标，其评估易受主观影响时）；研究对象失访过多，未进行意向性分析；选择性报告结果（尤其是仅报告观察到的阳性结果）；发现有疗效后研究提前终止 |
| 不一致性 | 如不同研究间存在大相径庭的结果，又没有合理的解释原因，可能意味着其疗效在不同情况下确实存在差异。差异可能源于人群（如药物在重症患者中的疗效可能更显著）、干预措施（如较高药物剂量的效果更显著），或结局指标（如随时间推移疗效减小）的不同。当结果存在不一致性而研究者未能意识到并给出合理解释时，需降低证据质量 |

续表

| 可能降低 RCT 证据体证据质量的因素 | 解释 |
| --- | --- |
| 间接性 | 间接性可分两类：一是比较两种干预措施的疗效时，没有单独直接比较二者的随机对照试验，但可能存在每种干预与安慰剂比较的多个随机对照试验，这些试验可用于进行二者之间疗效的间接比较，但提供的证据质量比单独的研究直接比较的随机对照试验要低。二是研究中所报告的人群、干预措施、对照措施、预期结局等与实际应用时存在重要差异 |
| 不精确性 | 当研究纳入的患者和观察事件相对较少而导致可信区间较宽时，需降低其证据质量 |
| 发表偏倚 | 如果很多研究（通常是样本量小的、阴性结果的研究）未能公开，未纳入这些研究时，证据质量亦会减弱。极端的情况是当公开的证据仅局限于少数试验，而这些试验全部是企业赞助的，此时发表偏倚存在的可能性很大 |

降级标准：以上五个因素中任意一个因素，可根据其存在问题的严重程度，将证据质量降 1 级（严重）或 2 级（非常严重）。证据质量最多可被降级为极低，但注意不应该重复降级，譬如，如果分析发现不一致性是由于存在偏倚风险（如缺乏盲法或分配隐藏）所导致时，则在不一致性这一因素上不再因此而降级

| 可能提高观察性研究证据体证据质量的因素 | 解释 |
| --- | --- |
| 大效应量 | 当方法学严谨的观察性研究显示疗效显著或非常显著且结果高度一致时，可提高其证据质量 |
| 剂量效应关系 | 当干预的剂量和产生的效应大小之间有明显关联时，即存在剂量 - 效应关系时，可提高其证据质量 |
| 负偏倚 | 当影响观察性研究的偏倚不是夸大，而可能是低估效果时，可提高其证据质量 |

升级标准：以上三个因素中任意一个因素，可根据其大小或强度，将证据质量升 1 级（如相对危险度大于 2）或 2 级（如相对危险度大于 5）。证据质量可升级到高质量（A 级）

### （二）影响推荐强度的因素

对于推荐强度，GRADE 突破了将证据质量和推荐强度直接对应的弊端，进一步提出，除了证据质量，资源利用和患者偏好与价值观等证据以外的因素也影响推荐的强度，并将推荐强度的级别减少为强弱两级。对于不同的使用人群，推荐强度也有不同的含义（表 12-3）。

表 12-3　GRADE 中推荐强度的含义

| 人群 | 强 / 弱推荐的含义 |
| --- | --- |
| 患者 | 强推荐：几乎所有患者均会接受所推荐的方案；此时若未接受推荐，则应说明 |
| | 弱推荐：多数患者会采纳推荐方案，但仍有不少患者可能因不同的偏好与价值观而不采用 |
| 临床医生 | 强推荐：应对几乎所有患者都推荐该方案；此时若未给予推荐，则应说明 |
| | 弱推荐：应该认识到不同患者有各自适合的选择，帮助每个患者做出体现个人偏好与价值观的决定 |
| 政策制定者 | 强推荐：该推荐方案一般会被直接采纳到政策制定中去 |
| | 弱推荐：制定政策时需要充分讨论，并需要众多利益相关者参与 |

## 五、GRADE 工具的优势和局限性

### （一）GRADE 工具的优势

GRADE 工具相对之前众多分级标准，其主要特点体现在以下几个方面：①由一个具有广泛代表性的国际指南制订小组研发；②明确界定了证据质量和推荐强度及两者的区别；③明确指出对证据质量的评估是对报告了重要临床结局指标的证据体的评估，而非对一个系统评价或临床试验的评估；④对不同级别证据的升级与降级有明确、统一的标准；⑤从证据到推荐的过程全部公开透明；⑥明确承认偏好与价值观在推荐中的作用；⑦就推荐意见的强弱，分别从临床医生、患者、政策制定者角度作了明确、实用的诠释；⑧适用于制作系统评价、卫生技术评估及医学实践指南。

### （二）GRADE 工具的局限性

尽管 GRADE 工具有许多优势，但也有其自身的一些局限性：①目前使用的初始分级因素（即研究设计类型）和升降因素的赋值都是人为规定，应如何制订各因素的权重是需要未来研究回答的问题；②除 GRADE 目前纳入的五个降级因素和三个升级因素外，是否还存在其他已知和未知的影响证据可信性的因素，如研究的基线差异对证据质量的影响；③ GRADE 升降级因素之间可能会存在一些交叠和相互影响，如何处理同一因素造成的多重降级或升级的可能性；④不同研究类型（随机对照试验和非随机对照研究）合并后的 GRADE 分级，GRADE 工作组已关注到了这些问题，但目前尚没有给出指导意见；⑤ GRADE 工具对初学者较为复杂，对分级人员的要求较高，需具备扎实的临床流行病学、医学统计学、卫生经济学、循证医学、系统评价和临床指南等方面的理论基础和实践经验，不利于其快速推广应用。

# 第二节　GRADE 在卫生技术评估中的应用

## 一、GRADE 在卫生技术评估应用原理

GRADE 在卫生技术评估中的应用原理与在临床实践指南和系统评价中的原理相似。在卫生技术评估应用时，需要对证据质量进行分级，是否需要对推荐强度进行评估，视具体情况而定。目前 GRADE 工作组尚无针对卫生技术评估分级的指导性手册或文章，已经发布的卫生技术评估指导手册提及的证据质量评价方法和 GRADE 在干预性系统评价中使用方法基本一致。本节结合卫生技术评估的特点，以及 GRADE 在干预性系统评价中应用的方法，来阐述 GRADE 卫生技术评估系统评价证据质量分级的方法和步骤，并为读者举例阐述。

## 二、GRADE 在卫生技术评估应用方法和步骤

GRADE 应用于卫生技术评估系统评价，一般包含以下四个步骤：①确定卫生技术评估相关的重要问题；②进行卫生技术评估；③对主要结局指标（一般分为有效性指标和安全性指标）进行证据质量分级；④制作结果总结表。

在对卫生技术评估系统评价的证据质量进行分级时，首先确认卫生技术评估系统评价基于的研究类型，能否进行定量合成。对于纳入 RCT 的卫生技术评估系统评价，起始质量为高，GRADE 仅考虑五个降级因素，包括偏倚风险、不一致性、间接性、不精确性和发表偏倚；对于纳入观察性研究的卫生技术评估系统评价，起始质量为低，首先考虑上述五个降级因素，然后

再考虑三个升级因素，包括大效应量、剂量效应关系以及负偏倚。对于卫生技术评估的定性系统评价证据质量分级，本章不做重点介绍，感兴趣的读者可参考 GRADE CERQual 网站阅读学习。

在卫生技术评估中应用 GRADE 对有效性和安全性指标进行分级的主要步骤如下。

### （一）确定相关的问题

一个好问题的提出能够明确研究的主要目的和帮助确定研究设计。一般来说，针对干预性问题，常用人群、干预、对照和结局（population，intervention，comparator，outcomes，PICO）框架，其他类型问题可以采用相应框架提出并解答（表 12-4）。针对卫生技术评估，可以根据研究的具体目的和预期结果，确定需要开展的研究类型，并根据不同类型确定相应的框架对问题进行解构。

### （二）进行卫生技术评估

相对系统评价和 meta 分析，卫生技术评估更倾向于纳入对决策更重要的研究，同时卫生技术评估的主题选择更偏向于政策，而系统评价的制作往往由研究者的兴趣驱动；卫生技术评估一般包括对效果、安全性以及经济学的评价，且会对政策提出相应的建议。在制作流程上，两者均需要进行系统的检索和严格的评价，然而，卫生技术评估范围更广泛，且参与人员更多，卫生技术评估通常涉及比系统评价更复杂的证据分析和综合。例如，卫生技术评估可能使用决策分析建模或其他数量方法来综合证据并估计技术对各种结果的影响。相比之下，系统评价通常使用 meta 分析来综合证据并估计总体效应大小。因此，卫生技术评估的方法可以参考系统评价的制作方法进行，但也需要进行一些区别。

### （三）证据质量分级

卫生技术评估的证据质量分级主要是基于卫生技术评估证据综合的结果，即对有效性和安全性的结果进行评估，主要考虑的因素如下。

**1. 偏倚风险** 若试验在设计或实施等方面存在缺陷，则会产生出现错误结果的风险。对错误结果或存在缺陷的证据进行汇总，得到的结果往往使人不能够信服，因此需要考虑降级。GRADE 在卫生技术评估系统评价中应用时第一个需要评估的因素即纳入研究的偏倚风险或局限性。对于卫生技术评估相关的原始研究证据，评价方法和采用的工具详见表 12-4。

表 12-4 研究问题常用的形成框架

| 问题类型 | 主要目的 | 框架 | 举例 |
|---|---|---|---|
| 干预问题 | 从对结果的影响角度评估某种治疗/干预的有效性或安全性 | population, intervention, comparison, outcomes（PICO） | 与不治疗相比，运动疗法对成人抑郁症的治疗效果和安全性如何？ |
| 定性问题 | 调查某一特定现象的经验或意义 | population, phenomena of interest, context（PICo） | 中高收入国家成年患者接受磁共振检查的体验如何？ |
| 成本/经济评估问题 | 确定与特定方法/治疗策略相关的成本，特别是在成本效益或效用方面 | population, intervention, comparison, outcomes, context（PICOC） | 高收入国家，2 型糖尿病患者自我监测血糖的成本效益如何？ |
| 患病率或发病率问题 | 确定某种情况的普遍性和/或发生率 | condition, context, population（CoCoPop） | 成年患者在接受 MRI 检查时幽闭恐惧症的发生率是多少？ |
| 诊断问题 | 确定一项诊断试验对某一特定疾病诊断的敏感度和特异度如何 | population, index test, reference test, diagnosis of interest（PIRD） | COVID-19 肺炎患者中，与核酸检测相比，CT 诊断 COVID-19 肺炎的准确性如何？ |
| 病因问题 | 确定特定暴露/风险因素与结局之间的联系 | population, exposure, outcome（PEO） | 暴露在氡气中的成年人是否有患肺癌的风险？ |

续表

| 问题类型 | 主要目的 | 框架 | 举例 |
|---|---|---|---|
| 专家观点/政策问题 | 综合当前关于某一现象的专家意见、文本或政策 | population, intervention or phenomena of interest, context（PICo） | 在中低收入国家，有哪些政策可以降低孕妇和分娩妇女的死亡率？ |
| 心理测量问题 | 评估某种测试的心理测量特性，通常是为了确定某种特定测试或评估的可靠性和有效性 | construct of interest or the name of the measurement instrument (s), population, type of measurement instrument, measurement properties | 评估成人肌肉力量方法（手工肌肉测试、等速测力方法、手握测力法）的可靠性、有效性、反应性和可解释性如何？ |
| 预后问题 | 确定一种疾病的总体预后，特定预后因素与结果之间的联系和/或预后/预测模型和预后测试 | population, prognostic factors（or models of interest），outcome（PFO） | 腰背痛患者个人康复期望与残疾结局之间的关联如何？ |
| 方法学问题 | 调查当前的研究方法，以及它们对研究质量的潜在影响 | types of studies, types of data, types of methods, outcomes（SDMO） | 盲法对随机对照试验结果的影响多大？ |

对于纳入 RCT 的卫生技术评估，一般推荐采用 Cochrane 手册推荐的偏倚风险（risk of bias，RoB）评价工具或 RoB 2 评价，具体评价标准参考 Cochrane 手册。对于纳入观察性研究的卫生技术评估，根据不同的研究类型选择相应的评估工具（表 12-5）。需要注意的是，评估工具包含多个条目和维度，但是进行 GRADE 分级时，需要对偏倚风险给一个是否降级的总体判断，此时不能将所有研究的偏倚风险平均化，而是应该考虑每篇研究对整体合并结果的贡献（权重），主要以贡献大的研究偏倚风险为主。

**表 12-5　偏倚风险评估主要工具**

| 工具 | 研究设计 | 评判项 | 优点 | 局限性 |
|---|---|---|---|---|
| RoB 2.0 | RCT | 低风险、一些担忧、高风险 | 比其第一版更完整、准确，可免费使用 | 复杂，主观解释，耗时 |
| ROBINS-I | NRCT | 低、中、严重、极其严重偏倚 | 比其他工具（如 NOS）更完整和准确，可免费使用 | 复杂，主观解释，耗时 |
| ECOBIAS | 经济学研究 | 与研究相关：是、否、部分是、不清楚、未报告 | 完整、准确，可免费使用 | 复杂，主观解释，耗时 |
| NOS | 队列研究或病例对照研究 | 星级评分系统（9 星满分，星越多质量越高） | 简单易用，免费使用 | 主观解释的项目较多，可能无法揭示研究的真正质量 |
| QUADAS-2 | 诊断准确性试验 | 低、不清楚或高偏倚风险 | 比其第一版更完整、更准确，可免费使用 | 复杂，主观解释，耗时 |

注：经济学评估中的偏倚（bias in economic evaluation, ECOBIAS）；偏倚风险（risk of bias, RoB）；非随机对照试验（non-randomized controlled trials, NRCT）；随机对照试验（randomized controlled trials, RCT）；纽卡斯尔 - 渥太华量表（Newcastle-Ottawa Scale, NOS）；非随机干预性研究的偏倚风险（risk of bias in non-randomized studies of interventions, ROBINS-I）；诊断准确性研究的质量评价（quality assessment of diagnostic accuracy studies, QUADAS）。

**2. 不一致性**　不一致性通常可通过考虑研究可信区间的重叠程度、各个纳入研究效应量的大小和方向、异质性检验的 $P$ 值和 $I^2$ 值。在探索了所有可能解释异质性的假说之后，若各纳入研究结果间的异质性仍不可解释，GRADE 分级方法则建议证据降级。异质性可考虑从不同的卫生技术干预、不同卫生技术开展的场景、比较措施或纳入研究偏倚风险等不同方面解释。同时，如果进行 meta 分析，则应该对异质性大的原因进行解释，比如提供或实施恰当的亚组分析等。

**3. 间接性**　GRADE 工具中对卫生技术评估系统评价评估主要从以下四个方面考虑。①研究对象或疾病模型的间接性：纳入研究所评估的技术或干预与所要研究目标技术之间的间接性。②干预措施的间接性：纳入研究所评估技术或干预与所评估技术之间的间接性。③对照措施的间接性：a. 恰当的对照组；b. 间接的比较；c. 对照组特征与以往研究结果的可比性。④结局指标的间接性：a. 所选择结果测量的特征和有效性；b. 评估晚期／临床相关时间点的结果。

**4. 不精确性**　与基于临床试验系统评价证据体精确性评价的标准相似，卫生技术评估系统评价中对证据体的精确性评估也主要从以下两个方面考虑。①样本是否达到最优信息样本量（optimal information size，OIS）。对于二分类变量，可考虑按照以下标准确定是否分级：a. 如果研究未达到 OIS，则应该降低证据质量，除非样本量非常大（至少 2 000 名患者）；b. 如果研究达到 OIS，并且 95%$CI$ 不与等效线相交，则不需要降级；c. 研究达到 OIS，并且 95%$CI$ 和等效线相交，如果 95%$CI$ 未排除重要的益处或伤害，则应该降级证据质量；对于连续性变量，可以通过设定 $\alpha$ 和 $\beta$ 误差阈值和 $\varDelta$，并根据相关研究选择适当的人群标准差，以计算连续变量的 OIS，这与二分类变量的计算方式完全相同。②可信区间的宽窄程度。卫生技术评估系统评价可基于 OIS 和可信区间宽窄判断是否因不精确性降级。如果结果所基于的研究数量少或事件发生率低，则会导致其可信区间变宽，此时需要考虑对不精确性降级。

**5. 发表偏倚**　发表偏倚普遍存在，研究显示，约 36.6% 的系统评价和 meta 分析得出了阳性结论，62.5% 的研究未得出相关结论。当卫生技术评估系统评价存在发表偏倚时，即使纳入的研究偏倚风险较低，我们对于系统评价综合结果的信心也会降低。对发表偏倚的评估，除可以借鉴运用漏斗图、Egger's 检验、Begg's 检验等多种统计方法对发表偏倚进行评估外，如出现以下问题，也可高度怀疑发表偏倚的可能性：①纳入的研究多数为小样本研究，且结果均为阳性；②纳入的研究结果均为阳性且均接受了药厂的资助，却没有准确恰当的利益冲突声明；③检索策略不全面，存在漏检的可能性；④同一卫生技术评估研究的不同发表形式（如期刊论文、书籍相关章节、毕业论文等）中，撰写的内容和重点方面存在明显区别；⑤卫生技术评估研究结果是以系统评价团队无法翻译的语言撰写；⑥现有研究显示卫生技术评估资助方、期刊编辑或其他资助方在其结果的呈现形式、类型等方面起到明显的主导作用。

**6. 升级因素的评估**　在 GRADE 分级系统中，如果卫生技术评估研究的证据体纳入了观察性研究，则起始质量为低，首先考虑五个降级因素，然后考虑三个升级因素。尽管目前对卫生技术评估证据的升级因素应用较少，但不排除升级的可能性，当卫生技术或卫生干预存在大效应量、剂量效应关系以及负偏倚时，可以考虑升级。但关于该部分内容，未来还值得进一步研究和探讨。

**7. 总体评价**　GRADE 在卫生技术评估分级中，总体评价需要考虑纳入的研究类型和升级或降级因素综合考虑。和干预性系统评价一样，总体评价在升降级时，需要谨慎考虑，综合所有因素。然后考虑采用软件或自制结果总结表，透明清晰地呈现最终结果。

**（四）制作结果总结表**

结果总结表（summary of finding table，SoF）是卫生技术评估证据质量评价结果的呈现表格，一般可以通过 GRADEpro 在线软件制作或者手动制作表格呈现。结果总结表主要包括卫生技术评估纳入研究的基本信息、升降级因素、证据质量分级结果以及升降级原因，结果总结表案例详见表 12-6。

## 三、GRADE 在卫生技术评估应用举例

为了帮助读者更好地理解 GRADE 在卫生技术评估中的应用，我们以 2022 年英国伦敦卫生及热带医学院公共卫生、环境与社会系丽贝卡·梅克辛斯（Rebecca Meiksin）等人发表在美国国立卫生研究院（NIHR）杂志的"针对男男性行为的性传播感染、性风险、药物使用和心理健康的电子健康干预措施：四项系统评价"为例，进行 GRADE 分级介绍。

首先，确定该项研究的问题类型为干预性问题，主要关注电子健康干预措施对 HIV 和性传播感染、性风险行为、酒精和毒品使用总体影响如何？其次，对该问题进行了卫生技术评估，研究人员系统检索了 24 个数据库，并在后期对数据库检索进行了更新。该卫生技术评估主要纳入 RCT，采用 RoB 对纳入研究的偏倚风险进行评价，评价结果详见图 12-1。最终该研究共纳入 14 篇 RCT，关注的有效性结局包括：药物使用有效性（短期和中期）；关注的安全性结局包括：HIV 感染的风险（短期和中期）、性传播感染风险（短期和中期）以及性风险行为（短期和中期）。

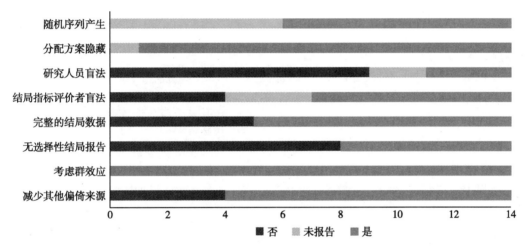

图 12-1　纳入研究的偏倚风险评价结果

由于纳入的研究均为 RCT，因此证据质量分级主要考虑偏倚风险、不一致性、间接性、不精确性和发表偏倚五个降级因素。针对有效性指标，主要降级因素包括偏倚风险、不一致性以及不精确性，而安全性指标的降级因素也主要在偏倚风险、不一致性以及不精确性方面。最终有效性指标分级结果为极低，即可信度极低；安全性指标分级结果中，中期性传播感染风险证据质量为中等，即结果：干预措施能够降低中期性传播感染的风险这一结果可信度中等。其他安全性指标的分级为低或极低。对该项卫生技术评估的证据质量评级结果用结果总结表呈现，具体详见表 12-6。

表 12-6　不同干预措施对 HIV 和性传播感染、性风险行为、酒精和毒品使用总体影响的 GRADE 分级

| 研究数量 | 研究类型 | 偏倚风险 | 不一致性 | 间接性 | 不精确性 | 发表偏倚 | 效应总结 | 分级结果 | 重要性 |
|---|---|---|---|---|---|---|---|---|---|
| 药物使用（短期） | | | | | | | | | |
| 2 | RCTs | 严重[a] | 非常严重[b] | 不严重 | 非常严重[c] | 无 | 由于较大的异质性和较小的效应，效应量未进行合并 | ⊕○○○极低 | 至关重要 |

续表

| 研究数量 | 研究类型 | 偏倚风险 | 不一致性 | 间接性 | 不精确性 | 发表偏倚 | 效应总结 | 分级结果 | 重要性 |
|---|---|---|---|---|---|---|---|---|---|
| **药物使用（中期）** | | | | | | | | | |
| 1 | RCTs | 严重 [a] | 不严重 | 不严重 | 非常严重 [c] | 无 | 估计值来自 Reback 等人的一项研究，这项研究没有提供有效性的证据 | ⊕○○○极低 | 至关重要 |
| **HIV 感染（短期）** | | | | | | | | | |
| 1 | RCTs | 不严重 | 不严重 | 不严重 | 非常严重 [c] | 无 | 估计值来自 Chiou 等人的一项研究，这项研究没有提供感染风险的证据 | ⊕⊕○○低 | 至关重要 |
| **HIV 感染（中期）** | | | | | | | | | |
| 1 | RCTs | 严重 [d] | 不严重 | 不严重 | 非常严重 [c] | 无 | 估计值来自 Mustanski 等人的一项研究，这项研究没有提供感染风险的证据 | ⊕○○○极低 | 至关重要 |
| **性传播感染（短期）** | | | | | | | | | |
| 2 | RCTs | 非常严重 [a, d] | 不严重 | 不严重 | 非常严重 [c] | 无 | 两项研究的合并结果表明，干预措施并没有显著增加性传播感染风险（$d = 0.17$, $95\%CI -0.18 \sim 0.52$） | ⊕○○○极低 | 至关重要 |
| **性传播感染（中期）** | | | | | | | | | |
| 1 | RCTs | 严重 [d] | 不严重 | 不严重 | 不严重 | 无 | 估计值来自 Mustanski 等人的一项研究，合并结果表明性传播疾病风险显著降低。（$RR=0.32$, $95\%CI\ 0.40 \sim 0.83$） | ⊕⊕⊕○中 | 至关重要 |
| **性风险行为（短期）** | | | | | | | | | |
| 8 | RCTs | 非常严重 [a, d] | 严重 [e] | 不严重 | 不严重 | 强烈怀疑 [f] | 合并结果表明，性风险行为没有明显减少（$d=-0.14$, $95\%CI\ -0.30 \sim 0.03$） | ⊕○○○极低 | 至关重要 |
| **性风险行为（中期）** | | | | | | | | | |
| 6 | RCTs | 非常严重 [a, d] | 不严重 | 不严重 | 不严重 | 无 | 合并结果表明，性风险行为明显减少（$d=-0.12$, $95\%CI\ -0.19 \sim -0.05$） | ⊕⊕○○低 | 至关重要 |

注：随机对照试验（random controlled trial，RCT）；置信区间（confidence interval，CI）。

a. 至少有一项研究缺少关于随机化的细节；

b. 异质性非常高（>90%）；

c. 所有效应估计的 CI 都很宽；

d. 有一些证据表明存在选择性的结果报告；

e. 异质性很高（>50%）；

f. 由于结果报告不充分，有几项研究不能被纳入。

## 本章小结

　　GRADE 工具为透明、科学评估卫生技术评估的证据质量和推荐强度提供了一个框架。然而，目前 GRADE 工作组尚未建立卫生技术评估相关的工作组或开展相关的项目，同时也无关于如何在卫生技术评估中使用 GRADE 的指导原则。本章介绍了如何利用 GRADE 对卫生技术评估的结果进行证据质量评价，主要参考了 GRADE 在干预性系统评价和临床实践指南中的基本原则，并进行相应的改编，最大程度提供了 GRADE 在卫生技术评估系统评价中使用的方法。因此，除了借鉴干预系统评价的评级原则外，GRADE 在卫生技术评估研究中的分级仍有许多问题亟待解决：①需要建立相关的工作组，纳入不同利益相关者观点，开展分级方法学研究；②如何计算 OIS 和定义临床相关阈值（不精确性）；③如何解释结果和确定决策阈值；④如何评估不同证据来源的确定性。未来相关学者仍需要积极探索，开展卫生技术评估应用 GRADE 相关研究，解决相关方法学问题。

## 思考题

　　1. GRADE 是否适用于评估预测模型以及基于真实世界研究的数据？

　　2. GRADE 应用于卫生技术评估的优势和局限性有哪些？

　　3. 卫生技术评估的证据质量分级和推荐强度与临床实践指南有何不同？

（陈耀龙）

# 第三篇 转 化 篇

# 第十三章 评估结果传播

随着卫生技术评估的不断发展,评估结果的传播日益引起评估机构、医疗及卫生管理决策者、医务工作者、患者、卫生技术研发生产流通机构等各方面的重视。卫生技术评估的成果通过多种渠道、各种媒介和方法,转化为卫生政策、实践或影响决策以及大众的健康知识,从而降低疾病的发病率和死亡率,有效提高区域内居民健康水平。

## 第一节 卫生技术评估成果传播的概述

### 一、卫生技术评估成果传播的内涵

卫生技术评估成果的传播是卫生评估机构和评估人员通过各种传播媒介和方法,主动地将卫生技术评估成果向卫生相关决策部门以及社会公众传递、交流的过程,也是有关卫生政策和卫生技术评估信息在社会信息系统的互动过程。

卫生技术评估成果传播的主要方式包括:自我传播、人际传播、组织传播和大众传播等。卫生技术评估成果传播不仅要重视向决策部门传递评估结果,从而有效提高卫生技术评估的政策转化效率;还应注意利用大众传媒和互联网等的作用向社会公众传递,从而降低人群中疾病的发病率和死亡率。

### 二、卫生技术评估成果传播的意义

卫生技术评估的主要目的是要把评估的内容和思想转化为卫生政策或影响卫生决策,以及帮助社会大众对某项卫生技术与政策形成正确认识。卫生技术的更新迭代,尤其是一些高新技术的利用,对于减少疾病对人类健康的威胁、延长人的寿命、减少因疾病而丧失的工作能力方面起到了积极的作用。卫生技术评估的内容包括:卫生技术的功效、安全性、成本和效果(效益)及社会影响(伦理、道德等)等。卫生技术评估的最终目的是充分利用现有的卫生资源,促进社会公众健康发展,合理利用现有卫生资源去满足人民日益增长的卫生需求,从而实现以最小的投入产出最大的健康效益。

随着全球经济的不断发展，人民生活水平的提高，卫生系统将面临提供更好的卫生服务和保证资源投入价值更高的压力，各国也越来越重视对卫生技术的评估。

卫生技术评估成果的传播是促进公众健康的手段之一，对目标人群产生多层次的影响。对于个体水平而言，个人的行为直接对个体健康产生影响，因此，卫生技术评估成果的传播最主要目标是个人。卫生技术评估成果的传播可以作用于影响个人行为改变的倾向因素即健康行为相关的知识、信念、态度、技能与自我效能。对于群体水平而言，个人所归属的社会关系和社会网络对个人及其健康状况会产生重要影响。卫生技术评估成果的传播可以通过家庭、朋友、班级等小群体内部特定传播形式传递健康信息，影响群体行为。对组织水平而言，通过有确定结构的正式团体如协会、俱乐部、妇联、基层卫生保健机构等，可以向其成员提供健康信息、形成支持及开发促进行为改变的政策。对于社区水平而言，通过信息传播，倡导和促进社区来创建支持健康生活方式的政策或社区组织，减少有害健康的社会或物质环境因素，从而促进社区整体健康水平的提高。对于社会水平而言，主要通过大众传播手段，促使社会作为一个整体环境对个人和群体的行为发生影响，包括社会习俗、观念、价值取向、法律和政策，以及经济、文化、物质与信息环境等方面。

卫生技术评估成果的政策转化效率与效果，不仅与评估质量高低以及政策窗口开放时期有关，而且与卫生技术评估成果传播环节密切相关。许多研究人员越来越重视研究成果传播，并把成果传播视为获得同行关注、公众支持和决策者重视的必要过程。

## 三、卫生技术评估成果的传播要素

卫生技术评估成果传播过程必须有一些基本因素存在，这些基本因素称为传播要素，主要包括：传播者、受传者、信息、传播媒介和反馈。

**1. 传播者** 又称为传者，在卫生技术评估成果传播中，传播者作为信息的主动发出者，既可以是学者专家、卫生技术评估机构，也可以是卫生技术评估成果的使用者向更多的受传者传播。

**2. 受传者** 又称为受者，是指信息的接受者和反应者，是传播者的作用对象。学者将卫生技术评估成果传播的受传者细化为：临床医生（医生等相关行业协会）、患者或服务对象（个人和患者组织）、供方组织（医院、基层医疗机构和健康管理组织）、医疗保险支付方（政府机构或私营机构）、质量和服务利用监管组织、决策者、医学研究者、医药厂商、新闻专业人员（大众媒体和科学/专业期刊的编辑人员）、教育机构（学校、继续教育机构）等。

**3. 信息** 在卫生技术评估成果传播中，信息主要体现为评估结论和政策建议。依据传播的目的和受众需要适当地设计和取舍信息内容，是取得良好传播效果的重要环节。良好的信息包括四个方面：一是信息的针对性、科学性和指导性。卫生技术评估成果传播包括有关"卫生技术"的知识、证据、观念和行为模式等信息，而且能够有效地指导卫生技术的利用与行为。二是结合目标人群的需求，选择热点话题。只有根据目标人群的需求选择信息内容，才能获取较好的传播效果。三是需要对同一信息进行反复强化。研究表明，简短、反复出现的信息可使受传者加强记忆。四是要注意信息反馈。传播机构应建立健全信息反馈机制，不断了解受传者反应，发现并解决其中的问题，从而提高传播质量。

**4. 传播媒介** 传播媒介又称传播渠道，是信息的载体，也是将传播过程中各种要素相互联系起来的纽带。在传播过程中充分利用媒介资源，尽量使用两种或两种以上的传播媒介，使之达到优势互补，保证传播目标的实现。

**5. 反馈** 是受传者对传播者的反作用。反馈是传播者与受传者之间进行双向性和互动性信息流通的重要机制。受传者接受并反馈信息的真实体验，传播者获得反馈信息是其目的，并根据反馈内容及时调整传播的内容和方式,由此在科学的基础上形成良性循环以获得更好的传播效果。

上述五种传播要素环环相扣、缺一不可,是卫生技术评估成果传播成立的基本条件。传播过程具有结构性,传播过程的各个要素之间形成一种相互作用的总体结构,任何一个要素的变动都会影响到整个传播过程。

# 第二节 卫生技术评估成果传播的大众传播

卫生技术评估成果的大众传播是指卫生技术评估专业机构、传播机构和人员通过报刊、书籍、电视、互联网等大众传播媒介广泛地向为数众多的社会公众传播卫生技术评估信息的过程。

## 一、卫生技术评估成果大众传播的特点

1. 大众传播者是专业性机构、传播机构和人员,控制着传播的内容和过程。
2. 大众传播的信息是公开的,公共的,面向社会公众,且传播的速度快,覆盖的范围广。
3. 大众传播的受众为数众多,既分散又广泛,大众传播因此具有广泛的社会影响。
4. 大众信息传播以单向性为主,存在信息反馈延缓和缺乏主动性的问题。
5. 大众传播媒介是以先进的技术为基础的分发系统和设备,决定着信息的物理形式、时空范围、速度和数量。传播材料的统一生产和重复利用,可保证信息的标准化和规范化。

## 二、卫生技术评估成果传播大众传媒的选择原则

随着科技的迅速发展,大众传播的发展也日新月异。恰当地选择传播媒介是取得预期传播效果的重要保证。与卫生技术评估成果传播有关的大众媒介,主要包括印刷媒介、广播媒介、电视媒介、网络媒介和电子出版物等。在选择传播媒介时,应遵循如下原则。

(1)针对性:不同的大众媒介有各自不同的传播方式和特点,应根据不同的传播目的、受传者的特点和需求等选择有针对性的媒介。

(2)时效性:尽可能将 HTA 信息以快捷的速度和畅通的渠道传递到目标人群,如电视、广播、网络等。

(3)可及性:根据媒介在当地的覆盖情况、受众对媒介的拥有情况和使用习惯来选择媒介。如以往城市地区多以互联网作为传播媒介,农村多以广播作为传播媒介;而目前城市和农村地区都多以移动网络为传播媒介。

(4)经济性:根据当地的经济状况,从经济实用的角度考虑媒介的选择。尽可能选择相对成本低且社会效益好的媒介。

(5)综合性:采用多种媒体渠道组合的策略,选择两种或两种以上的传播媒介,从而达到优势互补的目的,保证传播目标的实现。

## 三、卫生技术评估成果传播的大众媒介

大众媒介在卫生技术评估成果传播方面有很重要的作用,与卫生技术评估成果传播有关的大众媒介,主要包括两大类:印刷类媒介和电子类媒介。印刷类媒介主要包括报纸和杂志,电子类媒介主要包括广播、电视和新媒体。新媒体概念是 1967 年提出的,指的是在新的技术下,利用数字、网络和移动技术,通过互联网、无线通信网、卫星等渠道以及电脑、手机、数字电视机等终

端,向用户提供信息和娱乐服务的传播形态和媒体形态。当前可用于卫生技术评估成果传播的新媒体主要包括互联网媒体、手机媒体和电视新媒体。

### （一）印刷媒介

印刷媒介是信息化时代前卫生技术评估成果传播的主要工具,具有鲜明的特点:①可以迅速大量地印刷生产。②信息较为详细。印刷产品所载信息较为详细全面,读者可以获得比较系统的信息。③信息具有可选择性。读者可以根据自己的需要和爱好,在众多的信息中选择自己感兴趣的内容加以阅读。④信息具有可保留性。印刷产品所载信息可以长期保存,随时取阅,反复研读。⑤信息成本低廉。相对于电子设备不必一次性投入大量资金。⑥印刷媒介的威望较高,专业性较强。其缺点是:文化程度低、识字少的人和文盲无法充分使用和分享其中的信息。

### （二）广播媒介

卫生技术评估成果传播首选广播媒介的情况比较少,多为广播媒介对其他媒介的传播内容进行二次开发,对卫生技术评估成果进行深度分析或再次传播。它的特点为:①用声音来传播信息,有较特殊的目标人群。②传播范围广,适应不同文化程度的听众,对受众的文化水平无明显要求。

### （三）电视媒介

卫生技术评估成果传播选择电视媒介往往局限于新闻或专家分析等专业性栏目,受众比较集中。其特点:①画面传播,内容具体易懂。②声像并茂,视听兼容。③形象生动,印象深刻。影视节目有很强的穿透力和影响力,尤其能产生一种独特的潜移默化的传播效果。④电视传播的范围广泛,受众人数众多。广播媒介与电视媒介的缺点是:不便重复,影响逻辑思维,易造成负面效果。

### （四）新媒体媒介

新媒体媒介是信息化时代后卫生技术评估成果传播的主要工具。网络媒体的信息传播不同于其他媒体,在信息的内容、表现形式和传播方式等诸多方面具有鲜明的特征。具体表现在:①信息海量。网络媒体的信息传输量丰富,这是传统媒体无法相比的。网络媒体贮存和发布的信息量巨大,因此被形象地比喻为"海量"。②信息的形式多样。网络媒体的信息形式表现丰富多样。网络超文本链接功能和多媒体功能集文字、图像、音频、视频、动画等多种信息表现形式于一体,为受众提供绚丽多彩、全面逼真的信息服务,这是网络媒体独有的优势。③信息发布及时便捷。传统媒体的信息发布需要经过一系列的操作流程,并且在时间上有所延迟;而网络媒体的信息发布几乎可以做到实时更新,特别是在遇到突发状况时,网络媒体通常是公众及时获取信息的首选渠道。④信息易于检索。网络媒体通过超文本链接的方式,将丰富的信息加以贮存和发布,用户可以方便地通过输入关键词的方式进行资料的检索,为信息的再利用带来了极大的便利。

越来越多的专家和智库意识到,决策部门和卫生政策的制定者不是评估成果的唯一需求者,相关社会团体和大众也应成为卫生技术评估成果传播的对象。公众的观点往往是影响公共政策议程的关键,现实的知识转化情形不是简单"评估研究 - 政策行为"的点对点模式,许多情况下是"评估研究 - 公众意识 / 公众意见 - 政策行为"的过程。越来越多的案例发现,激发公众舆论能够吸引并保持政府相关部门对相应议题的关注。

另外,一些评估结果的传播不仅仅在于政策转化,其直接目的就是要改变大众的认知、生活方式与行为习惯,帮助大众识别一些卫生技术的优劣和真伪以及协助卫生行政部门调控新技术的应用节奏等,譬如对吸烟危害的评估、食品安全的评估以及干细胞等新技术的临床应用是否成熟的评价等,通过大众传媒传播的效果会更好。

# 第三节　卫生技术评估成果传播的专业渠道

大众媒介可以把卫生技术评估成果在更大范围传播,但也存在传播的目标人群过于宽泛、传播针对性不强的局限,除非具有重大社会影响,否则利用大众媒介引起决策部门和决策者关注的可能性不大。利用大众媒介传播卫生技术评估成果还要考虑大众的理解能力,其成果往往以新闻或科普的形式发表,可能会影响成果表述的科学性。因此,评估机构和评估人员等也很关注卫生技术评估传播的专业渠道。

## 一、专业学术途径

与卫生决策相关的一些部门选择通过学术期刊、座谈会、研讨会和论坛等专业性平台获取有关决策信息。卫生技术评估机构和专业人员对通过上述途径传播卫生技术评估成果也比较熟悉。如瑞典卫生保健技术评估委员会(Swedish Council on Technology Assessment in Health Care)将每年 30% 的预算用于宣传,通过全国性和地方性的会议、讲座和培训班,让医务人员、患者和卫生决策者都充分了解信息,使评估结果更多地正面影响卫生决策。

**1. 学术期刊**　是一种经过同行评审的期刊,发表在学术期刊上的文章通常涉及特定的学科。学术期刊展示了研究领域的成果,并起到了公示的作用。适用于卫生技术评估成果传播的期刊很多,涉及卫生经济、卫生管理、医院管理、卫生政策等。

**2. 座谈会**　是由训练有素的主持人以非结构化的自然方式对目标知情对象进行的访谈。主要目的是从适当的目标人群中抽取访谈对象,通过听取他们谈论卫生技术评估涉及的话题来得到观点。与卫生技术评估成果传播有关的座谈会有不同形式,如评估报告的研究人员发表评估意见,利益相关方(包括患者群体代表)共同参与讨论,从而进一步核实评估结果,有助于形成合理决策。

**3. 研讨会**　是专门针对某一行业领域或某一具体讨论主题在集中场地进行研究、讨论交流的会议。常用于制定政策、发展战略、提供方法等。由于研讨会专业性强,卫生技术评估成果传播的目标人群清晰,评估研究机构和人员可以根据情况安排研讨内容和确定邀请人员,所以传播效果比较好。研讨会与座谈会有同样的功能,与会人员可以充分讨论,互相交流,传播效果直接。

**4. 论坛**　传统实体参与的学术论坛,卫生技术评估机构和专家可以与决策者和其他利益相关方进行面对面的交流,但受到时空限制。现在卫生技术评估机构和专家选择网络交流性论坛,传播卫生技术评估成果,相关与会人员可以不受时空限制地进行交流。

**5. 共享平台**　建立卫生技术评估网络共享平台,整合政府、HTA 机构、医院和相关企业、高校研究中心等多方资源,实现人力、信息、技术等的资源最大化。

## 二、政　策　简　报

向政府决策部门提交 HTA 政策简报是卫生技术评估传播的主要形式。信息报告一定要简单明了。相较于学术文章,单刀直入的简报往往更具有针对性,评估问题的重要性或紧迫性,评估结果的综合性,评估建议的明确性等。评估的信息报告一般由三部分组成:摘要、科学概要报告和技术报告。摘要包括题目、作者、实施机构、发表时间、发表语言、目标、方法、结果、建议等。科学概要报告包括卫生技术评估的发起者、委托者、实施者、支付者和用户,为什么开展评估,为什么选择在某个特定时间,评估的技术及其特征,信息来源,对安全性、效果等五个方面的评估是如何开展、实施的，研究的主要结论和建议等。技术报告需要阐明评估题目、作者、利益冲突、方法、背景信息、结果、讨论、结论、建议、参考文献等。

# 第四节 卫生技术评估成果传播效果

## 一、卫生技术评估成果传播效果概述

卫生技术评估成果传播是一个动态的过程。信息由传播者出发，经历一定的时间，依次流动至受传者，并经由反馈回路流回传播者，始终处于流动状态。卫生技术评估人员作为成果传播的主体，应研究通过哪些微妙而又多样的途径，来影响政策制定者的观念；通过什么样的渠道和哪些受传者沟通，让评估成果进入决策领域和引起社会大众的关注。

卫生技术评估可以通过各种传播方式来影响卫生政策和改变大众的认知，但在不同的环境下，评估人员和政策制定者以及大众的需求、偏好、风险和优势都各有不同，传播效果并不一定达到预期，有时甚至出现与传播者预期完全相反的情况。对于评估机构和评估人员来说，要提高传播效力，进而影响政策，需要了解政策环境的复杂性和传播的相关技巧。

**1. 把握决策环境**  为了使评估结果尽快转化为政策，评估人员应根据所处的政策环境，认真地设计和实施评估，并将评估结果传递给相关的卫生部门。但这并不是简单的策略就可以完成的。在传播时要注意三点：第一，要把握住那些最适合采纳和应用评估成果的人；第二，要根据政策环境的变化做出灵活的反应；第三，传播需要持续性，短短的一篇政策简述和一场研讨会，往往不能对政策产生持续的影响。

**2. 注意政策的开放时机**  卫生技术评估工作一旦完成，就会马上转入传播阶段。在多数情况下，这时的传播效果比较好。但有时某些评估成果没有形成社会的关注焦点和决策部门的关注热点，可能不会引起受众的注意。如20世纪80年代初期，一些专家学者进行了大量的吸烟危害的评估，并及时进行了传播，但未达到预期效果。原因之一是当时慢性病的预防与控制还没有成为社会民生关注的重点。如果这些评估成果在我国制定并实施健康2020行动时进行传播就可能获得良好的效应。

**3. 依据需要选择传播媒介**  卫生技术评估机构和专业人员如何在诸多传播媒介之间做出选择，可以从媒介丰裕度模型获得启发。媒介丰裕度模型使用四种标准来区分媒介的信息传输能力：获得及时反馈的能力，多种提示信息的利用，自然语言的使用以及对个体的关注。能够满足上述所有或多个标准的称为丰裕媒介，而不具备或只具备上述少数特征的传播渠道被称为匮乏媒介。在卫生技术评估成果传播中，所有传播媒介或渠道，均可以根据这四项标准在丰裕与匮乏之间得到排列。

**4. 针对不同的受众，选择不同的传播方式**  目标人群的特征会影响卫生技术评估成果传播效果。对于个体受传者可以通过邀请参加研讨会或直接交流传播；对于群体受传者需要制定相应的传播技术和策略。以患者为传播对象，可以选择大众媒介、社区宣传、医患交流等形式；对医务人员和决策者可以采用专业渠道、培训、继续教育等；对医院等机构可以通过制定标准、规范和发布信息等。此外，还要注意改善传播的信息刺激强度、对比度、重复率和新鲜度等结构性因素以及受传者的观点倾向等功能性因素，充分重视受传者接受传播信息的心态与需求。

## 二、卫生技术评估成果传播效果的影响因素

卫生技术评估成果传播效果的影响因素包括四个方面，即传者因素、信息因素、受者因素和

媒介因素。研究影响传播效果的因素，目的在于探索这些因素产生的原因和效果，及时减轻或者排除干扰因素的影响。

**1. 传者因素**　传者作为卫生技术评估成果传播的主体，需要具有专业的医学知识和必要的传播与教育技能，同时还要具备收集、整理、传递信息并处理反馈信息的能力。

（1）做好传播信息把关人。传播者需要不断更新自身的知识和技能，努力提高自身业务水平；努力制作科学的、社会公众通俗易懂且容易接受的传播材料；建立健全监督和评价机制，对信息传播进行质量控制等。

（2）树立良好的传播形象。根据国内外评估研究和实践表明，传播者在社会公众中所建立的信誉和威望越高，传播所取得的效果就越好。

（3）加大传播双方共通的经验范围。在卫生技术评估成果传播双方有相互接近的文化背景和生活方式，或者是语言与文字的便利时，传播双方的共通经验范围就更大，传播的效果就更好。

**2. 信息因素**　卫生技术评估成果传播的信息内容需要根据传播的目的和受众进行取舍，并进行良好的设计，这是取得良好传播效果的关键环节。

（1）传播的信息要具有针对性，证据等级要高，证据质量要好。信息的内容尽量单一，行为目标要求明确，实现目标的方法要简便易行。

（2）根据目标人群需求选择合适的信息内容，从而达到较好的传播效果。

（3）对重点传递信息需突出强化。相关研究表明简短、生动、形象、反复出现的信息可以使受传者记忆深刻。

**3. 受者因素**　卫生技术评估成果传播的受众通常是社会公众，他们存在群体差异也有个体特征，有丰富的信息需求。根据以上特征建立反馈机制并制定合理的传播策略，是提高传播效果的重要途径。

（1）受传者具有选择性心理。人类时刻都在和外界环境进行交互，同时也在不断地对环境做出反应。选择性心理表现在选择性地注意、接触、理解、记忆等，同时人类对符合自身观念、个性、需求等的信息更加感兴趣。

（2）受传者对信息需求的共同心理特征。受传者对信息也具有基本要求：信息的真实可信；信息的新鲜新奇；信息的简洁明了；信息在工作、生活和需求等方面与受传者接近；信息的内容避免说教的方式。

（3）受传者接受新信息的心理行为发展过程。受传者这一心理过程通常分为知晓、决策、采纳和巩固四个阶段。如果按照受传者的这一心理特征制订相应的传播内容和干预计划，那么传播就会取得更好的效果。

（4）受传者对信息的追求和使用。社会公众不仅局限于选择性地接受传播信息，也主观能动地寻求和使用信息。社会公众对信息自发地寻求和使用主要表现在：潜在的健康需求或者是处于特定的生理阶段对特定信息产生需求等。

**4. 媒介因素**　卫生技术评估成果传播要充分利用媒介资源，而且注重媒介的综合利用，确保更好地达到传播目的，扩大传播的效益。在这一传播过程中，采取的措施表现为：①大众传播作为主导，重点人群的人际传播和群体传播作为辅助；②人际传播或群体传播为主导，以相关成果传播材料，如传单、手册、幻灯片等作为传播的辅助手段。③多种传播形式并用，从而开展综合性的卫生技术评估成果传播的教育活动。

## 本章小结

成果传播是卫生技术评估的重要内容之一，能否有效的传播影响着卫生技术评估结果对卫生决策或社会干预的效果。应根据卫生技术评估影响的目标人群和评估的作用等选择大众传播方式和专业传播渠道。要想提高卫生技术评估成果传播效果不仅要掌握影响成果传播效果的因素,而且要注重把握决策环境、政策的开放时机,选择合适的传播媒介和受众,以及选择不同的传播方式。

## 思考题

1. 如何理解卫生技术评估成果传播的概念和意义?
2. 提高卫生技术评估成果传播的效果应注意哪些问题?
3. 卫生技术评估成果传播的专业渠道有哪几种?

（马　莉）

# 第十四章  评估决策转化

卫生技术评估是国际上广泛应用于卫生领域决策的一种科学循证决策工具，而卫生技术评估结果决策转化（以下称评估决策转化）是连接科学研究与医疗卫生决策间的桥梁，在医疗技术价格制定、医保准入等领域发挥着关键的证据支撑作用。

## 第一节  评估决策转化概述

### 一、知识转化与决策转化

#### （一）知识转化
知识转化早在 20 世纪 70 年代以研究利用（research utilization）出现在文献中并逐渐成为学界研究热点。知识转化的英文表达有多种形式，加拿大健康研究所统一使用知识转化（knowledge translation），这是目前最广泛的用法。在卫生领域，知识转化通常是指知识整合、传播、交流和符合伦理使用的动态和循环的过程，用以改善人群健康，提供更有效的卫生服务、技术和产品，加强卫生服务体系建设。

#### （二）循证卫生决策
循证卫生决策的概念源于循证医学。1990 年，《美国医学会杂志》首次提出"卫生决策要以证据为基础"，应针对具体的卫生问题，慎重、准确、明智地应用现有最佳研究证据，同时结合当地实际情况和民众的服务需求，制定出切实可行的卫生政策。

#### （三）评估决策转化
决策转化属于知识转化的概念范畴，评估决策转化是知识转化的一种形式，是决策转化理论在卫生领域的应用。评估决策转化的概念尚没有非常清晰的界定。国内有学者认为，评估决策转化是指卫生技术评估机构在政府的组织、协调和支持下，独立开展卫生技术评估活动，并将评估结果反馈给政府或其他政策制定者，服务于公共政策制定。也有学者认为，评估决策转化是通过法律、机制、规定等将卫生技术评估嵌入决策流程，将评估结果纳入证据库并作为决策依据之一的过程。

### 二、评估决策转化的意义

#### （一）可以提高卫生领域决策的科学性
卫生决策面临的困难之一是研究者与政策制定者之间存在链接断层，导致科学研究结果与政策制定者所需的支持证据之间出现脱节。其主要原因是科学研究和卫生决策之间的复杂联系，两者在不同层次上相互作用，但往往又存在隔阂，而这也是从"知"到"行"的障碍之一。作为一种科学决策工具，卫生技术评估在国际上已经得到广泛应用，其理论和方法学已经渗透到卫生政策乃至更广泛的社会政策研究过程中，成为各国卫生决策的重要组成部分。卫生技术评估决策转化可以为卫生决策提供高质量的科学证据，有效提高卫生领域决策的科学性。

## （二）可以改进卫生资源配置，提高利用的公平性及效率

卫生领域的效率和公平是对立统一的，效率促进公平，公平依赖效率。人们对医疗卫生的需求正逐渐上升，在社会经济资源有限的前提下，医疗卫生资源的公平高效配置和利用尤为关键。卫生技术评估的决策转化是确保卫生资源合理配置和利用的重要方法和依据，对卫生技术的技术特性、经济特性和社会适应性进行系统评价并实现决策转化，可有效改进卫生资源配置，提高利用的公平性和效率。

## （三）有效保障高效优质的医疗卫生服务的提供

随着人口老龄化进程的加快以及疾病谱和医学模式的转变，世界各国在卫生领域机遇和挑战并存。医疗技术的科研开发本身支出耗费巨大，医疗技术的推广应用同样需要消耗巨大的经济资源。医疗技术的研发和应用必须考虑如何有效利用卫生领域的资源，这对卫生领域如何进行科学决策提出了新的挑战。卫生技术评估的转化可以科学辅助卫生决策筛选出经济有效且优质的卫生技术并推广使用，保障卫生服务体系良性运转，从而保证卫生系统持续提供高效优质的医疗卫生服务。

# 三、评估决策转化理论模型

## （一）渥太华研究应用模式

渥太华研究应用模式由渥太华大学学者于 1998 年提出（图 14-1），其知识转化过程中的核心包括基于证据的变革、潜在采纳者、实践环境、干预措施、变革采纳和结果评价 6 大关键因素。该模式知识转化是一个动态、互动的过程，包括评估、监控和评价 3 个阶段。其关注证据应用过程，为推动基于证据的变革提供了宽泛且综合的框架，目前已被广泛应用于循证实践中。该模式清晰阐述了证据应用从评估、监测到结果评价的全过程，而且适用于不同层面变革的推动，包括个体、团队机构、系统等。此外，该模式虽然整体上呈线性结构，但所有关键要素之间并不是单向关系，而是相互影响的过程。

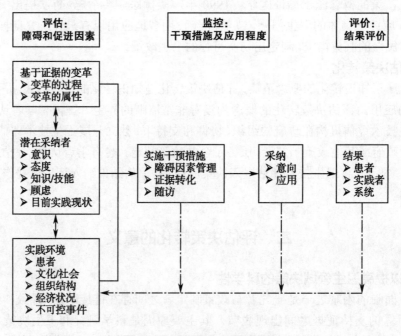

图 14-1 渥太华研究应用模式

## （二）知识转化框架

知识转化框架于 2006 年被学者提出，旨在促进实践者、决策者、研究人员、患者及公众等将

研究结果应用于实践(图14-2)。该框架将知识转化视为一个动态的循环过程,包括知识产生和知识应用2个环节。知识产生环节包括知识查阅、知识整合和知识产出3个步骤。知识产生的过程可看作倒置的漏斗,顶部为各种类型的知识,从漏斗的顶端向下逐层筛选、裁剪,知识不断地得到提炼,最后形成最有效且最符合利益相关人群需要的知识产出。知识应用环节旨在促进知识向实践转化的行动变革过程,包括确定问题及解决问题所需知识,将知识引入当地情景,评估障碍因素,选择、裁剪、执行干预措施,监测知识应用,结果评价及维持知识应用7个步骤。通过结果评价将知识应用整合到系统中,并进行持续的监测和评估,以维持知识的持续应用,将尚存在的问题及新出现的问题转入下一轮的知识转化循环。因此,知识应用环节是一个循环、动态的过程,各步骤相互作用并受知识产生环节的影响。

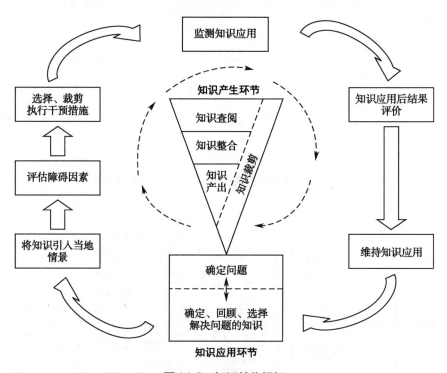

图14-2 知识转化框架

### (三)卫生技术评估研究成果决策转化理论模型

卫生技术评估研究成果决策转化理论模型由我国学者于2013年开发(图14-3)。该模型重点突出决策方和研究方两个方面的影响因素。对于决策方而言,作为卫生技术评估研究成果的利用者,其评价及使用研究成果的能力、决策风格将对研究成果的成功转化产生影响;对于研究方而言,作为研究成果的产出方,其研究成果的质量,包括研究设计和分析方法上的科学性、用于实践环境的实用性和时效性等,将直接影响相应成果的决策转化。该理论模型针对更为具体的研究成果向决策转化的过程,其重点在于挖掘研究成果向决策转化全过程中的影响因素。另外,它强调对知识转化全过程的影响因素进行归纳探讨。

### (四)卫生技术评估决策转化"三阶段"分析框架

卫生技术评估决策转化"三阶段"分析框架由我国学者2019年提出。该模型认为评估结果决策转化的难点在于决策转化的过程而非其成果表现的形式。因此,该模型将评估结果决策转化定义为三个阶段的过程性转化:①前期认知准备阶段——认知以及能力建设;②决策转化核心阶段——卫生技术评估嵌入卫生决策过程并且在实际决策时真正基于卫生技术评估成果;③成果实施阶段——最终决策的具体实施以及卫生技术评估成果的传播。三个阶段有着紧密的联系,下一阶段的推进往往取决于上一阶段的发展程度,并且成果实施的成效又将影响到认知环节,环环相扣表现出评估结果决策转化的总体情况(图14-4)。

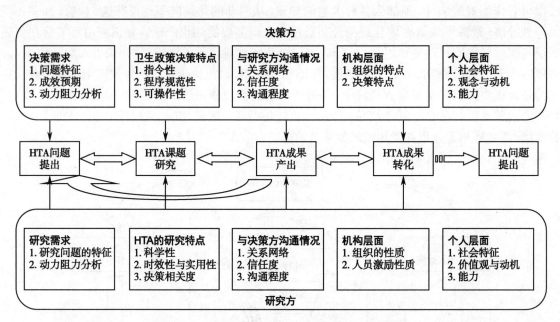

图14-3 卫生技术评估研究成果决策转化理论模型

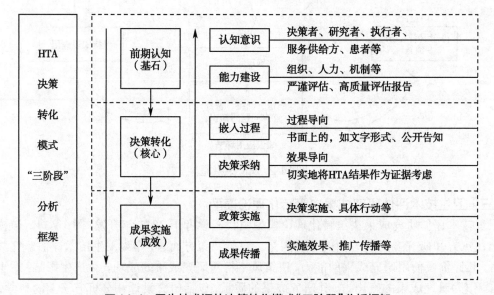

图14-4 卫生技术评估决策转化模式"三阶段"分析框架

# 第二节 评估结果决策转化体系

## 一、评估决策转化参与方

评估结果决策转化参与方涉及决策者、研究者、企业、患者、医疗方、医保方等。卫生技术评估决策转化参与涉及面较广,相互关系比较复杂。不同的参与方对于评估结果转化的观点和诉求有共同点,也有不同之处。各方在评估结果转化中承担的作用不同,为了实现其有效转化,需要各利益相关方清楚地认识到评估决策转化的重要性和必要性，积极参与到卫生技术评估的转化中。

## 二、评估决策转化动力的内涵要素

### （一）证据影响力

评估决策能否产出科学严谨又贴近决策需要且有实用性的证据，将决定其对决策的潜在影响程度，亦对相应研究结果的决策转化具有极为重要的意义。同时，选择合适的时机提交发布研究证据或研究结果，也有利于促进其决策转化。

### （二）机构支持力

卫生技术评估研究机构能够为相应研究成果转化提供指导指南、人员培训、激励机制等支持措施；研究人员所在机构的支持情况，也被认为是转化动力的重要组成部分。如一些机构对研究人员提供研究成果决策转化的培训，提供相应指南并安排专业人员提供技术支持，在考核激励措施制订上强调研究结果的决策应用情况（如研究报告获得领导批示、研究结果被引用为决策依据等），这都将促进相关研究结果的决策转化。

### （三）渠道连接性

卫生技术评估研究方与决策方等相关利益群体之间的信息传递渠道需要保持通畅。在卫生服务体系中，宏观管理者、服务提供者、购买者等利益群体对相关卫生技术在安全性、有效性、经济性以及社会伦理等方面的研究证据有极大的需求。同时，不同利益群体的价值判断标准也有所不同。为了充分表达或了解需求、传递整合有关研究证据结果，进而促进其决策转化利用，研究方和相关利益群体之间必须着力于构建相互紧密连接的沟通渠道。

### （四）交流协作度

卫生技术评估研究方与决策方等研究结果利用群体在课题选题、调研实施、报告形成、结果传播等关键环节进行较为充分的沟通交流；决策转化不仅仅是向决策方传递知识信息，它还强调研究方和决策方之间的沟通交流和通力协作。如在课题启动阶段，双方交流有助于明确研究目标，确保课题与决策需要高度相关；而在课题正式推进过程中的沟通交流，将有助于解决课题遇到的困难、更准确深入地分析课题研究结果，并为后续成果传播和决策利用打下良好的基础。

### （五）决策方推动力

决策方的推动对卫生技术评估研究的决策转化也具有重要意义，具体表现为能够较好解读运用卫生技术评估研究证据，积极推动决策转化。决策方首先需要克服传统决策模式中决策过程非透明化、对使用科学证据要求不严格（甚至只重经验、漠视证据）等方面的不良影响；在接收相应卫生技术评估研究结果或文本之后，能够正确解读并综合判断是否将相应卫生技术评估研究证据运用于决策；对拟用于决策的研究证据，能以一定积极性推动其决策转化。

## 三、评估决策转化流程

### （一）卫生技术评估问题提出

卫生技术评估问题的界定是卫生技术评估决策转化的逻辑起点，其不仅是一种客观存在的事实或者情况，也是一种主观感知和集体行动的产物，是一种由相当数量的社会成员感觉到的与人的利益、价值和要求相联系的，并由团体活动所界定的，以及为政府所认可，认为必须加以解决的问题。卫生技术评估的问题的界定包括问题感知、问题搜索、问题定义和问题具体化四个相互联系的阶段。有多种方法和技术可以用于卫生技术评估问题的界定，如边界分析、类别分析、综摄法、头脑风暴法、多视角分析等，它们有着各自的目的、程序、知识源泉和偏好标准。卫生技术相关问题在社会生活中始终存在,卫生技术评估问题的提出需通过清晰明确的规则和稳健的方法,标准、透明、包容和独立地为待评估的卫生技术进行优先级排序,同时确保排序结果符合实际情况和社会价值,促成普遍共识后,依据优先级的排序结果将有限的卫生资源和卫生技术评估资源在遴选技术间科学分配和选择。在优先级确定中可结合各国疾病谱、疾病负担、现有卫生技术评估能力等因素设定卫生技术的优先级划分标准,以确保最稀缺的优质卫生技术评估资源分配给高优先级卫生技术。

### (二)卫生技术评估证据形成

要使卫生技术评估更好地、真正有效果地服务于卫生决策,必须要保证卫生技术评估决策作用过程的循证、规范、透明等,以及实际产出结果的有效、可接受、可操作、公众信赖等,即形成高质量的卫生技术评估证据有效科学决策是重要的先决条件。实施卫生技术评估体系建设顶层设计是高质量卫生技术评估证据形成的重要保障。卫生技术评估专业组织机构建设、设计良好的运行机制、高质量研究人才队伍的培养和梯队建设、卫生技术评估指南制订和完善、先进方法开发与应用、评估标准制定与质量控制、综合信息平台建设、稳定且充足的资金供给保障等都是形成高质量卫生技术评估证据的必要条件。

### (三)卫生技术评估决策转化

卫生技术评估决策转化环节是整个决策转化体系的核心和关键,合理有效的转化机制是实现卫生技术评估决策转化的重要保障和推手。国际上比较成熟有效的卫生技术评估决策转化机制包括:①法律保障,如英国等国家都通过立法确定了卫生技术评估的法律地位和社会价值,通过具有严肃约束力的公开告知的形式,确定决策制定环节中需要纳入卫生技术评估的方法理念或结果报告;②制度安排,如决策部门选择拟干预的卫生技术与政策,指令相关卫生技术评估机构进行评估,决策部门根据卫生技术评估机构的评估结果确定干预技术和政策实施的优先领域和实施次序,并向政府提出政策建议。

### (四)卫生技术评估成果执行

成果执行是卫生技术评估决策转化的实践环节,即通过各种有效的措施和手段,促使卫生技术评估决策转化成果内容变为现实的行动过程。例如,将某种创新药纳入医保报销目录等。卫生技术评估转化成果的高效执行需要具备以下要素。

**1. 执行者因素** 执行者(包括执行机构和相关人员)是政策执行活动的主体和执行力的核心要素。执行者的素质、价值观、认知水平、利益取向、执行心态及能力发挥等往往决定了卫生技术评估决策转化成果执行的效果。

**2. 资源因素** 卫生技术评估决策的高效执行力要求高素质人力资源的保障;信息资源是减少政策执行不确定性的重要条件;权威资源是执行者选择和配置政策工具、提升执行力的权力基础;财物资源是其他资源的基础。

**3. 工具因素** 执行者选择和配置什么执行工具,以及执行工具运用得恰当与否,直接关系到卫生技术评估决策转化的执行效果。

### (五)卫生技术评估决策传播

传播是卫生技术评估决策转化必不可少的一个环节,是实现卫生技术评估知识有效扩散的基本途径。高效率、高质量的传播能促进研究人员及时交流最新卫生技术评估资料,提高卫生技术评估创新效率;能实现卫生技术评估决策转化成果的扩散应用,提高卫生技术评估成果的开发利用效率;能促进对卫生技术评估转化成果的有效普及,提高各利益相关方的卫生技术评估科学素养。现实的卫生技术评估传播中,传播机制是否有效、传播渠道是否畅通,直接影响卫生技术评估决策转化的成败。采取有效可行的措施,建立卫生技术评估决策转化的传播机制,优化传播渠道,克服传播障碍,实现卫生技术评估决策转化的有效传播,比如发表学术文章、举办学术会议、媒体宣传等,可以让更多人了解卫生技术评估方法、卫生技术评估决策转化过程、卫生技评估决策成效等。

### （六）评估决策转化影响评估

决策转化影响评估是卫生技术评估决策转化过程中不可或缺的一步。只有通过影响评估，才能够判断卫生技术评估决策转化是否达到了预期效果，从而决定这项政策应该继续、调整还是终结；同时，通过影响评估，还可以总结卫生技术评估政策执行的经验教训。决策转化影响评估是一个有规律可循的系统过程，通常包括准备、实施和结束三个阶段。可用于卫生技术评估决策转化影响评估的方法较多，按照不同的标准分为不同的类型：①以是否可量化为标准，分为定量评估方法、定性评估方法和定量定性结合评估方法；②以卫生技术评估决策转化过程的阶段为标准，分为制定过程评估方法、执行过程评估方法；③以卫生技术评估决策转化过程的不同阶段的比较为标准，分"始 - 终"对比评估、"始 - 中"对比评估和"有 - 无"对比评估。方法的选择根据具体情况确定。

## 四、评估决策转化的特点

第一，评估决策转化包含从卫生技术评估成果产生到推广运用于实践传播的整个过程；第二，评估决策转化并不是一个简单的线性过程，也并不一定是一次性行为，而更可能是一个在实践过程中不断发现问题、不断改进的螺旋上升的过程；第三，评估决策转化并非仅靠研究方进行推动，而需要卫生技术评估各利益相关方的交流协作，即决策转化不是单方面的单向行动，而是双向的或多方面的相互作用；第四，评估决策转化强调对研究中产生的知识进行及时整合，并在实践中推动卫生相关领域的进步。

# 第三节　评估决策转化实践

## 一、国际评估决策转化实践

### （一）国际评估决策转化实践基本情况

为了跟踪各国卫生技术评估的实践和发展，世界卫生组织秘书处进行了一项调查以评估各国的卫生技术评估状况。该调查第二轮于 2021 年完成，127 个国家积极响应，其中 82% 的国家在国家层面和 / 或地区层面系统开展过基于正式卫生技术评估的卫生决策。各国卫生技术评估提供的卫生决策信息主要包括：规划 / 预算（78% 的国家和地区）、临床实践指南（75% 的国家和地区）和卫生福利计划的设计（65% 的国家和地区）；约 55% 的国家 / 地区表示卫生技术评估为公共卫生方案的议定、公共药品采购、护理质量指标和医疗技术定价的决策提供了信息；30% 的国家 / 地区使用卫生技术评估提供的资料来确定绩效薪酬方案。就立法环境而言，53% 的受访者表示立法要求在保险范围和健康福利方案决策中考虑决策过程的结果，然而，只有 33% 的受访者提到决策过程的结果被认为具有法律约束力。

### （二）国际评估决策转化典型经验

一些欧美和亚太国家在卫生技术评估决策转化方面积累了丰富实践经验，其中具有代表性的国家为英国。

英国作为最早一批开始实施卫生技术评估的国家，已经具备相对完善和成熟的机构体系和机制。成立于 1999 年的英国国家卫生与临床优化研究所（NICE）被认为是利用卫生技术评估研究结果促进卫生循证决策的典范。NICE 的资金支持全部来自政府公共预算。对于每一个卫生技术评估项目，由 NICE 组建项目评估团队完成卫生技术评估报告及相关指南的制订。参与者主要包括卫生部和 NICE 的卫生技术评估中心、专题项目管理团队、外部研究团队和各利益相关方等。

NICE 开展的卫生技术评估项目主要负责对药物或医疗技术等的临床和成本效果展开评估，临床方面主要基于临床数据、实验等来评估药物或医疗技术的安全性、有效性等问题；而经济学方面主要基于患者可能的预算诊疗成本花费来论证是否具有经济性、能否体现物有所值的问题。其中，在经济性方面，通常采用某一普遍认可的指标 - 增量成本效果比来表示每增加 1 个质量调整生命年所需的经济成本，从而根据增量成本效果比值来决定是否会被纳入 NHS 系统。

2000 年 3 月 1 日至 2020 年 4 月 27 日，英国共发布了 652 项卫生技术评估，并产生了 942 条评估建议，每个评估可以包括一个或多个建议（表 14-1）。卫生技术评估建议通常分为 5 类：推荐、限制使用、仅在研究中使用、用于癌症药物基金和不推荐使用。在 942 项卫生技术评估结果建议中，84% 的评估结果建议是积极的（包括：推荐、限制使用或用于癌症药物基金）。其中，推荐使用 478 项（50.74%），限制使用 215 项（22.82%），仅在研究中使用 28 项（2.97%），用于癌症药物基金 36 项（3.61%），不推荐使用 131 项（13.91%），终止评估 54 项（5.73%）。就评估方法而言，单一技术评估共 476 项（50.53%），多技术评估共 462 项（49.00%），快速评估 4 项（0.42%）。

表 14-1　2000—2020 年英国 NICE942 项卫生技术评估结果建议类型分解

| 建议类型 | 单一技术评估 | | 多技术评估 | | 快速评估 | |
| --- | --- | --- | --- | --- | --- | --- |
| | 项目数 / 个 | 占比 /% | 项目数 / 个 | 占比 /% | 项目数 / 个 | 占比 /% |
| 推荐 | 196 | 41.00 | 278 | 58.20 | 4 | 0.80 |
| 限制使用 | 117 | 54.40 | 98 | 45.60 | 0 | 0 |
| 仅在研究中使用 | 5 | 17.90 | 23 | 82.10 | 0 | 0 |
| 用于癌症药物基金 | 36 | 100.00 | 0 | 0 | 0 | 0 |
| 不推荐使用 | 68 | 51.90 | 63 | 48.10 | 0 | 0 |
| 终止评估 | 54 | 100.00 | 0 | 0 | 0 | 0 |
| 合计 | 476 | 50.50 | 462 | 49.10 | 4 | 0.40 |

## 二、我国评估决策转化实践

### （一）我国评估决策转化实践现状

近年来，卫生技术评估在我国决策转化发展迅速。2016 年，国家卫生计生委联合科技部等 5 部委联合印发了《关于全面推进卫生与健康科技创新的指导意见》和《关于加强卫生与健康科技成果转移转化工作的指导意见》，明确提出要建立卫生技术评估体系；2018 年，在国务院发布的《关于改革完善医疗卫生行业综合监管制度的指导性意见》中也提出将卫生技术评估作为监督管理医疗技术和服务全生命周期管理的手段；2019 年，国家卫生健康委成立了国家药物和卫生技术综合评估中心；同年，经全国人大审议通过的《中华人民共和国基本医疗卫生与健康促进法》中明确提出"卫生技术的临床应用，应当与其功能任务相适应，遵循科学、安全、规范、有效、经济的原则，并符合伦理"，进一步强调了卫生技术评估的重要性。

### （二）卫生技术评估与创新药品医保准入

虽然卫生技术评估在我国起步较晚，但随着中国医疗卫生体制改革的逐步深化，卫生技术评估目前正处于快速发展阶段。从卫生技术评估的决策转化与应用方面来看，近年来，卫生技术评估已成为我国医药卫生体制改革，特别是国家基本医疗保险药品目录与国家基本药物目录的制定与调整等工作部署中不可或缺的一部分。随着国家基本医保药品目录调整的常态化，我国创新药品医保准入谈判机制已基本确立，卫生技术评估作为创新药医保准入谈判必须提交的证据，在国家医疗卫生重大决策中发挥的作用日益彰显。

国家医疗保障局践行以价值为基础的谈判理念，2018—2022年连续五年开展国家医保药品目录准入谈判工作，累计有数百种创新的、救急救命的药品通过谈判新增进入目录，价格平均降幅超过50%。以2021年为例，协议期内221种谈判药累计报销1.4亿人次，为患者减负1 494.9亿元。总体而言，国家医保药品目录准入谈判工作取得了预期的惠民成效，其中基于药物经济学评价的价值购买发挥了至关重要的作用。

### （三）我国评估决策转化体系构建要素

1. 做好卫生技术评估决策转化顶层设计，建立卫生技术评估决策转化机制。中国需要根据自身情况，借鉴已有的相关经验，探索打造出适宜的具有中国特色的卫生技术评估决策转化路径。积极开发决策层，提高卫生技术评估相关方尤其是决策层对卫生技术评估辅助决策的意义认知，为卫生技术评估的应用和决策转化奠定基础。尝试借助一定的决策影响力来构建起促使卫生技术评估决策转化的相关制度机制、方法、路径等，真正实现卫生技术评估的循证决策价值。尝试将卫生技术评估决策方法纳入相关法律制度，并明确相关组织机构的权责、尽早建立起中国的卫生技术评估决策转化机制。

2. 加强卫生技术评估机构能力建设以及培养专业化卫生技术评估人才队伍。要真正实现中国卫生技术评估决策转化的最大化效用，必须要保证产出的卫生技术评估结果具有较高的质量、较强的时效、较好的操作性等，完备的卫生技术评估组织机构建设、人才基础是保证高质量产出的前提。建立国家卫生技术评估体系，当务之急是要汇集相关专业人才和力量，形成专业对口、业务过硬的人才队伍。在大学推进卫生技术评估学科建设和专业设置，引导开辟卫生技术评估研究方向，为卫生技术评估体系建设培养后备人才。

3. 形成较为权威的第三方卫生技术评估机构体系，促使决策过程更加科学。由于我国卫生技术评估起步较晚，目前尚未形成独立的卫生技术评估机构体系，权威性也有待加强。因此，建立完备的、权威的、独立的卫生技术评估机构体系，可以对全国范围内的卫生技术评估工作起到总体统筹、项目协调、过程监管、技术指导、方法规范和学术引领作用。

4. 推动医疗卫生决策中各利益相关方的充分参与。我国现阶段的卫生技术评估与卫生决策过程尚未实现患者等利益相关方的充分参与，医疗服务提供者对卫生技术评估也缺乏足够的认识，这可能导致卫生技术评估证据在反映患者真实需求和临床真实诊疗环境上存在一定偏倚。因此，未来的卫生技术评估应该包含更广泛的利益相关方参与，邀请患者和患者组织、医疗服务提供者、医保支付方和生产企业等各个利益相关群体的代表参加卫生技术评估咨询会议，明确定义不同利益相关方的角色和义务，促进各个利益相关方之间的直接沟通，并将不同利益相关方的意见纳入证据生产和应用的全过程中。同时，还可以考虑建立专门用于传播卫生技术评估结果的网站，提高决策的公开透明度；考虑建立相关申诉与反馈机制，允许利益相关方对卫生技术评估结果提出异议或改进建议等，进一步推动建立科学、规范、透明的卫生技术评估流程。

## 本章小结

评估决策转化是知识转化的一种形式，是决策转化理论在卫生领域的应用。评估决策转化具有现实意义，可以提高卫生领域决策的科学性，改进卫生资源配置和利用的公平及效率，有效保障高效优质的医疗卫生服务的提供。评估决策转化理论模型，包括渥太华研究应用模式、知识转化框架、卫生技术评估研究成果决策转化理论模型和卫生技术评估决策转化"三阶段"分析框架。评估结果决策转化体系包括评估决策转化参与方、评估决策转化动力的内涵要素和评估决策转化流程。

**思考题**

1. 请简述评估决策转化的意义。
2. 评估决策转化常见的模型有哪些？
3. 评估决策转化的流程是什么？

（黄卫东）

# 第四篇　应　用　篇

## 第十五章　医疗器械评估

医疗器械是重要的卫生健康干预技术手段，开展对其规范的评估对医疗资源配置、创新技术选择与合理使用而言有重要的意义和作用。本章以医疗器械作为 HTA 的研究对象，结合国内外典型案例，介绍 HTA 在医疗器械评估方面的应用。

医疗器械（medical device）指直接或者间接用于人体的仪器、设备、器具、体外诊断试剂及校准物、材料以及其他类似或者相关的物品，包括所需要的计算机软件。医疗器械与诊治技术结合，共同构成维护人民群众健康的关键临床诊治服务，因此，强化医疗器械及相关诊治技术评估，是强化监管管理、规范临床应用的关键技术路径，可有效支持医疗器械和诊治技术发挥其应有的临床价值。

医疗器械技术与药物不同，具有创新迭代快、临床效果证据缺乏、技术应用场景多、经济价值测算难、存在学习曲线等特点，为常规卫生技术评估（health technology assessment，HTA）方法工具应用带来挑战。2011 年世界卫生组织发布《医疗器械卫生技术评估指南》，目前全球很多国家均利用 HTA 进行医疗器械评估。在我国，大型医用设备和植入类、介入类重点医用耗材一直是国家相关部门关注的重点，其临床应用风险高、购置和使用费用昂贵，带来临床应用挑战和群众负担问题。自 20 世纪 90 年代末，国务院卫生相关部门陆续强化此类重点医疗器械的临床监管管理，逐步推动建立全生命周期管理模式，强化临床使用的安全性、有效性、经济性、适宜性等多维度证据分析评估的要求。

## 第一节　医用设备评估

医用设备是重要的资产装备。为杜绝公立医院盲目配置和应用大型医用设备，国务院卫生部门自 20 世纪 90 年代末持续建立完善大型医用设备规划配置与临床应用管理体系，提出甲、乙类大型医用设备配置管理目录建议，制定管理办法并组织定期评估，从安全性、有效性、经济性、适宜性等角度综合分析医疗资源配置必要性和技术使用合理性。HTA 可有效支持国家甲、乙类医用设备配置使用管理决策。

# 一、基本路径

国家、地方卫生行政部门或公立医院层面组织开展的医用设备评估采取一般性卫生技术评估的通用路径,包括问题定义、证据分析、评审论证、决策制定、实施转化5个基本环节(图15-1)。

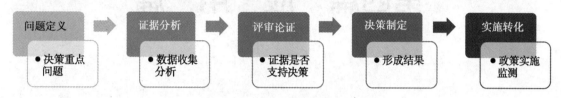

| 问题定义 | 证据分析 | 评审论证 | 决策制定 | 实施转化 |
| --- | --- | --- | --- | --- |
| ●决策重点问题 | ●数据收集分析 | ●证据是否支持决策 | ●形成结果 | ●政策实施监测 |

**图15-1　卫生技术评估通用流程**

基本环节具体应包括8个步骤:①确定评估问题;②确定评估设计;③汇总评估二手证据;④收集分析一手数据信息;⑤证据评审及结果建议形成;⑥报告撰写;⑦专家审议;⑧推动政策转化与实施。8个步骤环环相扣,形成一个完整的从主题确定,到评估评审,再到决策建议形成及转化应用的完整卫生技术评估流程(图15-2)。

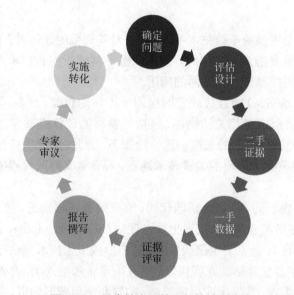

**图15-2　卫生技术评估一般性技术路线**

# 二、评估设计及方法

针对医用设备评估主要类型包括:完整卫生技术评估(full HTA,fHTA)、快速卫生技术评估(rapid HTA,rHTA)等类型。选择设备评估设计时需综合考虑设备决策目的、决策周期和证据充分性(表15-1)。

**表15-1　医用设备两类HTA设计特点比较**

| 项目 | fHTA | rHTA |
| --- | --- | --- |
| 侧重主题 | 医疗设备应用的多个适应证及其相关操作 | 单类疾病或具体操作评估 |
| 评估目的 | 政策决策(优化配置、医保补偿、应用管理) | 临床或管理决策、信息咨询 |

续表

| 项目 | fHTA | rHTA |
|---|---|---|
| 评估维度 | 技术特性、安全性、有效性、经济性和其他（可及性、适宜性、患者意愿等） | 安全性、有效性为主，也可包含部分经济性分析 |
| 评估方法 | 系统评价、模型研究、一手数据收集、专家咨询 | 已发表系统评价或一般综述、专家咨询 |
| 数据来源 | 文献、机构数据、专家意见、平台数据库 | 文献、专家意见，可收集机构数据 |
| 技术要求 | 较高 | 一般或偏低 |
| 研究时长 | 6个月以上 | 2周~6个月 |

注：根据14个国际权威性HTA机构开展的40份医用设备HTA报告梳理提取，涉及内窥镜手术操作系统（手术机器人）、螺旋断层放疗系统（TOMO）、电子计算机断层扫描设备（CT）等三类设备。

医用设备评估维度主要包括技术特性、安全性、有效性、经济性及其他（适宜性、可及性、创新性、公平性和社会伦理等），一般采用定性定量结合的方法，收集二次研究和原始研究数据进行分析。根据设备类型和研究问题的不同，评估方式存在一定差异，如rHTA比fHTA时间短，要求低。

## 三、关键技术要点

医用设备卫生技术评估一般包括评估设计、评估实施、内外部专家论证三个阶段，具体技术流程包括8个关键步骤，其中步骤1~3对应评估设计，步骤4~7对应评估实施，步骤8是评审论证环节（表15-2）。根据评估类型、委托方及实施者情况，可压缩或删减步骤。

**表15-2　HTA基本步骤及技术要点**

| 步骤 | 技术要点 |
|---|---|
| 确定问题 | 开展文献研究及利益相关者分析，确定评估需求，划定研究问题范围；参考循证医学PICOS原则将委托方需求转化为可回答的科学研究问题 |
| 评估设计 | 撰写研究计划书，建议包括：研究背景、研究问题、研究方法与内容、时间安排等内容 |
| 汇总评估二手证据 | 结合医疗器械或手术程序干预主题证据可得性，建议按照指南、HTA报告、SR/meta分析、RCT等证据强弱顺序优先考量纳入，优先检索相关性强的文献，按照系统文献综述方法进行整理分析，并开展质量评价；同时对评估内容开展相关领域专家咨询，以便对文献证据进行补充 |
| 收集分析一手数据信息 | 有条件情况下，需要对医疗器械应用或手术操作开展医疗机构实际数据调研，围绕评估问题收集成本、质量、效率、效果等相关数据信息，一般使用问卷调查、定性访谈、机构数据抽取等方法 |
| 证据综合 | 对文献证据及专家咨询结果进行汇总分析，必要时组织专家进行内部论证 |
| 完成报告 | 撰写技术报告及针对决策者的摘要报告 |
| 评审论证 | 开展内外部专家咨询论证，确定最终结论和推荐意见 |
| 政策转化实施 | HTA主要为临床决策和政策决策制定而开展，研究者需要积极通过发布和宣讲研究结果、组织会议研讨交流、支持形成相关政策文件等方式，推动结果应用转化 |

### （一）评估设计

评估设计重点关注确定干预技术和对照技术、评估角度选择、维度和指标选择、具体数据收集分析方法确定等关键问题。评估者应与决策者、医护专家和设备研发人员等充分沟通，了解技术设计原理，掌握使用现况和问题，并理解决策的需求和重点。

### （二）评估实施

评估实施过程主要是针对各类证据的系统收集和梳理，根据具体评估需要，组合运用文献综述、问卷调查、专家咨询、队列研究等定性定量研究方法。

**1. 文献综述**　评估实施应首先进行二次研究证据检索分析，根据实际要求，确定检索策略和文献范围。即便在时间要求紧急的情况下选择 rHTA 设计，也应尽可能开展严谨的系统评价设计分析文献证据。在文献数量和质量尚可条件下，快速评估可选择纳入指南、HTA 报告、系统文献综述 /meta 分析、RCT 等高等级文献证据作为一般性综述基础。

**2. 专家咨询**　评估过程需要临床、管理、政策、卫生经济等各领域专家参与，如协助构建评估指标表，部分设备还需要了解研发企业、使用者及公众的反馈意见，因此需要组织专家咨询活动。

**3. 原始研究**　为了解医用设备临床使用情况、获取有关信息和参数，往往需要真实世界数据，可通过组织开展收集数据和信息的活动获得。设备相关一手数据重点包括机构层面临床应用现况调查及患者层面成本效果等相关数据。医用设备数据需要调集电子病历、医院财务、手术登记随访等多个系统获取。设计基于临床实际数据的队列研究时，需关注操作者个体因素对设备使用影响的问题，特别是个体医生学习曲线和团队磨合曲线对于质量效果的影响问题。

**4. 模型分析**　医用设备成本测算、成本 - 效果分析、预算影响分析往往需要开展基于模型的分析。需要确保方法严谨及模型假设合理，并尽量贴近现实情况收集有关参数。

### （三）评审论证

无论是单一机构开展的医院卫生技术评估（HB-HTA），还是国家和地方政府部门开展的甲乙类医用设备评估，均应组织评估结果的外部专家评审论证，组织代表行业、领域和特定决策方向的权威性专家，进行评估结果及质量的综合评审，通常以会议形式听取评估结果并提供反馈或修订意见。

# 第二节　耗材评估

## 一、基本路径

医用耗材是特殊的医疗器械，具有使用次数有限（消耗性）、渐进创新、产品分类复杂等特点。

医用耗材卫生技术评估参考 HTA 一般性流程和技术路径。医用耗材评估应综合考虑多场景临床应用的决策需要，集合纳入更多的综合证据。

## 二、评估设计及方法

医用耗材评估设计大体分为 rHTA 和 fHTA 两类，国内外文献显示 rHTA 应用较广。

医用耗材 HTA 主要评估维度包括安全性、有效性、经济性等，一些特定目的评估还可能涉及可及性和适宜性等研究服务组织层面影响的维度。

rHTA 和 fHTA 均需采取多种方法组合方式获取多来源、多类型证据，包括基于文献综述的二次研究和收集一手数据的原始研究，也包括利用临床应用真实世界数据（RWD）开展效果、安全、成本分析等。

## 三、关键技术要点

医用耗材卫生技术评估一般包括评估设计、评估实施、评审论证三个阶段，具体技术流程与前面设备评估类似。

（一）评估设计

因为医用耗材分类多、代际特点复杂、临床应用数据不全面，其评估的角度或重点，是总体设计的重点和难点。目前国内外 HTA 报告的选题主要关注不同类型/属性的同类耗材比较或不同诊疗操作或手术术式比较，支持临床指南制订或医保准入决策。可针对创新产品开展 rHTA 为卫生政策决策者提供快速信息咨询（如新产品临床准入预判），或服务医院层面耗材新产品准入和采购决策。

总体来看 fHTA 比 rHTA 对证据全面性的要求更高，研究设计更严谨，人力时间投入更大。近年来，随着决策周期不断压缩，对 HTA 提出了更高的时效性要求，推动了 rHTA 应用的扩大，对方法严谨度、证据完备性也提出了新要求（表 15-3）。

表15-3　医用耗材两类 HTA 设计特点比较

| 比较要点 | 完整卫生技术评估（fHTA） | 快速卫生技术评估（rHTA） |
| --- | --- | --- |
| 侧重主题 | 同类耗材中不同亚类/组间全面比较 | 同类耗材中某亚组或特点产品评估 |
| 评估目的 | 重大决策（如指南更新或支付政策制定） | 快速决策咨询或信息简报撰写 |
| 评估维度 | 安全性、有效性、经济性及其他影响 | 安全性、有效性，可包括经济性 |
| 数据来源 | 多数据来源，包括二次研究、原始数据、模型数据、专家意见等 | 二次研究和专家意见为主，也可补充调查数据或模型研究结果等 |
| 方法 | 系统评价、模型研究、原始研究、专家咨询 | 系统或非系统文章综述、专家咨询 |
| 时间 | 6 个月以上 | 1 周至 6 个月 |
| 技术要求 | 较高 | 一般或偏低 |
| 报告篇幅 | 信息详细，篇幅较长 | 信息简短，篇幅较少 |

注：根据 14 个国际权威性 HTA 机构开展的 43 份医用耗材 HTA 报告梳理提取，涉及人工晶状体、骨关节和冠脉支架等三类耗材。

（二）评估实施

与医用设备评估类似，医用耗材评估实施也需要针对各类证据进行系统收集、梳理和分析，根据具体评估主题和设计情况，组合运用文献综述、问卷调查、专家咨询、队列研究等定性定量研究方法。

1. 文献研究　fHTA 和 rHTA 均需开展基于文献的系统评价，系统梳理已发表证据并作证据质量评估。fHTA 开展系统评价，运用 PICOS 原则定义检索问题和内容，并严格按照系统文献综述要求开展有关研究证据的梳理分析；rHTA 采取一般性文献综述或系统评价方法对二手证据进行快速检索分析。fHTA 和 rHTA 的二次研究部分均应汇报文献检索方法和排除纳入标准等基本方法。

2. 原始研究　医用耗材评估一般需要收集实际临床的成本费用（直接/非直接医疗费用及非医疗费用等）及效果数据（如患者生活质量等）。需要关注结果指标设定，同时关注医疗耗材普遍存在的学习曲线问题，区分熟练和非熟练操作对于诊疗效果效率的影响。

3. 模型研究　医用耗材评估一般采取马尔可夫模型（Markov model）或决策树模型（decision tree model）进行成本效果模拟，并采取预算影响分析模型进行经济影响模拟。总体看马尔可夫模型适合状态转归较多的复杂场景，而决策树适合较简单的决策场景。对于特定复杂场景，这两类模型也可以结合使用。

（三）评审论证

对于研究机构或医院组织的 HTA，原则上也需要组织权威性外部专家对结果进行充分论证，并提出统一的决策推荐意见。国内现有医用耗材决策场景包括临床诊治指南更新、定价制定、医保目录准入、支付标准设计、临床新耗材产品选择等，可根据具体评估委托方和已有决策机制设计评审论证环节。

# 第三节　体外诊断技术评估

体外诊断（in vitro diagnostics，IVDs）试剂是疾病筛查、诊断、疗效预测及预后评估的重要辅助工具，在当前精准医学模式转变发展背景下，其逐步发挥重要作用，需要加强综合评估，满足监管管理政策制定需要。

## 一、基 本 路 径

IVDs 作为特殊的医用耗材，其卫生技术评估仍参考 HTA 一般性流程和技术路径，结合 IVDs 应用场景和价值维度，凝练提出重点评估问题。

以 IVDs 为代表的诊断技术，是医用耗材管理和评估的重点和难点。IVDs 应用场景多样化、技术生态圈复杂，涉及医疗卫生机构、第三方检验机构和家庭等，在临床诊治流程和路径中定位不清，往往为监管管理带来挑战。医疗器械临床性能和有效性评价总体缺乏高质量证据，特别是 IVDs 等诊断类耗材，其助力诊断和治疗及改善预后的价值判断仍缺乏充分的临床证据支持。核酸检测和快速抗原检测等 IVDs 产品技术引起关注，一定程度上推动了临床研究和评估证据的积累和储备，带动了 IVDs 相关 HTA 的开展。

## 二、评估设计及方法

IVDs 评估仍参考耗材 HTA 基本设计及技术要求。2010 年世界卫生组织建立了全球重大疾病所需 IVDs 产品的资格预审制度并建立了 IVDs 风险分级框架，同时在 2017 年提出了基本诊断技术目录，欧盟委员会也发布了新的法令规范 IVDs 分类。我国医保部门近期也在开展耗材编码、通用名定义和支付标准设定的工作，为明确 IVDs 主题、开展评估及根据风险程度确定有关证据要求提供了基本分析框架。

评估开展过程中，关注对于应用场景（临床和非临床）的区分，从特定类别患者诊治全服务流程角度，判断评估切入的场景和证据分析需求。对于 IVDs 临床效果指标，一般以灵敏度和特异度等反映诊断精准程度，在实际评估中还应考虑对于患者治疗结局的影响。欧美国家近期讨论的 IVDs 专用评估框架，对理解此类技术价值提供了更丰富的分析框架，纳入对患者就医体验、服务依从性、心理健康影响的分析，并从患者角度分析缩短检测等待时间、减少随访检查次数和节约间接诊疗成本等带来的非临床价值。从患者角度看价值，需要更加注重患者自报告结局的使用，了解患者对自身健康、功能以及结局偏好的意见。

## 三、关键技术要点

IVDs 一般可参考医用耗材卫生技术评估设计实施要求，可采取 fHTA 或 rHTA 设计。

### （一）评估设计

**1. 确定决策场景和评估目标**　IVDs 技术应用场景复杂，部分对人群健康影响大的技术还需考虑卫生服务体系层面影响分析，因此基于现况调查和分析进行决策场景的判断及评估目标的设定是研究设计的关键一步。

**2. 灵活开放选取多来源证据**　不同类别 IVDs 的效果和影响多样化,需更灵活开放地选取各级各类的证据,包括文献研究和原始研究证据,强化 RWD 应用,结合选题和应用场景选择回顾性、前瞻性等真实世界研究设计来获取数据。

**3. 组织多方利益相关者参与**　IVDs 使用涉及医患、医疗机构、第三方检测机构及决策部门等多个利益相关方,设计过程需要广泛了解各方反馈和意见,确保评估的合理性和可操作性。

### (二)评估实施

目前 IVDs 的 HTA 实施,面临主要技术难点问题包括:文献证据提取分析方法,相对效果评估中安全性、有效性、生活质量相关的终点和替代指标选择,对照技术和比较技术选择,综合证据级别分析和质量判断,RCT 和非 RCT 研究内部效度控制等内容。

欧盟 HTA 联盟开发的 *EUnetHTA* 核心模型(版本 3)方法指南目前在 IVDs 评估方面应用较多,该框架于 2021 年启动新一轮复杂医疗器械和 IVDs 评估方法学指南研究,并于 2022 年 5 月公布专项指南初稿。

## 本章小结

HTA 概念和定义随着时代进步不断变化,对 HTA 应用提出了新的方法学挑战,医疗器械及相关诊治技术 HTA 仍需要顺应变化,不断完善和修订,特别在我国卫生高质量发展目标的指引下,HTA 如何支持医疗器械技术决策,仍需要研究者及利益相关者共同提出技术路径和合理方案。

### 思考题

1. 请简述医疗器械评估维度有哪些,分别举例说明。
2. 列举常用的医院医疗器械,若对其中一个进行医疗器械评估,需要做哪些工作?确定哪些指标?
3. 请选择 1 种医疗器械设计一份评估方案,细化实施步骤、评估维度和指标。可选择 rHTA 或 fHTA 设计。

(肖　月)

# 第十六章 药物评估

药物（pharmaceutical substance）是用于预防、治疗、诊断人的疾病，有目的地调节人的生理机能的物质。因关乎人的健康和用药安全，世界各国对药物的上市采取严格的注册审批等行政许可。当药物以一定的制剂形式，规定了适应证或者功能主治、用法和用量，获得许可上市后即成为药品（drug）。药物技术评估，包括了以进入药物临床试验或上市许可为目的的有效性、安全性、稳定性、均一性技术评价，以及以目录遴选、费用补偿、再注册、合理使用等为目的的上市后经济学评价和综合评价。本章以创新药、罕见病药物和中药为例，讨论有关卫生技术评估的一般原理和方法在药物技术评估中的应用。

## 第一节 创新药评估

药物创新是人类与致病威胁斗争、不断挑战寿命极限的成果，是医药科学技术发展的集成结晶。药物从活性物质到上市药品的转变，需要经历药物初选、非临床研究、临床试验等多个阶段，这一过程大约耗时 10～15 年，进入临床试验的药品，仅 7.9% 能够获批上市。创新药评估一直在风险和获益间寻求某种平衡，一方面，为了攻克疾病治疗难题、尽快惠及病患群体，需要积极探索加快创新药物上市的监管科学手段；另一方面，由于全新的作用机制、作用靶点，或既往无用药经验，人体用药安全风险存在诸多未知，需要从严监管保护患者的权益。此外，创新药往往价格昂贵。创新药技术评估一直是药物技术评估的难点和热点。

### 一、创新药概述

#### （一）创新药与新药

创新药（novel drug）与新药（new drug），在药品注册管理中是不同的概念，对此，世界各国（或国际组织）的界定和表述不尽相同。在我国，新药是指未在中国境内外上市销售的药品，即"全球新"。根据物质基础的原创性和新颖性，将新药分为创新药和改良型新药。创新药一般包括新化学实体（new chemical entities，NCEs）、新分子实体（new molecular entities，NMEs）或新活性物质（new active substance，NASs）；美国又把创新药细分为首创药（first in class）与一般创新药，首创药也称一流药，特指作用机制与已有药品不同的药品，即"机制新"。改良型新药包括结构改良（新的光学异构体，成酯、成盐，改变酸根、碱基或金属元素，或者形成其他非共价键衍生物等）、制剂改良（新剂型、新的给药系统、新处方工艺、新给药途径）、新复方和新适应证。新注册的药物所指范围更广，除了新药，还包括仿制药（仿制与原研药品质量和疗效一致的药品）、进口药、生物类似药等。

#### （二）创新药与专利药

创新药上市之初多数持有有效专利。专利权是指国家根据发明人或设计人的申请，向社会公开发明创造的内容，以发明创造对社会具有符合法律规定的利益为前提，根据法定程序在一定期限内授予发明人或设计人的一种排他性权利。专利保护的目的是鼓励发明创造，推动发明创造的应用，提高创新能力，促进科学技术进步和经济社会发展。医药行业作为创新密集型行业，知识产权为药品的创新研发提供了激励和保护，并促进了新药问世和工艺改进。我国的专利分为发明专利、外观设计专利和实用新型专利，专利保护期分别为 20 年、10 年和 10 年。药品专利申请一般在药品初选阶段就已获得授权，因此在创新药上市后其实质专利保护期限往往只有数年。专利权是把双刃剑，一方面保护了创新者或药企的市场独占权，另一方面则可能降低患者的可获得性和可负担性。而在专利到期后，此时仿制药上市且价格大多降至创新药价格的 60% 以下，则会出现与上述完全相反的情况。在药物技术评估中，不同的立场和应用环境对专利的偏好程度是不同的。例如，在基本药物目录遴选时，创新药专利保护是一项负面因素，代表着高昂的价格和不稳定的可及性（独家）；而在医保药品目录遴选时，则鼓励满足临床需求的创新药进入，但要保证其价格在医保基金可接受的支付价格水平内。

### （三）创新药与价值医疗

药物上市的根本目的是解决患者的需求。药物研发应该以患者需求为核心，以临床价值为导向，这已经成为普遍共识。但药物创新活动，不仅是为了尚未满足的临床需求，同时也是现代医药产业发展的动力源泉。企业基于自身战略发展规划，在新药研发的管线布局上有各自考量，因此每年上市的新药中，多数为模仿性新药和改良型新药；我国近年上市新药中创新药占比平均值不足 15%，研发基础相对薄弱，产品同质化问题较为突出。很多上市的新药实现了"药物新"，却没有明显的临床价值优势。例如，对健康产出的中间指标有一定改善，但在终点指标上差异无意义；新药在上市前的临床试验疗效一般是与安慰剂对照的结论，在真实世界中，与阳性对照药物相比优势差异无统计学意义。德国卫生保健质量和效率所（Institut für Qualität und Wirtschaftlichkeit im Gesundheitswesen, IQWIG）评估了 2011—2017 年德国上市的 216 个新药（含新增适应证），结果无附加效益（added benefit）证据的新药居然超过半数（58.80%）。在药物上市许可评估时，一般采取非劣原则；但在上市后的技术评估中，应当充分考虑临床价值、经济价值、患者价值和社会价值。为了加快具有重大临床价值的创新药上市，我国以及美国、欧盟各国等建立了加快审评程序，如突破性治疗药物（breakthrough therapy designation）、附条件批准（conditional approval）、优先审评（priority review）、快速通道（fast track）、加速批准（accelerated approval）等，并纷纷建立了以临床价值为导向的研发指导原则，如我国《以价值为导向的抗肿瘤药研发指导原则》、人用药品技术要求国际协调理事会（The International Council for Harmonization of Technical Requirements for Pharmaceuticals for Human Use, ICH）《以患者为核心的药物研发议题文件》（*Patient Focused Drug Development*, PFDD）、美国 FDA 的系列指南等。

## 二、创新药技术评估

药物评估主要回答以下几个方面的问题：一是某种物质能否作为药品用于预防、诊断或治疗疾病；二是药品在大范围人群中使用后的确切疗效和安全性如何；三是作为一种稀缺资源，药物使用后取得的结果与成本相比如何；四是药物的使用是否得当以及影响药物使用的因素。

### （一）新药注册评价

新药注册评价，是对药物安全性、有效性和质量可控性的系统评价，是一个严谨、科学的研究过程，世界各国和地区的药品监督管理部门均制定有复杂的质量管理规范、研发技术指导原则和注册审评程序。新药按照类别和创新程度，所要求的评价重点和内容不同。

**1. 药学与药理毒理学评价** 创新药拟开展临床试验前，须通过药品注册管理部门的新药临床试验申请（investigational new drug, IND）评估审批，综合已有的毒理、药理、药代动力学等非临床研究结果，以判断非临床研究数据对拟进行的临床试验的支持程度，也称为非临床研究评价。包括在首次人体临床试验前的非临床药代动力学（剂量效应或浓度效应关系、给药途径、吸收、分布、代谢和排泄)、药理学(药物作用机制、药理作用、生理学效应)及毒理学数据的综合评价、药物质量评价，必要时还要进行药物基因组学和蛋白质组学评价。

**2. 临床试验评价** 临床试验是指在人体内进行的研究，用于回答与研究药物预防、治疗或诊断疾病相关的特定问题。通常采用两类方法对临床试验进行描述。按研发阶段分类，分为I期临床试验、II期临床试验、III期临床试验、IV期临床试验以及生物等效性试验。根据药物特点和研究目的，研究内容包括临床药理学研究、探索性临床试验、确证性临床试验和上市后研究(图16-1)。各研究内容的试验设计侧重点不同，基本包括随机、盲法、对照等。附条件批准上市的创新药，往往仅完成II期单臂临床试验(single-arm clinical trial)，更多的确证性试验和不良反应考察，在上市后规定期限内按照要求完成。这也是上文价值医疗中提及的创新药技术评估的一个难点，在目录遴选和临床决策中，往往需要比较创新药与已有疗法，但又缺少头对头(head-to-head)的阳性对照(①公认的、广泛使用的；②有良好循证医学证据的；③有效性预期可重现的)RCT证据支持。

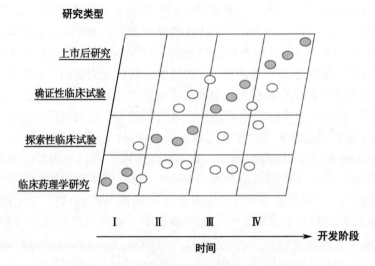

**图16-1  临床研发阶段与研究类型间的关系**

注：实心圆代表在某一研发阶段最常进行的研究类型，空心圆代表某些可能但较少进行的研究类型。

药物临床试验应当在具备相应条件并按规定备案的药物临床试验机构开展，应当经伦理委员会审查同意，遵守药物临床试验质量管理规范。

创新药结束III期临床试验(或在临床试验某个阶段)，完成支持药品上市注册(new drug application, NDA)的药学、药理毒理学和药物临床试验研究，确定质量标准，完成商业规模生产工艺验证，并做好接受药品注册核查检验的准备后，经药品注册管理部门审查审批同意，方可上市。

**3. 上市后监测** 创新药上市后监测主要指IV期临床试验。创新药上市之前的临床研究，因试验条件控制严格、纳入病例数有限，缺少大范围人群真实世界应用的验证。一般情况下，对于长期用药的非危重患者，暴露常见不良事件所需总样本量约为1 500例(包括短期暴露)。首次不良事件常在最初几个月内出现，以临床治疗期6个月为例，约需要300～600例样本量来暴露常见的不良事件发生率(例如：总体发生率在0.5%～5%)和变化趋势(增加或减少)。随着治疗时间延长，一些不良事件发生频率和强度有所增加，也有一些严重不良事件出现在药物治疗6个月后，发现此类不良事件需要100例患者至少暴露12个月。尽管在新药临床试验阶段，研发者与管理者对药物的安全性和有效性进行了严格的系统的评价，但由于临床试验的局限性，仍无法准确预测药物已知的不良反应的概率，不可预料的不良反应甚至是严重的药源性疾病也时有发生。

因此，需要通过上市后监测对药品进行更为深入和全面的评价。各国药物不良反应/事件严重度有不同的分级分类方法，使用不同来源数据资料时应当予以关注。

**4. 药物注册的补充研究** 对附条件批准的药品，药品注册证书的有效期（一般为1年）短于正常程序批准的药品（一般为5年），药品上市许可持有人要在药品上市后采取相应的风险管理措施，并在规定期限内按照要求完成药物临床试验等相关研究，以补充申请方式申报来延长注册证书的有效期。

对于已批准药品增加新适应证，所提供的临床研究数据可以来源于两部分，一部分为制药企业发起的临床研究，另一部分为研究者发起的临床研究（investigator initiated trial，IIT）。高质量的IIT结果也可以作为支持批准增加新适应证的重要参考。

### （二）经济学评价

药物经济学是对可选择的卫生干预措施的成本（economic cost）和结果（health outcomes）进行的比较，其中干预措施包括预防用药或药物疗法。本章重点补充有关创新药经济学评价的特别考量。截至2022年，全球已有44个国家和地区制订了适合本国（地区）的药物经济学评价指南（ISPOR，2022），对引导和规范药物经济学研究发挥积极作用。

**1. 药物经济学在创新药技术评估中的应用** 药物经济学是研究如何使用有限的卫生资源实现最大限度的健康效果改善的学科，它已经在宏观卫生决策支持、消除市场失灵、提高药品资源可及性和分配公平性、协助制定临床治疗准则和规范上发挥了实际作用，甚至影响了上市许可持有人创新药的上市定价，如2017年以来国家医保目录调整引入药物经济学评价方法后，增量成本效果评价和预算影响分析结果对创新药的定价模式、上市策略影响深远。

**2. 创新药经济学评价要点** 创新药与一般药物治疗方案相比，药物经济学评价难度更大，究其原因是在临床试验设计和注册审评条件上的特殊性，导致健康产出测量难，如单臂试验、无阳性对照、替代临床终点应用等。在一般药物经济学评价框架基础上，创新药经济学评价需重点回答以下问题。

一是健康产出的测量。①疗效与效果：当创新药缺少与参照药的直接比较时，应尽量选择间接比较或网状荟萃分析数据，以进行各干预措施人群效果的间接比较。RCT数据不可得时，可以考虑使用单个临床试验的数据。优先采用终点指标进行药物经济学评价；当缺少终点指标时，也可以采用比较关键的中间指标进行分析，但通常需要基于已发表研究对中间指标和终点指标之间的函数关系构建模型来预测终点指标。②效用：健康效用值优先使用间接测量法，当无法通过测量获得健康效用值时，可通过系统文献检索，从已发表研究中获取健康效用值。但在使用时需要进行敏感性分析，比较不同研究发表或不同量表测量的同一疾病或状态的健康效用值可能给研究结果带来的影响。

二是对照药物的选择。对照的选择尽可能采用同一治疗分类中的标准治疗方案；如果没有标准治疗方案，可考虑真实世界研究或临床上最常用的常规治疗方案。如果某些疾病目前仍然无有效医疗措施（对照为姑息治疗）或不建议干预，创新药可以与无干预措施进行比较，但须说明该疾病无医疗干预的临床合理性。如果药物属于一个新的治疗药物分类，且适应证与其他药物相同，则选择适应证最相近的药物作为对照。如果研究目的是将某种新干预措施纳入医保目录或医院目录，则前述原则中的对照药优先考虑目录中已有的药品。

三是增量分析阈值。ICER的评判阈值设定不宜固化，取决于参照药物治疗方案是空白对照、姑息治疗、传统治疗还是靶向治疗等。国内文献普遍引用的1~3个GDP/QALY的ICER阈值，加拿大为2万~10万加元，也有国家采取固定阈值（每QALY）上限，如美国≤5万美元（部分组织机构为15万美元），日本≤500万日元（肿瘤药为750万日元），澳大利亚≤5万澳元，超过上限被认为不具有成本效果。

四是模型法参数的考证。由于创新药的经济学评价，多为上市后的二手资料分析，少数为上市前的平行试验，因此模型参数往往有多个来源，包括上市前的临床试验、专家咨询、荟萃分析、本土价格等，必须综合考虑参数的质量等级、数据来源的人群特征、数据收集的国家或地区、数据收集的医疗环境、数据收集时间等因素进行综合权衡，数据来源特征尽量与模型模拟环境一致，并进行敏感性分析或差异性分析。有时不得不进行本土化研究。

**3. 药物利用研究在创新药经济学评价中的应用**　药物利用研究的对象是药物的市场销售、分配、处方和使用情况，强调由此产生的医疗、社会和经济方面的结果（WHO，1977）。常用的药物利用指标有货币单位、处方量、制剂包装单位、规定日剂量（defined daily dose，DDD）、处方日剂量（prescribed daily dose，PDD）。DDD 是指某药用于成人主要适应证（按解剖学 - 治疗学 - 化学分类码所对应的适应证）时指定的日平均剂量，是一个公认的表示药物消费量的技术单位（WHO 药物统计方法学国际组，1982），并不一定与治疗的推荐剂量一致，更能反映真实的群体药品消耗情况；PDD 是各诊断下的平均处方日剂量，适用于无 DDD 值的药物利用评价，如中成药、外用制剂、血浆、过敏原浓缩物、全身和局部麻醉药等。衍生的评价指标有药品费用指标（日费用、年费用、疗程费用、规定日剂量费用）、药占比、处方率、使用强度（每天每千人消耗限定DDDs，每天每百张床位消耗 DDDs）、药物利用指数（drug utilization index，DUI）等。

药物利用研究在创新药经济学中一般用于：①疾病治疗药费负担的测量；②同一通用名相同剂型不同规格药品的价格校正；③预算影响分析中的处方率、使用率和市场占有率（DDDs 占比）；④患者平均用药时长（days of treatment，duration of therapy/treatment，DOT）和疗程（length of treatment，LOT）；⑤国际参考价格比较。当使用 DDD 指标时，需要关注前提条件，如单位体重计算时默认成人的平均体重为 70kg，儿童的体重为 25kg（如果有儿童专用药品）；当首次剂量与维持剂量不同时，以维持剂量为准；当药物可用于预防，也可用于治疗时，一般以治疗剂量为准，但如主要用于预防时，以预防剂量为准。

# 三、创新药技术评估的国际经验

## （一）药品监管科学的支撑

药品监管科学（drug regulatory science）是研发新工具、新标准和新方法，以评估监管的药品的安全性、有效性、质量和性能的科学。监管科学为监管机构服务，致力于解决监管过程中涌现的新问题和前沿科学问题。

**1. 创新药物研发工具**　由监管机构组织制订药物研发工具（drug development tool，DDT）认定程序，新药创制过程中涉及的新的生物标志物、临床结局评价工具（clinical outcome assessments，COAs）、动物模型、替代终点（surrogate endpoints），可以向监管机构申请认定，一旦认定后，其他药物创新可以普及使用，减少新型研发工具的重复评审。如作用机制不明确的神经母细胞瘤抗肿瘤药的无事件生存期（event free survival，EFS）、乳腺癌患者的病理完全应答、流感疫苗的血细胞凝集抑制抗体反应等替代指标用于新药加速审评审批。

**2. 创新临床试验方法**　由监管机构采取多种措施解决临床试验阶段关键问题，使临床试验更加科学、先进和高效。包括：① EMA 的适应性路径（adaptive pathways），针对医疗需求较大，且较难通过传统方式收集数据的疾病治疗手段。基于迭代开发、真实世界数据和患者及卫生技术评估机构提前介入 3 个原则，从受限患者群体开始分阶段审批，逐步扩大到更广泛的患者群体，然后基于早期临床试验数据（使用替代终点）来确认产品的风险 - 利益平衡，从而让患者尽早而逐步地获得药物。②临床试验富集策略（enrichment strategies for clinical trials），前瞻性地用患者特征选择研究人群，提高研发效率并支持精准医疗，基于基因组学和蛋白组学等为患者量身定制治疗方案。③主试验方案和试验网络，在同一个临床试验基础设施架构下，使用总体设计的试验框架同时评价用于特定疾病或疾病亚型的多种疗法，以便在更短时间内有效地解决多个问题。

此外还有拓展队列临床试验、无缝临床试验设计等。

**3. 真实世界证据** 真实世界研究是指针对预设的临床问题,在真实世界环境下收集与研究对象健康有关的数据(RWD)或基于这些数据衍生的汇总数据,通过分析,获得药物的使用情况及潜在获益 - 风险的临床证据(RWE)的研究过程。真实世界证据很早就应用于药物警戒,近年来探索应用于肿瘤和罕见病领域创新药注册审评,通常在无法(或不合理)进行平行对照、初步临床试验数据预测不同干预组间疗效差异很大等情况下应用(图 16-2)。

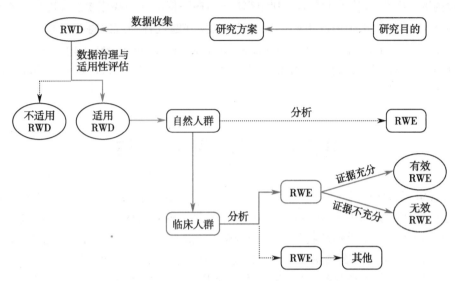

图 16-2 支持药物监管决策的真实世界研究路径

### (二)医保准入与费用补偿

创新药的特征是高技术、高健康效益、高价格,高价药、超贵药物(ultra-expensive drug)是否支付与支付多少成为医疗保险支付方决策时面临的难题。

**1. 创新药的价值评估** 药物价值可视为对医疗成本、获益、风险、生存质量改善等多因素的综合评判,良好的工具对规范评估过程、分享评价结果意义重大。

欧洲部分国家探讨基于创新药附加临床效益的支付比例。德国 IQWIG 根据死亡率、发病率、健康相关生命质量和不良反应 4 个指标,将创新药的附加临床效益分为重大、可观、略有、难以定量、无附加效益和更差六个层级,采取参比价或谈判方式确定支付水平。法国卫生管理局(The Haute Autorité de Santé,HAS)分别建立了临床效益改善程度(Amélioration du Service Médical Rendu,ASMR)和临床效益水平(Service Médical Rendu,SMR)两套评价体系,来决定是否支付和支付比例,与德国不同,ASMR 将创新药的附加临床效益分为重大、重要、中等、较小和无改善 5 个层级。

**2. 外部参考定价在创新药支付中的应用** 外部参考价定价(external reference pricing,ERP)是收集药品在一个或多个参考国的价格,通过统计计算确定药品价格基准或参考价格,应用于药品价格制定或药品谈判,大多应用于限制专利药价格,且一些国家仅用于有新的活性成分的药品价格管制。如加拿大专利药价格评估委员会(The Patented Medicine Prices Review Board,PMPRB)对专利药的定价视情采取不同管理策略:首选国际参考价格,其价格不能超过加拿大《专利药管理条例》所指定的 7 个国家同一专利药的出厂(ex-factory)中位价(median international price comparison,MIPC);如果无指定参考国家价格数据,可以按国内同类别治疗药物(therapeutic class comparisons,TCC)的最高价;如果没有国内同类别治疗药,可以按国际同类别治疗药物(international therapeutic class comparisons,iTCC)价格的中位数;已有专利药的价格增幅不能超过 PMPRB 设定消费价格指数的增幅;无论任何情况药品的标价不得高于适用的

MIPC 或参考最高国际价格。日本采取相似功效比较法（similar efficacy comparison method），将创新药与已有的类似药物进行比较，可以按最高价定价；如果疗效优于类似药物，可以加价 10%。

**3. 创新支付方式** 创新药的高昂定价，即便通过财政支付补偿，个人自付部分可能仍然无法承受，违背了可及性和公平性的初衷。各国都在尝试各种支付方式，有基于财务支付的方式，如成本分担、价格封顶、量价协议等；也有基于结果的支付计划，如按结果支付（outcomes-based reimbursement，OBR）、风险分担协议（risk sharing agreement，RSA）、成功付费等。自 21 世纪初开始，部分国家（如英国、意大利、澳大利亚等）开始在医保准入中探索 RSA，即生产企业与支付方之间约定在不同疗效水平情况下药品报销的程度，并通过各种方式将经济和疗效风险分散到协议双方，如基于证据发展的报销（coverage with evidence development，CED）协议、基于结果付款（payment by results，PbR）协议和附条件的连续治疗（conditional treatment continuation，CTC），CTC 主要是约束用药者的依从性。

# 第二节　罕见病药物评估

罕见病（rare disease）是发病率（或患病率）极低的一组疾病的统称，由于中国人口基数庞大，罕见疾病患者的绝对数量并不少，对社会、经济、医疗等多方面均存在不容忽视的影响，是重要的公共健康问题之一。罕见病药物评估，一是解决有和无的问题，通过监管科学技术方法应用，加快新药上市，填补罕见病药物治疗空白；二是客观评估治疗罕见病的成本效果，由于各国制定了鼓励罕见病药物开发的产业政策，罕见病药物费用增长迅猛，需要卫生技术评估予以干预。

## 一、罕见病药物概述

### （一）罕见病疾病负担

对罕见病的定义，一般从患病率或患者人群规模来认定（表 16-1）。我国采取目录管理方式认定罕见病，根据我国人口疾病罹患情况、医疗技术水平、疾病负担和保障水平等，参考国际经验，由不同领域权威专家按照一定工作程序遴选产生，由国务院有关管理部门发布，截至 2023 年年底有 207 种疾病在我国被认定为罕见病。目前一般认为罕见病有七千余种，每年的 2 月 28 日是"国际罕见病日"。

表16-1　部分国家和地区对于罕见病的界定

| 国家 / 地区 | 法律 / 规章 | 年份 | 罕见病 / 罕见病药物身份认定条件 |
| --- | --- | --- | --- |
| 美国 | 孤儿药法案<br>罕见病法案 | 1983<br>2003 | 患病人数少于 20 万的疾病，或者患病人数超过 20 万但其预期治疗药品销售额难以收回研发成本的疾病 |
| 日本 | 孤儿药 / 医疗器械认定制度 | 2015 更新 | 影响日本人口不足 0.1% 的疾病，且患者人群不超过 18 万 |
| 澳大利亚 | 治疗品法规 | 1997 | 患病率低于 5/10 000；在没有费用减免的情况下企业难以开展新药的上市注册 |
| 欧盟 | 罕见病医药产品法 | 1999 | 患病率低于 5/10 000 |
| 俄罗斯 | 俄罗斯联邦健康保护基本法 | 2011 | 患病率不高于 10/100 000 |
| 巴西 | 巴西合议会第 205 号决议 | 2017 | 患病率低于 65/100 000 |
| 中国 | 罕见病目录制订工作程序 | 2018 | 目录清单 |

罕见病药物治疗带来的卫生费用支出不容小觑。2019 年全球罕见病药物处方销售金额为 1 280 亿美元,预计 2020—2024 年该市场将以 164% 的年复合增长率快速增长,同时期非罕见病药物市场增速预计 144%。罕见病药物在处方药市场中的占比年复合增长率为 11.2%,预计 2024 年超过 18%。罕见病药物市场约有 60% 是非罕见病适应证带来的,但不足千分之一的罕见病人群的药品消耗占比超过 10%,带来的卫生费用开支不能不引起重视。

### (二)罕见病药物定义和特点

用于预防、诊断、治疗罕见病的药物根据作用机制,可以分为两种情况:只适用于目标罕见疾病;同时适用于罕见疾病和非罕见疾病。由于罕见病患病人群少(稀缺性),市场需求少和研发成本高导致成本回收困难(艰巨性),20 世纪很少有制药企业关注其治疗药物的研发(警示性),因此在 20 世纪 60 年代起,逐渐以孤儿药(orphan drug/medicine)代称罕见病药物。

罕见病药物因有特殊的注册审评程序、优待的产业政策,因此各国和地区都要对 IND 和 NDA 进行孤儿药资格认定(orphan drug designation,ODD),有些国家还附以"严重的、威胁生命的"等罕见病限制条件。

### (三)药物政策与罕见病

国家药物政策(national drug policy)是指国家制定和实施的有关药物管理的法律、法规、规章、制度、指南及政府的有关承诺等,它体现了政府在药物管理领域的中长期目标及其优先领域。WHO 于 1975 年提出本国药物政策应涵盖基本药物遴选、药品可负担性、药品筹资机制、药品供应系统、药品监管和质量保证、药物合理使用、人力资源、监测评估和研究等 9 个方面。基本药物制度是国家药物政策的核心部分,但由于罕见病患病率低、筛查与诊断的专科性强,不符合基本药物遴选原则。即便如此,各国仍致力于基本药物目录以外的政策努力,制定了相应激励政策,最终目的是提高罕见病治疗药物可及性和患者生命质量。

一是财务激励,包括政府提供研发立项资助或临床费用津贴,豁免使用者付费,减少申请费,研发费用抵免税收,降低税率,如 2019 年 2 月 22 日,中国财政部、海关总署、税务总局、药监局联合发布《关于罕见病药品增值税政策的通知》,从 3 月 1 日起对首批 21 个罕见病药品和 4 个原料药,国产和进口药的增值税率定为 3%,同期一般药物的增值税税率为 16%。

二是行政激励,包括为孤儿药建立附条件批准、快速审评、突破性疗法等加快上市的审评通道,授予孤儿药 7~10 年的市场排他性地位。市场独占权极大刺激了企业的研发积极性,诸多跨国制药巨头纷纷加入孤儿药开发行列,并收获了不菲回报,近年上市的孤儿药,新增罕见癌症适应证的情况已占获批孤儿药的 45%。如某抗肿瘤药历史销售峰值近 50 亿美元,该药于 2001 年 1 月 31 日获得慢性粒细胞白血病的孤儿药资格认定,同年 5 月 10 日获批该适应证,在慢性粒细胞白血病的市场独占期延续到 2008 年 5 月 10 日,一定程度上缓解了该药 2005 年专利到期后仿制药上市带来的冲击。拿到孤儿药资格认定最多的另外一个抗肿瘤药,有 11 个细分适应证因孤儿药资格认定获得独占期的延长。

三是提高孤儿药的可及性与合理使用能力。各国对孤儿药费用补偿的技术评估予以特殊待遇,包括健康产出的测量、提高增量成本分析阈值等。2019 年 2 月 27 日,由国家卫生健康委牵头编写的国内首部《罕见病诊疗指南(2019 年版)》发布,涵盖了当时国家罕见病目录中的全部病种,提高了医疗机构诊断、治疗罕见病的能力水平。

## 二、罕见病药物技术评估

由于罕见病发病率 / 患病率极低,病情复杂,目前对其认识相对有限,使得罕见疾病药物研发的所面临的困难远远超过常见多发疾病。因此罕见病药物的临床研发,除了应遵循一般药物的研发规律以外,还要在确保严谨科学的基础上,允许采用灵活的设计,充分利用有限的患者数据,获得满足获益与风险评估的科学证据,支持监管决策。

## (一)罕见病药物研发评价的宽容条件

新药注册评审部门对罕见病临床数据获得途径的要求比其他新药研发要求相对宽松,包括①疾病自然史研究(断面研究、病例对照研究或前瞻性队列研究);②国内外已公开的相关自然病史研究文献报道;③患者登记平台;④临床工作人员调研;⑤患者调查等。国内外的罕见病患者信息登记平台,有中国罕见病诊疗服务信息系统,欧洲的 Orphannet、EU RD Platform 等。

鼓励尽可能多地应用生物标志物,以及开发伴随诊断。生物标志物分为易感/风险性、诊断性、监测性、预后性、预测性、药效学/反应性、安全性等类别,例如可利用安全性生物标志物,发现药物治疗中潜在的用药安全风险更高的患者;或利用药效学生物标志物,协助确定试验药物的合理给药方案,或开发可用于临床试验的替代终点等。一般专用于临床试验患者诊断、监测或分层的生物标志物不需要药品监督管理部门认定,但用于辅助诊断、产品研发和注册审评的生物标志物必须得到注册审批部门的认定。

## (二)罕见病药物研发评价框架

罕见病药物的作用机制不同,有些只适用于目标罕见疾病,有些同时适用于罕见疾病和非罕见疾病。罕见病药物的研发设计与一般创新药有所不同(图 16-3),适用于附条件批准的技术审评程序。例如在探索性研究阶段,一般药物是排除特殊人群,而罕见病由于病理学特点,疾病自身的人群可能是特殊人群(儿童)、疾病自身进展就是肝肾功能等损害,因此鼓励适时开展特殊人群用药的研究;在关键研究阶段,对于试验药物分配比例、随机撤药试验、外部对照、同情用药等有特殊政策。根据单臂试验结果附条件批准上市的极罕见疾病等,上市后仍无法开展对照研究,可考虑以另一个独立的单臂研究、真实世界研究作为确证性临床试验。

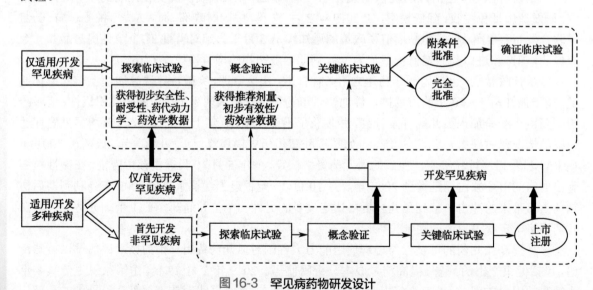

图 16-3 罕见病药物研发设计

## (三)有效性与安全性评价

临床终点仍是支持药物上市的首选主要疗效指标。也可通过敏感的替代终点,达到简化临床试验,提高研发效率的目的。罕见病疗效评价鼓励使用患者报告结局(PRO),甚至是将 PRO 作为主要终点,以反映药物对罕见疾病患者生活质量、体验的改善和其临床价值。罕见疾病患者人数少,安全性数据可同时包含其他来自非罕见疾病人群的数据。安全性评价一般由研发者与注册审评机构充分沟通后确定暴露量;上市后的安全性数据收集分析更为重要。

## 三、罕见病药物的经济学评价

### （一）罕见病药物经济学评价难点

与一般疾病相比，罕见病缺乏充足的临床数据和明确的标准疗法；许多病程较短、患者异质性较大的罕见病，自然病史研究很少，尚无明确的评估疗效及有效性终点的方法；由于疾病相关信息的缺乏，在实际操作中，真实世界治疗效果、效益、成本效益和新疗法的增量成本效益都难以计算；间接成本（患者和家庭生产力的损失）或间接效益（患者和家庭生产力的恢复）测量尚未达成共识；常用的增量成本效用比的阈值在罕见病疗法的评估中也不适用；对患病个体来说，新疗法的费用支出以及未来患者的健康收益（生命数量和质量的增加）较难定量评估。在我国的国家医疗保险目录调整实践中，通常根据药物的年治疗费用来判别是否有必要进行药物经济学评价。

### （二）罕见病药物经济学评价的超常措施

一是与其他创新药不同，豁免药物经济学评价，如日本，孤儿药纳入医疗保险目录不要求做卫生经济评价。二是放宽评价要求，如意大利、波兰、西班牙、瑞典等国。三是提高增量成本效果（效益）分析阈值，如英国对于超罕见病药物（治疗患病率<1/50 000）制定了高特技术（highly specialized technology，HST）评估模式，将评估标准的阈值调整为每个 QALY 花费 10 万英镑，针对有显著疗效的评估标准，通过权重调整后阈值可升至 30 万英镑。四是增加 BIA 附加条件，如德国规定总体预算影响值不超过 5 000 万欧元时才会放宽对孤儿药的药物经济学评价要求。

近年来，多准则决策分析（MCDA）用于评价孤儿药逐渐受到决策者和研究者的关注。

## 四、罕见病药物可及性评估

药物可及性的研究应用广泛的是 WHO/ 国际健康行动组织（Health Action International，HAI）标准调查法。主要研究内容包括价格水平、可获得性和可负担性。

### （一）可获得性

药品的可获得性指药品生产企业、药品批发商、零售药房、医院药房能保证药物的品种、数量供应、保证提供准确、可靠的药品信息，还包括"无歧视"，即对患者的民族、性别、年龄、社会地位、经济状况等一视同仁不歧视。WHO/HAI 通过调查可以提供某种药品的机构数占该类调查机构总数的比例，来评估可获得性。目前我国获批上市的罕见病用药共有 60 余种，其中被纳入国家医保目录的有 40 余种，共涉及 25 种疾病。国内尚未见医疗机构配备情况的广泛调查研究，一般情况下，如果当地对于罕见病有明确的补贴政策或惠民保险，则医疗机构的配备率会较高。从广义上讲，是否有药物可用是能否进行可及性评价的前提。全球确认的罕见病中大约有 5%～10% 的病种有上市药物可以选用。目前 Orphanet 收录了 4 155 个获得孤儿药资格认定的药品（含未上市），其中仅有 200 多个获准在欧洲上市；美国在 1983 年孤儿药法案之前，只有 38 种专门用于治疗罕见疾病的药物上市，但到 2022 年 5 月 1 日，FDA 已授予 6 078 项孤儿药资格，批准 1 050 个孤儿药。

### （二）可负担性

药物的可负担性，是指药物支付方能够购买药品的经济能力。WHO/HAI 的可负担性，是通过计算某药品在标准剂量下为治疗某种疾病所需费用相当于国家政府部门非技术工作人员最低日薪天数的比例。由于多数罕见病为长慢性病，因此国内多采用改良后的公式，即通过使用某一药品的年治疗费用相当于我国城镇或农村居民年均可支配收入的倍数来衡量可负担性。在此基础上还可以结合灾难性支出评价法，即在一定时间内某个家庭的可用资源是固定的，当药品支出超过家庭可用资源的特定百分比时，就会给家庭生活带来重大影响。WHO 定义卫生保健支出占比超过家庭可支配收入的40%为灾难性支出的阈值。

另外一个评价可及性的方法是致贫作用评价法。致贫作用评价法可很好地表明药品支出对家庭生活的影响水平。如果一个家庭在药品支出前未陷入贫困，产生药品支出后家庭收入在贫困线以下，就表明该家庭因药品支出而"致贫"，疾病的致贫人口数量为原本年人均收入高于贫困线但扣除该疾病治疗费用后收入低于贫困线的人口数量。致贫率采用因患病（考虑疾病发病率）导致贫困人口数量与患病前不贫困人口数量的比值来体现，即致贫率＝患病（考虑疾病发病率）导致贫困人口数量／患病前不贫困人口数量。贫困线的界定，有的学者采用最低生活保障线，有的学者采用农村贫困线。

# 第三节　中　药　评　估

中药是中华民族的瑰宝，是传统医学的重要组成部分。《中华人民共和国药品管理法》《中华人民共和国基本医疗卫生与健康促进法》和《中华人民共和国中医药法》等法律，具有鲜明的大力发展中医药事业，坚持中西医并重、传承与创新相结合，发挥中医药在医疗卫生与健康事业中的独特作用等政策导向。中药科学技术研究和药物开发涉及现代科学技术和传统中药研究方法，不能完全套用化药和生物制品的技术评价方法，必须建立和完善符合中药特点的技术评价体系。

## 一、中药技术评估概述

### （一）中药的定义和分类

**1. 中药的有关概念**　中药（traditional Chinese medicine）是指在我国中医药理论指导下使用的药用物质及其制剂。包括中药材、中药饮片、中成药（Chinese patent medicine）。中药材是药用植物、动物、矿物的药用部分采收后，经产地初加工形成的原料药材。中药饮片是药材经过炮制后可直接用于中医临床或制剂生产的处方药品。中成药是指在中医理论指导下，按照规定的处方和工艺加工制成的一定剂型的中药制品。中药配方颗粒是由单味中药饮片经水加热提取、分离、浓缩、干燥、制粒而成的颗粒，在中医药理论指导下，按照中医临床处方调配后，供患者冲服使用。中药配方颗粒具备汤剂的属性。卫生技术评估主要针对中成药，目前尚未涉及中药饮片和中药配方颗粒。

**2. 中药注册分类**　中药注册按照中药创新药、中药改良型新药、古代经典名方中药复方制剂、同名同方药等进行分类：①中药创新药，指处方未在国家药品标准、药品注册标准及国家中医药主管部门发布的《古代经典名方目录》中收载，具有临床价值，且未在境外上市的中药新处方制剂；②中药改良型新药，指改变已上市中药的给药途径、剂型，且具有临床应用优势和特点，或增加功能主治等的制剂；③古代经典名方是指符合《中华人民共和国中医药法》规定的，至今仍广泛应用、疗效确切、具有明显特色与优势的古代中医典籍所记载的方剂，古代经典名方中药复方制剂是指来源于古代经典名方的中药复方制剂；④同名同方药，指通用名称、处方、剂型、功能主治、用法及日用饮片量与已上市中药相同，且在安全性、有效性、质量可控性方面不低于该已上市中药的制剂。单一成分的中药注射剂按化学药管理。

天然药物是指在现代医药理论指导下使用的天然药用物质及其制剂。天然药物参照中药注册分类。其他还有境外已上市境内未上市的中药、天然药物制剂。

### （二）中药技术评估的难点

一是理论基础不同增加了技术嫁接的难度。中药新药的研制是基于中医药理论和临床实践，在中医"异病同治""以证统病"诊治思维模式的指导下使用。而卫生技术评估是基于西方医学形成的分支学科，对疾病的认识、健康产出的测量基于西医理论。中药在注册之前，可能已经有着广泛的、悠久的临床应用经验，却缺少西医认同的机制研究。中药技术评估必然走中医药理论、中药人用经验和临床试验"三结合"的证据体系，与传统的卫生技术评估规范要求不同。

二是价值医疗在中药技术评估中的把握难。"临床尚未满足的需求"在中医和西医领域判别的原则可能不一致。除了治疗效果的非劣效，中药强调的体质强健和长期潜在的积极效应等健康产出很难测量或者比较。组方和加工工艺增加了技术评估的难度。加减方味，调整比例，不同的加工工艺，需要复杂的实验设计来证实成药有效性、安全性差异。

三是标准化程度低限制了定量研究方法的应用。中药强调个性化治疗，因此在治疗上联合用药，疗程较为复杂；中药的分类尚未能被中医以外的专业人员充分理解，如加减某味饮片后药物分类可能发生变化，相对于化学药则有标准化的 ATC 分类，中药分类一对多的情况普遍；多数化学药有规定日剂量，而中药缺少类似的药物利用评价指标。

由于上述难点，中药创新药上市规模远小于化学药和生物制剂。2016 年至 2021 年，国家药品监督管理局批准的中药 NDA 仅有 14 个，平均每年不到 3 个。

## 二、中药上市许可评估

### （一）药学与药理毒理学评价

通常中药成分复杂，存在较多未知成分，对有效成分和 / 或毒性成分的认识不充分，成分的体内暴露与毒性的相关性不明确，中药材产地、部位（基质）、炮制、前处理、煎煮、滤过、浓缩、干燥等制备方法和工艺参数（范围）带来的质量控制难度，导致中药药学与药理毒理学评价具有其特殊性。如药品质量标准中各参数的波动性要求较化学药品宽松，药理毒理学评价考虑到给药容量或给药方法等的限制，允许采用浸膏、浸膏粉等中间体作为受试物，安全性评价强调对于长期治疗不危及生命疾病的药物需延长疗程的安全性研究。

### （二）临床试验评价

中药复方制剂需注意方证相应，并针对预先拟定的中医证候进行评价，坚持中医证候的纳排标准，还需要评估临床试验阶段证候转化的影响。

中药治疗的临床受益应具有公认的临床价值。主治为病证结合的中药新药临床试验，主要疗效指标应选择临床结局指标或公认的替代指标。主要疗效指标如为改善症状、体征或疾病状态，提高患者生存质量，其临床价值应是公认的，并且应对疾病的临床转归无不利的影响；应以目标症状或体征消失率 / 复常率，或临床控制率为疗效评价指标，但同时应注意观察目标症状或体征痊愈时间和 / 或起效时间的评价。

中药新药临床试验设计与化学药临床试验设计相比的特殊性，一是根据既往对中药有效性和安全性的经验多寡，基于人用经验的中药复方制剂新药、按古代经典明方目录管理的中药复方制剂、证候类中药新药等有不同的设计要求。二是证候类中药可以在同一证候下选择至少 3 个不同西医疾病来进行研究，突出以证候为中心的设计理念，观察药物对中医证候疗效以及西医疾病的疗效。三是加载试验设计较多（在现有临床标准治疗基础上加上受试药物或安慰剂），一些中药新药强调联合用药方能体现临床价值，但加载试验得到的疗效是多种施加因素的结果，必然给受试药物的疗效确认带来困难。为了设盲，中药新药临床试验用安慰剂的研制也比化学药复杂。

中药的安全性评价，一是特别关注有毒药材或长期临床使用的安全性问题；二是特别关注当中药与化学药物联合应用时，药物间相互作用所可能产生的安全性问题。

为了规范中药疗效评价，国家药品监督管理局发布了多个中药治疗专病的临床研究技术指导原则。

### （三）上市后评价

中药的上市后评价主要围绕药物不良反应监测展开。与化学药相比，中药一般有着悠久的人用经验，因此未知的药物不良反应较少。在某个时期，中药上市后监测主要聚焦毒性中药成分肝损害和中药注射液等高风险品种。近年来，随着中药材种植质量管理规范、高风险品种限制使用等监督管理举措的实施，国家药品不良反应监测年度报告显示，严重的中药不良反应报告占比逐年减低。

近年中药上市后的药物利用评价呈现一定热度，主要服务于新的注册申请，如探索医疗大数据中饮片处方与配比的关联性，为中药创新挖掘方向；中药医院制剂的评价，为医院制剂申请注册为上市药品提供有效性、安全性证据。海量的上市后文献多为观察研究，质量和证据等级不高。

## 三、中药经济学评价

药物经济学评价的一般方法同样适用于中药。但由于中药在上市前临床试验设计的特点、健康产出测量的特殊性，因此很难严格按照药物经济学评价指南进行评价。中药经济学评价应当关注以下问题。

### （一）研究设计

高质量的中药药物经济学评价，需要前瞻性的研究设计，才能保证纳入人群的证候齐同可比，基于不同的评价目的制定不同对照药物的选择策略。主要是因为中药疗效和安全性研究的RCT文献报告少，预后的指标和时间跨度差异较大；基于证候的中药可以对应多个西药，需要分别进行评价才能得出总体结论。

### （二）成本测量

药物经济学评价指南的成本测量方法同样适用于中药。由于以"证"分组对照，当对照药同为中药时，可能存在评价药与参照药剂型不一的情况。在一般的成本测量基础上，可以适当附加考虑药物成本中剂型、炮制工艺、原药材产地的差异。国家发展改革委2005年发布的《药品差比价规则（试行）》，仅公布了对中药丸剂、片剂、胶囊剂、颗粒剂的12种亚剂型的差比规则，远不能覆盖需要。

### （三）健康产出

药物经济学评价指南的健康产出测量同样适用于中药评价，特别是针对西医诊断适应证或对照药物为化学药、生物制剂时。但由于随访不够充分，较少有临床结局指标应用，多数仍使用疗效指标或替代指标。疗效指标可以是反映患者社会参与能力（残障）、生存能力（残疾）、临床症状和/或体征、心理状态等内容的相关量表或其他形式的定量、半定量或定性的指标。

证候类中药新药以改善目标症状或体征为目的者，应以目标症状或体征消失率/复常率，或临床控制率为疗效评价指标；建议使用PRO；鼓励采用能够反映证候疗效的客观应答指标进行评价；临床试验期间需观察评估中医证候疗效的起效时间、缓解时间或消失时间；推荐采用公认具有普适性或特异性的生存质量或生活能力、适应能力等量表进行疗效评价。也可采用基于科学原则所开发的中医证候疗效评价工具进行疗效评价。

中医把人体看作一个有机联系的整体，在治疗疾病时多采用整体治疗。更多采用效用作为临床产出指标。有学者（2017）对国内的41个中医生命质量量表进行评估，涵盖3～7个维度、19～69个条目不等。中华中医药学会发布了《中医生命质量评价量表》（CQ-11D）（T/CACM 1372—2021），包括11个条目和1个视觉模拟评分标尺，构建了健康效用积分体系，为基于中国人群偏好的中医药治疗效用测量提供了新的工具。

### （四）评价方法

由于缺少评价药与参照药的头对头比较、高质量的研究文献，效用测量尚未普及，可能多数中药的疗效评价结论为"等效"或"非劣效"，则最小成本法可能是应用最为普遍的方法，或应用成本 - 效果分析方法，但很难结合支付意愿（如增量成本 - 效果分析阈值）得出评价结论。当与化学药进行对照，使用现代医学中的理化指标、生物标志物等作为疗效指标时，或采用公认具有普适性或特异性的生存质量或生活能力、适应能力等量表，以及基于科学原则所开发的中医证候疗效评价工具进行疗效评价时，可应用成本 - 效用分析，根据增量成本 - 效用分析和支付意愿得出评价结论。

## 本章小结

　　药物评估是卫生技术评估的重要内容之一，是卫生技术基本原理和方法在药物临床试验申请、上市注册审评及上市后再评价等环节的应用，近年在药物审评方法创新、医保药品目录管理、医保支付方式改革以及推进临床合理用药等方面发挥了积极作用。

### 思考题

1. 创新药的经济学评价要注意哪些要点？
2. 如何应用多维度证据整合方法评估罕见病药物？
3. 中药新药临床试验设计与化学药临床试验设计相比有哪些特殊性？

（舒丽芯）

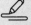

# 第十七章　药品临床综合评价

　　药品临床综合评价是卫生技术评估在我国药物政策管理中应用的案例之一，是卫生技术评估在我国卫生管理中决策转化的成功案例。本章概要介绍药品临床综合评价产生的缘由及应用场景，并阐述了药品临床综合评价的意义、目的、流程、内容及方法。

## 第一节　药品临床综合评价的目的和意义

### 一、综合评价产生缘由及应用场景

　　随着科学技术的不断发展，越来越多的药品研发上市，跃入患者眼帘。为提升药品的可及性，国家药品监督管理局、国家卫生健康委员会、国家中医药管理局和国家医疗保障局相继出台相关政策，加快药品的上市、促进合理使用并优先纳入国家医保药品报销目录（图 17-1），以提升我国人民群众的用药可及性。

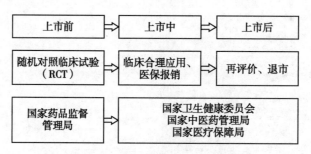

**图 17-1　药品在我国的"生命流程"**

　　决定药品是否可以进入各国市场的临床证据通常来自随机对照试验（RCT）。RCT 试验证据等级较高，但在真实诊疗环境中患者个体情况差异较大，RCT 中提供的药品安全性与有效性的证据遇到了挑战，因而对上市后的药品在真实诊疗环境中的安全性与疗效的再评价显得尤为重要。除此之外，如何控制不合理药品费用支出、完善药品供应各环节保障制度等相关政策问题也是药品临床实际应用中备受关注的议题。

　　为解决上述问题，国家卫生健康委于 2021 年发布《国家卫生健康委办公厅关于规范开展药品临床综合评价工作的通知》（国卫办药政发〔2021〕16 号），强调以药品临床价值为导向，引导和推动相关评估单位规范开展药品临床综合评价，持续推动药品临床综合评价工作标准化、规范化、科学化、同质化，助力提高药事服务质量，保障临床基本用药的供应与合理使用。同年，国家药物和卫生技术综合评估中心发布了《心血管病药品临床综合评价技术指南》《抗肿瘤药品临床综合评价技术指南》《儿童药品临床综合评价技术指南》，重点强调如何在心血管疾病、肿瘤和儿童疾病中开展药品临床综合评价。

　　药品临床综合评价是以决策需求为出发点，以回归药品临床价值为目标，以临床真实诊疗数据为支撑，运用卫生技术评估学科方法开展的一项系统性工作。这是卫生技术评估学科在公共政策管理中应用的典型案例。药品临床综合评价是一项创新性工作,在实施操作中,有必要厘清以下几个关键性问题。

**1. 谁来开展评价?**　国家医学中心、国家区域医疗中心和省级区域医疗中心等各级(类)医疗卫生机构、科研院所、大专院校和行业学(协)会均可开展药品临床综合评价。

**2. 谁来使用评价?**　各医学中心和各级(类)医疗卫生机构可依据药品临床综合评价证据和推荐意见制定适宜本机构的药品清单;省(市)级卫生健康行政部门可用药品临床综合评价结果作为优先保障供应药品,国家卫生健康行政部门可用评价推荐意见完善国家药物政策。

**3. 评价的内容是什么?**　评价主要聚焦药品临床使用实践中的重大技术和政策问题,从安全性、有效性、经济性、创新性、适宜性和可及性6个维度开展科学规范的定性定量相结合的数据整合分析与综合研判,提出国家、区域和医疗卫生机构等疾病防治基本用药供应保障与使用的技术建议和政策建议。

**4. 数据来源有哪些?**　药品临床综合评价注重药品在真实诊疗环境中的实际情况,以药品临床价值为导向,应用真实世界数据和药品供应保障各环节信息,结合文献数据,开展药品实际应用综合分析。常见数据来源主要包括:医疗机构信息系统、医保系统、疾病登记系统、国家药品不良反应监测哨点联盟、自然人群队列数据库、死亡登记数据库等。

## 二、评 价 目 的

药品临床综合评价的评价目的是完善国家药物政策、保障临床基本用药供应、为药品临床合理使用提供循证证据和专业性卫生技术评估支撑。

# 第二节　药品临床综合评价内容、维度与流程

## 一、药品临床综合评价内容

药品临床综合评价主要从安全性、有效性、经济性、创新性、适宜性和可及性6个维度开展科学规范的定性定量相结合的数据整合分析与综合研判(图17-2),旨在综合评价药品在真实诊疗环境中的价值。

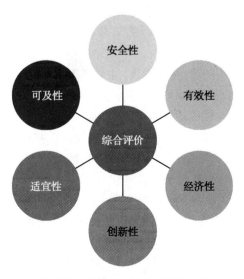

图17-2　药品临床综合评价内容

## 二、药品临床综合评价维度

### （一）安全性评价

安全性评价旨在对药品上市前后的安全性信息结果进行综合分析。纳入评价信息包括：药物临床试验数据（上市前），药品说明书内容中的不良反应、不良事件等信息（上市后），药品真实世界研究中的不良反应与不良事件（上市后）。以抗肿瘤药品为例，评价某种抗肿瘤药品的安全性时，着重关注依据常见不良反应事件评价标准（common terminology criteria for adverse events，CTCAE）分级的三级及以上不良事件发生率及不良事件总体发生率。

### （二）有效性评价

有效性评价指药品使用后对患者疾病状况的治疗程度进行科学评估。核心指标包括反映治疗效果的客观指标和反映患者治疗感受的主观指标。客观指标通常分为替代结局（surrogate outcome）指标、综合结局（composite outcome）指标和长期结局（long-term outcome）指标。

**1. 客观指标** 替代结局指标常为慢性疾病药品临床试验使用，短期内可以看到治疗效果，如糖化血红蛋白的改变。替代结局指标的好处是时间短，节省临床试验费用；缺点是无法看到长期疗效，如减少并发症的发生或延长患者生命时长。评价慢性疾病用药综合评价时，需将替代结局指标与真实世界长期效果指标相结合，以弥补临床试验替代结局指标的不足。

综合指标常为复杂疾病的治疗效果评价指标。如心输出量和外周血管阻力同为心源性休克药品的治疗效果评价指标。对综合指标的评价也需结合长期指标的效果进行综合研判。

长期疗效指标是评价药品治疗效果的长期指标，通常用生命时长进行测量。威胁生命疾病的治疗药品，如抗肿瘤药品的疗效评价常使用总生存期（overall survival，OS）评价药品疗效。在评价其他治疗药品的疗效时，也应推导出替代结局指标、综合指标与长期疗效指标之间的因果关系，利用真实世界数据，评价药品的实际长期疗效。

**2. 主观指标** 主观指标用来反映患者主观治疗感受，通常由健康相关生活质量效用量表测量实现，常用质量调整生命年（quality adjusted life years，QALYs）反映。推荐使用基于我国人群研发的相关效用量表测量患者实际感受，并在量表使用前充分评价量表在我国人群中使用的信度和效度。

### （三）经济性评价

经济性评价主要用于评价资源消耗与临床疗效的性价比。资源消耗可通过费用指标数据与成本指标数据进行衡量；健康产出可以通过效果指标数据和效用指标数据进行衡量。经济性评价方法通常优先考虑成本 - 效用分析和成本 - 效果分析。

### （四）创新性评价

主要聚焦药品对患者用药需求的满足程度，主要包括：①满足临床尚未满足的诊疗需求，指在治愈或改善目标疾病症状方面，填补某一疾病治疗领域的空白，重点考虑对目标疾病的精准治疗，针对新的适应证是否有突破性的治疗效果，是否是国家特别关注、具有极高社会需求的产品类型，以引导药品创新发展方向等；②用药创新，主要包括在疾病或伤痛治疗方面有更高的实用性，在治疗方案、适用人群、给药间隔、给药周期、药品剂型、给药途径、拆分包装和药品储存条件方面存在技术创新（如改善此领域技术短缺现状）等。

### （五）适宜性评价

适宜性评价是指运用药物流行病学等技术手段和统计方法对药品及其临床使用的可利用度进行科学评估的过程。可从以下四个层面进行评价。

**1. 药品技术适宜性** 药品技术适宜性可从药品标签标注、药品说明书、储存条件等方面进行评估。主要的指标应包括：标签标注完整性，药品说明书是否明确标注，起效快慢，剂型是否适于患者服用,是否有特殊的存储条件,是否需要特殊装置,用药后是否需要监测或随访服务等。技术适宜性主要为定性资料的收集、整理与汇总。

**2. 药品使用适宜性**　药品使用适宜性应考虑以下维度:①给药适宜性,包括药品用法是否符合患者当时的身体状况,给药途径是否根据患者情况和药物特点来选择,给药方法的难易程度;②用药适宜性,包括治疗方案、适用人群、给药间隔、给药周期等方面是否适宜。使用适宜性主要为定性资料的收集、整理与汇总。

**3. 药品体系适宜性**　药品体系适宜性主要关注在现阶段中国卫生政策环境下,该药品对服务体系等相关制度的影响情况。如该药品是否限定使用医院级别、是否限定门诊或住院患者使用、上下级医疗机构衔接情况、药师医生获得药品信息程度等。体系适宜性可通过定性定量相结合的方法实现,如利用真实世界数据统计药品在不同地区、不同层级医疗机构使用情况等。

**4. 药品监管的适宜性**　药品监管的适宜性主要从卫生监管及医保监管两个方面进行考量。卫生监管主要包括评价药品在医院是否合理应用,如抗肿瘤药物分级管理制度执行情况;限制使用级和普通使用级抗肿瘤药物的使用率;药物使用金额占比;药物处方合理率与干预率;药物不良反应报告数量及报告率;药品临床应用监测及相关数据上报情况等。医保监管主要看报销限定适应证、限定报销标准、是否存在超支付范围的使用等。

### (六)可及性评价

参考世界卫生组织药物可及性标准化方法,可及性评价主要涉及可获得性和可负担性两个方面。

**1. 可获得性**　可获得性可界定为患者获得药品潜在机会的大小,可由医疗机构药品配备使用情况或有无短缺情况等反映。此外,药品生产企业的生产能力、药品在医疗机构和零售药店的分布、配送公司配送能力等会影响药品的可获得性,可根据评估需要从不同渠道获得相关支持信息。

**2. 可负担性**　可负担性由药品费用与收入水平的关系来反映,可从疗程费用负担和年费用负担两个方面考虑:①对于疗程费用负担,计算每疗程的药品费用与最低日薪标准的比值,若药品费用低于最低日薪标准的 200%,认为该种药品具有良好的可负担性。急性病的疗程一般为 7 天,慢性病的疗程一般为 30 天,可根据疾病的实际诊疗情况进行调整并说明。②对于年费用负担,计算人均药品年费用占家庭年可支配收入的比重(%)。一般认为该比重大于等于 40% 时,即造成灾难性医疗支出,该种药品不具有良好的可负担性。必要时应了解医保报销情况,计算经社会医疗保险和商业医疗保险保障后患者的支付水平,以判断药品的实际可负担性。由于我国城乡居民收入水平差异明显,可分别针对城镇和农村居民进行药品可负担性评价,考虑不同收入水平下的药品可负担性。

## 三、药品临床综合评价流程

药品临床综合评价的完整流程包括主题遴选、评价实施和结果应用转化三个基本环节(图 17-3)。

### (一)主题遴选

由于临床在用药品种类繁多,药品临床综合评价工作的第一步是确定哪些药品需要评价,即主题遴选。主题遴选包括两个步骤:一是材料准备,包括药品适应证信息和药品信息两部分;二是专家遴选,结合步骤一的相关材料,专家通常依据疾病负担、临床应用必要性、急迫性及可评估性等维度,对拟评价药品进行遴选,遴选结果即为综合评价药品清单。主题遴选需准备材料如下。

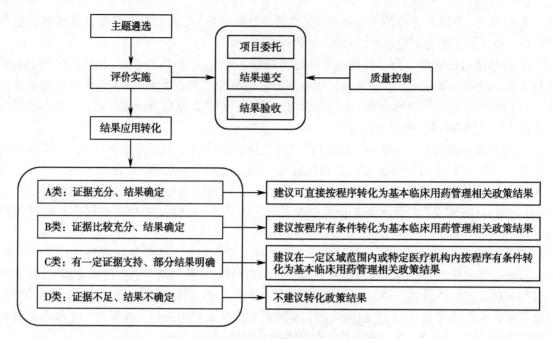

图 17-3　药品临床综合评价流程简图

**1. 疾病信息**　包括但不限于：①疾病负担，如发病率、患病率、致死率等；②病理信息，如发病机制、病程等；③诊疗方法，如国际国内权威诊疗指南等高质量循证证据推荐的疾病诊疗流程与用药方案。

**2. 药品信息**　包括但不限于拟评价药品和对照药品的：①临床指南推荐药品或实际诊疗用药注册上市信息，如生产企业批文情况等；②临床使用情况，如药品使用监测数据、真实世界药物利用分析、用药模式、用药强度、依从性、联合用药情况调查等；③供应保障情况，如在产企业数量、产能情况、是否短缺等；④目标人群适宜情况，如是否针对儿童、老年人、罕见病患者等特殊人群。

主题遴选可由国家、区域或医疗机构组织开展，医疗机构主题遴选需与国家遴选结果保持一致。

## （二）评价实施

通过主题遴选确定评估主题，在完成项目委托的基础上，开展具体评估，主要包括五个步骤（图 17-4）。

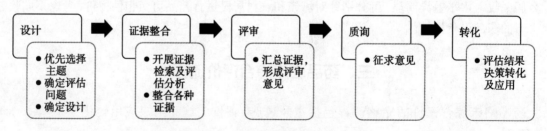

图 17-4　药品临床综合评价具体流程

## 1. 评价设计

（1）评价原则与步骤：遵循 PICO 原则，即通过明确目标人群（P），干预措施（I）和对照措施（C），确定结局指标（O）等内容，对评价主题进行科学、合理设计。评价步骤包括确定拟解决的评价问题（评价背景和评价目的），确定评价角度，药物治疗的干预和对照，研究人群，评价的维度和测量指标，评价方法和数据来源，以及评价计划和时间安排。

（2）明确问题：评价临床和成本效果/效用之前应清楚地描述评价问题，明确干预措施和相关患者人群，评价问题应与评价范围相一致。描述评价问题时应包括所有在用的临床治疗药品及其在临床诊疗路径中的位置。

（3）评价范围：评价范围决定证据评价的范围和内容，为评价过程提供指导框架。基于PICO原则明确评价范围。当需要做出推荐意见时可采用PICOS，S为"setting"，在此代指特定的环境/背景，具体包括以下内容。

1）评价背景：描述与药品相关的疾病、健康状况，包括疾病的预后、流行病学以及经济负担；主要治疗药品及其疗效与安全性；国内外临床诊疗指南对药品的推荐；全球范围内相关评价药品的药物经济学评价现状（基本结论和尚存的问题）；本研究的价值（必要性和重要性）等。

2）评价目的：明确提出本次评价的主要目的和待解决的问题。评价目的中应简明扼要地阐述"运用何种理论和方法，解决何种主要问题，达到何种主要目的"。评价目的要与评价背景所阐述的问题相互呼应。

3）评价角度：研究者应根据研究目的和报告对象明确评价角度。评价角度主要包括全社会角度、卫生体系角度、医疗保障支付方角度、医疗机构角度以及患者角度。当研究目标服务于卫生政策决策时，推荐采用卫生体系角度进行评价；当研究属于纯理论或方法学研究时，可考虑全社会角度的评价；对于其他情形，研究者可根据评价目的选择合适的评价角度。

（4）适用（目标）人群：评价需要明确待评药品（干预）的目标人群以及纳入标准与排除标准。一般情况下，药品临床综合评价的目标人群应与药物的适应证人群保持一致。应采用国际疾病分类编码（如ICD-10）界定适应证。当目标人群存在较大的异质性时，可以根据研究需要开展亚组分析，如根据人口特征、疾病亚型、严重程度和并发症进行分层分析。

（5）待评药品（干预）与对照药品：待评药品和对照药品的描述应包括剂型、规格、用法用量、给药方式、合并用药和诊疗路径等信息。待评药品和对照药品应以通用名表示，同时列出商品名。对照药品的选择建议依据最新临床指南，选取指南推荐的该适应证标准治疗方案或常规治疗方案。由于药品临床综合评价常服务于决策，应将所有同适应证常用药品作为对照，综合评价药品临床价值，并依据评价结果将价值综合排序。

（6）评价维度及指标选择：评价维度是评价设计的核心内容。应针对决策问题，选择确定具体纳入评价的维度。纳入或不纳入某个具体维度，均应在综合评价的设计方案中做出明确说明。

（7）研究方法选择：药品临床综合评价采用定性定量结合的方法，收集一手和二手资料进行分析。对安全性、有效性和经济性进行评价时，首先采取系统文献综述收集和/或二手资料分析，若仍未满足评价的需求，应增加一手资料的研究。进行一手资料收集时，应首选基于医疗机构的真实临床数据研究。历史数据若未能满足需求时，可开展前瞻的观察性研究或干预性研究（临床试验研究）。

**2. 证据整合**　证据的整合与评价在主题以及评价维度确定后方能实施。需要全面地收集对于每一个待评估药品的所有的评价维度信息，并确保纳入多来源的数据用于支撑评价。同时，评价实施主体需要对证据的质量予以界定。

**3. 评审决策**　证据评审是将卫生技术评估项目产生的结果及其他信息进行整合评审，从临床价值、经济价值、创新价值和社会价值等维度判断一项卫生技术的综合价值，并做出最终推荐意见的过程。证据评审由评审专家组负责，评审专家组基于评估结果和报告所罗列的证据及其他可得的相关证据，在充分咨询医药生产及经销企业、医患代表等各方意见后，做出关于特定技术临床合理应用、应用推广等推荐意见。

**4. 结果征求意见**　为确保评估评审结果代表各方意见，评价工作实施主体应对评估报告扩展版摘要及评审决策进行公开质询以确保评估和推荐意见质量。

**5. 应用转化** 基于专家评审结果,可将研究成果进行相应的结果转移转化,如医院内部用药调整等。

# 第三节 药品临床综合评价的类型与方法

## 一、评价技术类型

根据研究时限、数据可得性和研究目的,可将药品临床综合评价分为快速综合评价和完整综合评价两种类型(图 17-5)。研究者可根据具体情况选择合适的评价类型。但无论哪种评价类型,其评价方法都可能包含文献分析、试验设计、定性访谈、模型研究四个方面。

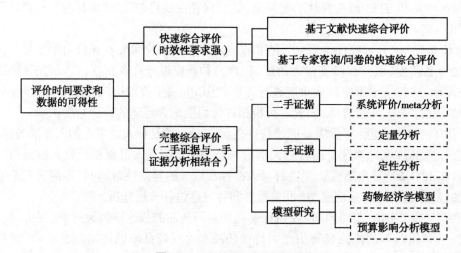

图 17-5 评价类型与基本设计

### (一)快速综合评价

当研究时限紧迫或二手证据资料较为充分时,通常采用快速综合评价法评价目标药物。快速综合评价是通过检索 1～2 个数据库提取证据等级相对较高的证据或者现有资料来对评价药品进行综合的评判。

**1. 基于文献的快速综合评价** 根据评价问题、研究人员数量及时间要求,可分为系统评价(systematic review)和叙述性文献综述(narrative review)两种,建议检索高质量的系统文献综述和 meta 分析,对待评价药品的安全性和有效性进行客观研判。描述性文献综述适用于目的较为明确的信息检索,如检索政府、行业协会及国际组织网站查找特定证据或信息。应综合系统文献综述和描述性文献综述的证据形成快速综合评价报告。

**2. 基于专家咨询/问卷的快速综合评价** 针对不同品牌、规格、剂型的同类药品的特点分析(可及性、合理用药等),可采取基于专家咨询或问卷调研的快速综合评价,集合有关信息,进行具体药品间比较分析,支持快速综合评价的开展。专家咨询结果需用标准的定性研究分析方法,以确保研究结果的客观性。

### (二)完整综合评价

当研究时限允许时,可选择完整综合评价法评价目标药品,提高研究结果的可信度。完整综合评价通常包含系统文献综述和临床研究设计,应根据流行病学、卫生统计学、卫生技术评估的标准评价流程及方法进行研究设计。在必要时采用多中心临床研究方法,在更大的范围内收集病例资料,提升药品临床综合评价结果的可推广性和可信度,保证研究质量。

# 二、评 价 方 法

## （一）基于一手资料的评价方法

即真实世界数据分析相关方法。使用真实世界数据开展药品临床综合评价前，应对数据适用性进行充分评估，围绕真实世界证据可以回答的临床与卫生健康政策问题，进行科学的研究设计并严谨地组织实施，获取相关、可靠、适宜的真实世界数据，进行恰当、充分、准确的分析后，可形成药品临床应用安全性、有效性、经济性等相关证据。

## （二）基于二手资料的评价方法

通过文献综述法，整合已公开发表的经过同行评审的文献、灰色文献、卫生医保药监等政府机构的官方网站资料等。基于文献综述总结的证据可用于支撑药品在各维度下的不同指标。

## 本章小结

药品临床综合评价是卫生技术评估在我国决策应用中的案例之一，运用卫生技术评估理论体系、方法和评估维度，结合我国药物政策管理特点，解决我国药物政策管理问题。本章主要介绍了药品临床综合评价在我国产生的缘由以及特定应用场景，评价的目标以及意义。同时进一步展开阐述药品临床综合评价的内容和评价维度，在此基础上梳理评价流程，最后阐述药品临床综合评价的类型和评价方法。

## 思考题

1. 药品临床综合评价的决策意义是什么？
2. 药品临床综合评价的数据来源有哪些？
3. 药品临床综合评价对照药品的遴选原则有哪些？
4. 体系适宜性和监管适宜性的评价内容是什么？

（李　雪）

# 第十八章 公共卫生技术评估

公共卫生以预防疾病、促进人民群众健康为根本目的,其所涉及的领域非常宽泛,且使用的技术较为多元。公共卫生技术既可呈现为具体形态,也可体现为以人力为主的卫生服务;既可呈现为单项技术,也可以呈现为不同技术的组合策略。

## 第一节 公共卫生技术评估概述

### 一、公共卫生的任务和特点

公共卫生的主要目标是预防疾病、延长寿命并促进人群健康。作为一门学科,公共卫生一方面注重基础科学知识的发现,具有极强的理论性,另一方面还十分注重具体技术的应用,具有极强的实践性。其实践领域既包括对重大传染病在内的疾病的预防、监控和治疗,也包括对食品、药品、公共环境卫生的监督管制,还包括健康知识的宣传与教育。此外,免疫接种和健康行为促进也属于公共卫生的实践范畴。我国基本公共卫生服务项目包括了儿童健康管理、孕产妇健康管理、老年人健康管理、慢性病患者健康管理等一系列内容,涵盖了重点人群、健康人群和疾病患者。

公共卫生与临床诊疗既有共性也有差异。两者最大的共性在于都服务于人类的健康和生命质量的改善,但公共卫生的自身特点也很明显。首先,公共卫生更注重预防疾病。我国的卫生工作方针历来强调以预防为主,也体现了通过公共卫生措施提升人群健康的核心思路。其次,公共卫生不仅涉及个体层面的干预,也涉及群体层面的干预,以此来实现全社会的健康目标。此外,公共卫生干预在时间、空间和方式上较为多元,涉及生命历程和人群分布的各个环节和层次。公共卫生技术评估应结合公共卫生实践的特点并针对公共卫生任务的基本目标来开展。

### 二、公共卫生与疾病预防技术的特点

公共卫生技术可用于筛查疾病、预防免疫、健康行为促进、隔离与流行病学调查、传染病诊疗等。在服务对象方面,公共卫生技术不仅可针对特定疾病的患者,也可以应用于尚未患病的高风险人群甚至是健康人群。从卫生技术所产生的作用来看,公共卫生技术不仅影响其直接作用的个体,也可能影响其他人。从技术方法上来看,公共卫生技术包含了疫苗和药物等干预技术、诊断和器械等硬件技术、流行病学手段和健康行为等软件干预技术。除此以外,公共卫生技术还可呈现为政策与管理等手段。因此,公共卫生技术评估相比于临床干预更加需要注意所研究人群的特征异质性和对照措施的选取。

一个社会在任何时间点都面临多项公共卫生挑战,因此卫生体系的决策者通常需要在多个公共卫生决策日程中做出取舍。例如,空气污染、肥胖与猴痘病毒都是公共卫生威胁,假设针对每项公共卫生问题都有一种干预措施,而每种干预措施的成本效果是一样的,且总投入也一样,但决策者所掌握的资源只能投入一项问题,则单纯基于效果与经济性评价的卫生技术评估无法

做出有效决策。此时,需要针对各公共卫生问题设定优先级。例如,可参考美国疾病预防控制中心的基础优先级(basic priority rating)评分模型来设定问题的轻重缓急,该评分模型除了经济性以外还考虑问题的严重性、紧迫性、干预措施的有效性等维度。

在公共卫生领域,比较有代表性的技术包括筛查、疫苗等预防和控制特色鲜明的技术,此外,行为干预也有较强代表性。在本章后几节的内容中,将着重讲解筛查技术和疫苗的评估。

# 第二节　筛查技术评估的方法和应用

## 一、筛查技术与策略概述及评估框架

筛查或筛检(screening)是在尚不能确定是否患病或是否具有高风险因素的人群中针对临床前期或早期的疾病阶段,运用检测、工具、量表或其他方法,将可能患病或具有高风险因素的个体识别出来的过程。对于遗传性疾病而言,筛查主要针对可能面临新生儿出生缺陷问题的父母;对于慢性病而言,筛查主要针对高风险致病因素;对于传染性疾病,筛查则主要用于识别已携带病原但尚处于潜伏期的个体以便进行治疗并阻断进一步的传播。

对筛查的评价通常注重某几种筛查策略的比较。图 18-1 提供了一种一般筛查策略在公共卫生干预中发挥作用的框架。筛查策略和目标人群千变万化,例如,复核次数可能不止一次,或者假阳性率极低以至于可以忽略不计,故而无须复核,甚至有可能只需要一次初筛即可。另外,筛查也不一定是一次性的逐个筛查,而有可能是"机会性"筛查。因此,筛查策略的框架不能简单套用该图所示的模式,但仍可基于该图对筛查发挥作用的总体机制进行解读。对于筛查策略,其目标在于识别适合干预的人群,然后进行干预来防止更严重的后果。同时,需要依次思考哪些环节或因素可能影响到筛查策略目标的实现。首先,筛查技术的灵敏度会影响假阴性率,因此筛查时可能多次检测;其次,特异度上的欠缺可能导致过多假阳性,从而增加不必要复核上的资源消耗;另外,每次筛查所花费的时间会影响干预的及时性,这对部分急性传染病的干预尤为重要。在以上因素的基础上,干预目标人群相对于筛查范围的比重,也会对筛查策略的效果产生影响。例如,如果非目标人群远大于干预目标人群,而筛查会导致非目标人群中产生较多假阳性,则接受干预人群中反而大部分是无

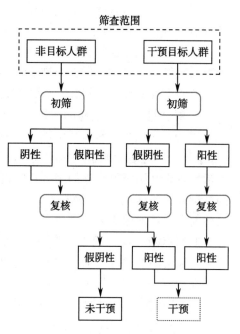

图 18-1　筛查策略在公共卫生干预中发挥作用的框架示意图

须干预的个体,从而导致资源的大规模浪费。此外,一旦目标人群被识别,是否具备有效手段来治疗患者或降低风险因素水平,也直接影响筛查策略的效果。有意义的筛查策略应最终体现为人群健康的改善,比如发病率的降低或死亡率的降低。对筛查技术的评估也应以这类目标为核心。

## 二、筛查策略效果评价

通过以上概述,不难发现筛查的作用流程可概括为检测、识别、干预。因此,筛查的效果可通过不同的层次来体现。筛查的最终目的是减少患病和死亡、促进健康,因此其主要效果应通过死亡、

患病、治愈等客观健康结局指标来体现。此外，可选取早诊早治率或干预率等过程指标作为二级指标来体现筛查发挥的作用。其中，筛查策略产生的临床效果与是否干预的指标阈值紧密相关。以高血压为例，高血压的定义显然直接影响高血压患病率，进而决定了干预对象的人群。如果范围太窄，则一部分可以从干预中获益的人群未能及时接受干预来减少潜在健康损失；如果范围太宽，则一部分无须接受干预的人群无故浪费了医疗资源。为了综合考虑干预指标选取的合理性和相关资源的使用效率，筛查策略的效果评价应至少包含三个方面的内容，分别是健康收益、经济性和安全性。

**1. 健康收益**  健康收益最直接的体现方式为针对临床结局的有效性。筛查的有效性评估在方法学方面与卫生技术评估的总体原则相一致，应遵守循证医学的原则尽可能获得高级别的证据，主要包括以下方法。

（1）筛查的效果证据应以基于随机对照临床试验的 meta 分析和高质量的单项随机对照临床试验为最高等级的证据来源。例如，Kerlikowse 等人曾针对乳腺 X 线摄影筛查开展一项整合 13 个临床试验数据的 meta 分析，发现基于乳腺 X 线摄影的筛查显著减少了由乳腺癌导致的死亡。此类证据为筛查效果的较高等级证据。

（2）除 meta 分析和随机对照临床试验以外，大规模且严格实施的队列研究、病例对照研究等流行病学或真实世界研究也有重要的参考意义。在使用真实世界研究分析筛查的效果时，要格外关注筛查策略的暴露定义。例如，如果所要研究的筛查策略被定义为每 30 天检查一次，则在真实世界中两次检查之间远少于 30 天的人无法被纳入为暴露组，但如果简单遵守 30 天的定义，则很难有人符合标准。

除了通过临床结局体现的有效性，筛查的早诊早治率也是重要的健康收益指标。早诊早治率指筛查发现的早期病例在全部病例中的比例。如果筛查的早诊率明显比常规或机会性医疗程序发现的早诊率高，则可认为筛查收益较好。

**2. 经济性**  筛查策略的后置步骤为合理的干预措施，即应该接受干预的都能被识别并接受干预措施，而无须干预的则不接受干预。基于此原则，筛查策略应兼顾经济性。例如，一些基层、全科门诊通过心血管疾病风险评估工具来对高风险人群进行筛查，风险评估工具的结果可用于指导是否开始药物治疗的决策。假设一种筛查策略是识别 10 年患病风险>10% 的人群并以此为基础开展治疗，另一种筛查策略则是识别 10 年患病风险>15% 的人群并以此为基础开展治疗，显然前者能够挽救更多的生命、减少发病。但如果 15% 的 10 年期患病风险恰好处于人群风险值分布的拐点，那么将"筛查并干预"的阈值从 15% 放松到 10% 则会导致干预人群急剧上升，由此造成所需资源的快速增加。这就需要通过卫生经济评价来系统性地分析筛查策略的成本 - 效果，其原理和方法与卫生技术评估中的经济学评价相一致。

**3. 安全性**  安全性是评价所有医疗卫生技术的重要维度，主要评估一项技术或程序带来的伤害。大部分非介入性的筛查技术在生物层面产生的安全风险较小，但并不绝对。例如，一些用于筛查的仪器设备可能产生辐射。此外，部分采样程序可能导致筛查对象产生不适感。除了生物层面的安全性，医学伦理与心理层面的副作用也值得关注，这包括医学信息与隐私的安全存储、筛查对象的知情权和接受度及生物样本的妥善处置等。对于需要借助药物和介入性设备完成的筛查，其副作用更应该严格对待。安全性指标作为可观测指标的一种，可使用类似于效果指标的方法来基于证据进行评估。

包括健康收益、经济性、安全性等维度在内的筛查技术效果评价方法与疾病本身的特征有关，后面的内容将着重针对慢性病筛查技术和传染病筛查技术的评价方法进行讲解。

# 三、慢性病筛查技术评估

慢性病筛查技术评估的方法学可参考本书基础篇和方法篇所讲解的评估框架和工具。慢性病筛查主要针对具有某些疾病风险因素、仍处于疾病早期阶段或症状不明显的患者。慢性病普遍具有多个风险因素，可对一个或多个风险因素进行干预，但需要决定筛查技术用于哪些人、根据筛查结果哪些人应接受干预。以高血脂为例，美国心脏病学会（ACC）/美国心脏协会（AHA）2013年的指南推荐40~75岁且十年期动脉粥样硬化性心血管疾病风险在7.5%以上的人群接受治疗。然而，风险的计算需基于每5年一次的风险因素筛查，其中除年龄外还包括吸烟状态、糖尿病患病状态、收缩压、血脂水平等。因此，是否对血脂等风险因素开展筛查决定了干预策略如何实施。

在对该筛查技术进行评价时，应分别计算有无筛查策略两种情境下有多少人会被识别为受干预目标群体。以图18-2中针对血脂异常的筛查为例，假设每1 000名40~75岁人士中有300人为血脂偏高导致的心血管疾病高风险水平，这部分高风险人群的平均风险为15%，其余700人为低风险人群，平均风险为3%，并且只要接受药物干预，就可将风险降低1/3，但药物干预费用为2 000元/人。如果进行筛查，可较为精准地使高风险人群接受治疗，筛查费用为50元/人。此外，如果发生心血管事件，将导致该个体损失0.3个QALYs，并产生1万元的费用。经计算可得，筛查后再实施有针对性治疗的策略对应的人群总损失15.3个QALYs，产生费用116万元。比较之下，不筛查而广泛治疗的策略对应的损失为13.2个QALYs，产生费用244万元，即相比于筛查策略挽救了2.1个QALYs但多支出了128万元，增量成本效果比近61万/QALY。在这个简单的例子中，显然筛查策略具有更好的经济性。

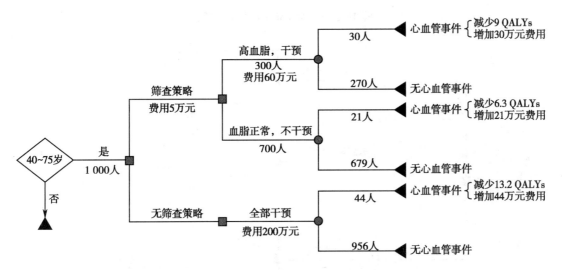

**图18-2　筛查策略用于血脂异常筛查及后续干预的示例**

在更多真实的筛查策略评估中，风险因素的层次更为多样，因而策略通常不止两种，需要结合比较多种策略的卫生经济决策原则来寻找最优策略。

## 四、传染病筛查技术评估

传染病筛查效果、成本及收益评价的原理与慢性病一致，但其中一个重要的区别是传染病筛查主要针对病原的感染者，尤其是还未出现症状或者出现非特异性症状的携带者。及时筛查出感染者有利于对其发病或进展的及早防范，同时也有利于减少其他人感染。公共卫生的外部性或溢出效应，需要特别关注与考虑。

以图18-3的框架为例，此时评估的框架类似于慢性病，筛查出的感染者因为及时接受干预措施而减少了发病。但这种做法有一个明显的弊端，即忽略了传染病的传播特征。事实上，干预失败或未干预的患者，在未经隔离的情况下，还有可能将病原传播给其他人。若每一个患者在传染期内可传播给 5 个人,即对应自然状态下基本再生数(R_0)为 5,则图 18-4 所示的情形能更好地概括筛查产生的真实作用。但需要注意的是,不经防控的患者将不停地把病原传播下去,直到人群达到一个稳定状态,即已感染且产生充足抗体的人群足够多时,病原就无法继续传播。因此图 18-4 其实仍然无法真实反映筛查的重要作用。

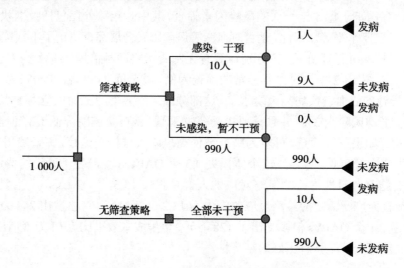

图18-3　未考虑传播的传染病筛查

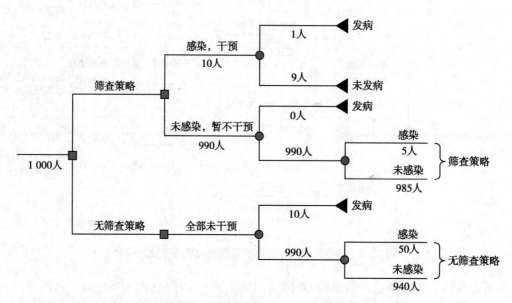

图18-4　考虑传播一代的传染病筛查

对于传染病的干预,可用动态传播模型来更好地开展卫生技术评估。

# 第三节　疫苗评估的方法和应用

## 一、疫苗的有效性及安全性评估

疫苗是一类特殊的药品,但与本书中已经讲解的药物技术评估不同,疫苗侧重点在于预防而非治疗,其评估需要考虑传染病自身的特点。疫苗的有效性及安全性评估可采用能够客观观测的临床终点。绝大部分疫苗的主要作用是预防感染,因此,对疫苗而言,相对较为重要的临床终点为是否感染。疫苗的有效性（vaccine effectiveness，VE）或保护效果根据研究设计与分析方法的不同而使用基于不同估计值的计算方法。相对危险度（relative risk，RR）一般用于队列研究中两组间风险的比较，VE 可由（1–RR）来获得。病例 - 对照设计多采用比值比（odds ratio，OR）来表示结果，VE 可由（1–OR）来获得。但使用真实世界数据时，一般需要通过多元回归来调整协变量以尽量减少混杂因素影响，此时可在队列设计和病例 - 对照设计中分别使用［1–aRR（aRR 为调整协变量的相对危险度）］和［1–aOR（aOR 为调整协变量的比值比）］来获得 VE 估计值。对于一些新发传染病，疫苗用于预防感染的效果并不必然符合预期，但其价值仍可以通过预防发病、危重症和死亡来体现。分析方式与预防感染一致。

在基于真实世界数据的保护效果研究方面，疫苗和其他技术也存在一些差异。首先，在数据来源上，通常我国的电子医疗记录和医保数据并不包含疫苗接种信息，后者一般由公共卫生机构保存。因此需要注重不同数据来源的整合。其次，疫苗保护效果研究的纳入人群为尚未感染及患病的整体人群、健康人群或高风险人群，因此需要更大的样本量才能获得较好的统计效能。另外，虽然各类真实世界研究的设计仍然适用于疫苗，但部分疫苗更适合使用病例 - 对照设计，尤其是检测阴性病例对照设计。原因是很多病原的症状缺乏特异性，例如流感病毒、呼吸道合胞病毒都有可能导致发热和呼吸道症状。如果患者接受病原学检测，确认流感病毒阳性的患者可视为"病例"，阴性患者可视为"对照"，从而可采用病例对照设计来分析流感疫苗的保护效果。

由于疫苗主要用于尚未感染和发病的人群，其安全性也尤为重要，需在临床试验等研究中格外重视。

## 二、疫苗的经济性评价

疫苗的经济性评价在技术上与药物的经济性评价总体一致，但考虑到传染病的特性，疫苗的经济性评价在理论基础、评估框架的选择、模型技术等方面与一般的药物相比，仍存在需要特别注意之处。对于疫苗的经济性评价，WHO 推出了免疫规划项目经济评价指南，此外还针对流感疫苗颁布了专门的经济评价指南。除了 WHO 以外，国际专业相关组织的相关良好实践（good practice）总结了选择模型方法时应考虑的因素。该良好实践首先推荐基于动态传播模型的方式来模拟疫苗项目对人群健康和成本的影响，若疾病发病率受疫苗影响较小，则可考虑直接用非动态传播模型的方法来分析。此处以一种常见的传播模型——SEIR 结构舱室模型为例稍作讲解。

SEIR 模型是一种常见的用于模拟传染病传播进展及相关干预措施影响的数学模型。该模型为一种舱室模型，其全称为 susceptible（易感者）-exposed（暴露者）-infected（感染者）-recovered（康复者）模型，每一个字母都代表一个舱室，亦可称为一种状态。其中 S 代表了人群中尚未感染但有可能感染的群体，因此 S 舱室被称为易感者。在 SEIR 模型中，一旦个体被感染，则从 S 进入 E，因此 E 代表通过接触过感染者而已携带病原但不存在传染性的人，可用于存在潜伏期的传染病，该舱室中的个体尚未具有传染性。当个体开始具备传染性时，便进一步进入 I 舱室，即感染者状态。感染者在病毒清除后即进入康复者状态，后者用 R 表示。该模型的基本结构如图 18-5 所示。

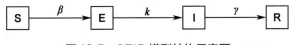

图18-5　SEIR 模型结构示意图

S 舱室中在各时间单位上有多少人进入 E 舱室，取决于 S 舱室的人数、I 舱室的人数及传播系数 $\beta$。E 舱室各时间单位中有多少人进入 I 舱室则取决于 E 舱室的人数以及潜伏期向感染期的转化率 $k$。与之类似，从 I 舱室进入 R 舱室的人数取决于 I 舱室的人数和康复率 $\gamma$。

当比例为 $v$ 的易感人群接种疫苗以后，则有一部分人直接进入"康复"状态，即直接产生了抗体而不再易感,该部分人群数量不仅取决于接种率,也取决于疫苗保护效果。为了便于说明,此处以疫苗预防感染的效果为 100% 来举例,此时比例为 $v$ 的易感人群全部进入"康复"状态,如图 18-6 所示。

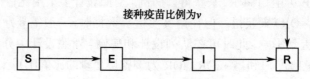

图 18-6 人群接种疫苗场景下 SEIR 模型结构示意图

显然,当易感人群减少之后,各时间段处于状态 I 的人数及最终的总感染人数都相应减少,最终体现为医疗费用的减少和人群健康的增加。疫苗减少感染人数的机制为疫苗经济性评价中应考虑的第一层保护效果。需要注意,SEIR 模型中感染者被统一置于状态 I 之中,而未进一步区分疾病严重程度。针对进一步区分感染者的疾病严重程度的问题,可通过将感染者人数作为一个马尔可夫模型、决策树模型或微观模拟模型的输入值的做法来解决。换言之,即在 SEIR 模型中采用适宜的其他模型来分析感染者作为患者的医疗资源使用情况和健康状况如图 18-7 所示。

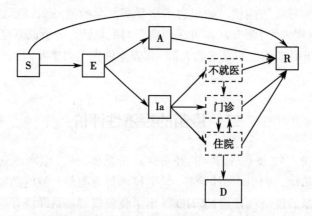

图 18-7 SEIR 动态传播模型与马尔可夫模型相结合的卫生经济评价模型示例

## 三、疫苗技术评估的其他因素

疫苗的卫生技术评估还应考虑除有效性、安全性、经济性以外的其他因素。例如,疫苗的运输和存储对硬件基础设施有较高的要求。因此,疫苗的卫生技术评估中,其物理上的使用便利性也是需要考虑的因素。另外,在评价接种策略时,由于接种并非一瞬间完成,而是需要时间来推进,因此人群的优先级也是需要考虑的因素。不同优先级的设定会导致最终的结局不同。在评估中容易被忽视的因素还包括疫苗的可及性,其中主要涉及疫苗的分发和接种。疫苗的分发需要考虑到地理位置、人口密度等因素,接种需要考虑到接种点的设置、接种人员的培训、接种时间的安排等因素。总的来说,疫苗技术评估在很多情形中并非单纯的比较由保护效力造成的结局差异,而是需要对疫苗使用策略和接种方式等方面进行综合考虑。

# 第四节 其他公共卫生项目的评估

## 一、健康教育与健康促进

随着疾病谱的改变,健康教育成为了与生活方式相关的疾病的重要干预手段。其目的和价值不仅在于健康知识的传播,更重要的是其实施的效果。健康教育的评估方法总体上与公共卫生评估的方法类似,也有自己的特点。健康教育的评估分为四个部分:需求评估、过程评估、结果评估和影响评估。

评估者使用评估量表工具,通过评分的方法观察健康教育措施在个人教育和社区教育两方面的效果。个人教育的内容包括改善个人的健康素养与行为、提升患者依从性、询问不良反应、告知风险、联系和随访患者,而社区教育主要衡量项目覆盖面。

健康促进方式多种多样,除了以知识传播为主的健康教育,还包括一些助推式的社会措施。例如,可通过增加烟草税率来实现一定程度的控烟。对于这一类措施,烟草税率增加带来的社会福利变化也可通过成本-效益等方式进行考量。

## 二、流行病调查、隔离

对于传染病的干预而言,在感染者和密接的流行病调查及隔离方面出现了一系列新的卫生技术,信息和网络技术在这些新技术中的体现尤为明显。通过新技术的应用,流调和筛查隔离的效率获得了极大提升。此外,这类新技术具有固定成本高,但边际成本极低的特点,因此在评估其成本时需要特别注意。而新技术在其运行稳定与信息安全方面相对容易出现漏洞,因此新技术的安全性和传统技术的安全性一样不容忽视。新技术的应用也同样涉及隐私等法律和伦理问题。另外,不同人群对新技术应用的熟练程度和可及性掌握程度不一致。例如,老年人对基于智能移动设备的干预技术掌握并不熟练。因此公平性也是需要关注的重点问题。以上因素应在评估时综合考虑。

## 本章小结

本章介绍了公共卫生技术评估的总体框架和方法,并重点阐述了筛查技术评估和疫苗评估。其中,筛查技术评估需要关注筛查策略的灵敏度和特异度,其效果可体现为临床结局和过程指标。慢性病筛查技术评估方法与一般卫生技术评估相类似,但传染病筛查还需要考虑对疾病传播的影响。疫苗评估同样以尽量考虑疾病传播影响为宜,此外还需考虑其他因素。健康教育与促进、流行病调查等其他公共卫生技术的评估在近年来发展迅速。总之,公共卫生技术评估需综合考虑技术与公共卫生工作两方面的特征。

### 思考题

1. 你觉得一项基于疫苗的免疫规划策略应该优先为临床风险较高的人群接种还是优先为与他人接触频次较高的人群接种?请结合病原传播特征、疾病预后情况及疫苗效果进行讨论。
2. 基于 SEIR 模型,如何估计传染病筛查策略灵敏度与特异度不同带来的公共卫生影响?请尝试做出结构图。
3. 传染病快速筛查相比于常规筛查,虽然能尽早筛出感染者,但也需要牺牲灵敏度与特异度,在 SEIR 模型中哪些环节可以体现快速筛查的潜在影响?

(蒋亚文)

# 第十九章 新兴技术识别与早期评估

随着全球研究与实践的不断深入,基因编辑技术、3D打印技术、组织再生技术等越来越多的新卫生技术不断涌现,已有卫生技术的新适应证也在不断被发现和应用,但是新兴卫生技术(新技术和新适应证等)的功效和临床效果不确定性极高,引入实际临床应用有很大的风险。因此为了提前掌握新兴卫生技术存在的潜力与风险,将有限的资源倾斜到更有效的新兴卫生技术上,世界上大多数国家尤其是经济发达国家已经纷纷建立了以新兴卫生技术水平扫描系统为基础的新兴卫生技术识别与早期评估机制。目前,卫生技术评估已经被广泛运用于我国医保目录准入评估中,开展新兴卫生技术水平扫描进行新兴技术识别和早期评估不论是对于跟踪前沿技术,及早开展新兴卫生技术全生命周期——从新兴卫生技术上市前、市场批准期间、上市后直至撤市全生命周期的管理,还是对于相关部门、医疗机构以及相关利益主体在各个阶段开展循证决策都具有重要意义。本章对新兴卫生技术的概念、新兴卫生技术水平扫描体系中开展新兴技术的识别和早期评估的主要方法与流程,以及与传统卫生技术相比存在的特殊性等进行介绍,以期提升各方对新兴卫生技术评估的早期识别与早期评估重要性的认知,为促进我国新兴卫生技术评估的发展提供经验参考,特别为推动我国相关部门建立新兴卫生技术的水平扫描体系提供国际实践经验。

## 第一节 新兴卫生技术概述

### 一、新兴卫生技术的定义

新兴技术在不同领域以及不同技术发展阶段的具体含义有所不同。根据欧洲新兴卫生技术信息网络(European information network on new and changing health technologies,EuroScan)的定义,新兴卫生技术评估的对象是指:①新技术(new health technologies)和新出现的技术(emerging health technologies);②在适应证或现有技术方法上有所改变的技术;③是一组正在开发中的技术的一部分,技术整体可能产生一定影响力。其中,新技术通常处于刚上市、早期上市阶段或早期推广阶段,对于药品而言处于临床试验Ⅱ、Ⅲ期或处于上市前,对于医疗器械来说通常处于上市前。

### 二、新兴卫生技术的特殊性

与成熟的卫生技术相比,新兴卫生技术具有一定的特殊性。首先,新兴卫生技术具有较大的治疗潜力和临床价值,往往有潜力能够填补治疗领域的空白,或为现有疾病提供替代治疗方案,或能降低现有治疗方案成本。其次,新兴卫生技术的临床证据较为不充分。一方面由于新兴卫生技术尚未进入医疗卫生系统投入使用或尚未得到广泛传播,导致临床证据数量有限;另一方面由于一部分技术本身的使用方法、制备过程等特性难以进行标准化的随机对照试验,导致新兴卫生技术的临床证据等级较低。最后,随着临床数据的积累与产品生命进程的推进,这些数据分析后会获得更多证据,更多证据既有可能证明该新兴卫生技术具有极大优势,也有可能证明该技术不值得推广,因此新兴卫生技术的临床证据往往存在较大的不确定性。

# 第二节　新兴卫生技术水平扫描:政策管理端

## 一、新兴卫生技术水平扫描概述

新兴卫生技术水平扫描是指对未获得上市许可或未进入临床使用的卫生技术进行动态监测,从安全性、有效性、经济可承受性等方面开展早期评价,帮助政府及医疗机构及时了解医疗卫生领域中出现的重要技术变革,同时报告潜在的风险。许多国家建立起新兴卫生技术评估系统,并将该系统统称为水平扫描系统(horizon scanning system,HSS),又称"新兴卫生技术早期监测预警系统"。HSS 包括完整综合的新兴技术的识别与早期评估流程,不仅对众多新兴卫生技术进行识别、筛选,同时在技术发展的早期阶段评估初步的应用特征,以期提供有关新兴卫生技术的全面、及时和优质的信息。世界上第一个 HSS 于 20 世纪 80 年代诞生于荷兰。1999 年,十三个 HSS 共同建立了 EuroScan,为使组织更好地体现国际化的特征,EuroScan 于 2020 年正式更名为国际卫生技术水平扫描联盟(international HealthTechScan,i-HTS)。

## 二、新兴卫生技术水平扫描的方法

为使新兴卫生技术水平扫描更加规范化流程化,i-HTS 于 2009 年编制了水平扫描工具包,并于 2014 年对最新方法和研究进行了更新。目前,i-HTS 编制的水平扫描工具包已成为世界上进行新兴卫生技术水平扫描遵循的主流工作流程,主要包括十个步骤。

第一步:识别客户。进行新兴卫生技术水平扫描的第一步是要根据评估机构的基本特征明确目标客户是谁,以及本次活动的主要目的是什么,这将对后续阶段选择合适的评估方法起到决定性作用。新兴卫生技术水平扫描的潜在客户众多,包括政策制定者、医疗卫生服务机构与提供者、医疗保障机构、卫生技术评估机构以及患者等。

第二步:确定时间范围。客户通常会基于新兴卫生技术的生命周期某一时间节点对水平扫描的时间范围提出报告要求。新兴卫生技术几个较为重要的时间节点为卫生技术上市前几年、即将上市前、上市初期、上市后还尚未广泛推广时期以及某卫生技术改变适应证或使用方法时。

第三步:水平扫描。系统性水平扫描是对可能影响人类健康、医疗卫生服务以及社会的新兴卫生技术进行广泛搜寻与定期跟踪。与成熟卫生技术相比,由于新兴卫生技术的信息公开和传播程度不高,对于新兴卫生技术的跟踪更强调搜寻的主动性,同时辅以相关利益主体的信息补充。因此,确定信息来源和搜索范围十分重要,建议根据客户的需求、评估主体机构的服务能力等情况选择合适的信息来源。

第四步:筛选和识别新兴卫生技术。根据预先设定的筛选标准,从第三步已经识别出来的新兴卫生技术中遴选出符合客户目标范围、时间范围要求的技术。各国新兴卫生技术水平扫描工作在对卫生技术进行筛选时通常会考虑四个方面:①客户的偏好与重点关注领域;②技术创新性;③技术时效性;④技术影响力。

第五步:对卫生技术设置优先级。由于资源和评估机构的服务能力是有限的,部分机构根据顾客的要求和技术的评估结果对筛选后的卫生技术设置优先级。一部分评估过程未预先设立排序标准,主要依赖于评估机构内工作人员已有的专业知识和对政策的理解;而另一部分评估过程则明确了排序标准,常见的标准主要包括疾病负担、对患者/医疗服务机构/治疗成本/社会/研究发展等方面的影响、推广可行性等。

第六步：新兴卫生技术的评估，主要就是早期评估。有学者将早期卫生技术评估（early health technology assessment, EHTA）定义为"用于告知行业和其他利益相关方关于新兴卫生技术的发展潜力，并对不确定性进行量化管理的方法"，在卫生技术研发初期且尚未进入临床试验阶段给企业以及社会投资者提供关于市场需求、研发流程、产品设计、用户偏好、医保准入潜力以及成本效果的价值信息，向专业医疗机构、政府决策部门、监管机构等传递研发人员的价值主张以获得创新支持，同时帮助企业开展符合政府评估机构与医保部门要求的临床证据收集工作，为加快上市准入流程以及解决产品不确定性问题提供指导。在水平扫描体系中识别出新兴卫生技术后对卫生技术评估方法在使用的时间节点上的提前进行早期评估并将评估目的进行了拓展，有利于将有限社会资源投向更有价值的新兴卫生技术中去。

基于客户的利益和需求，根据评估内容体量与研究深度，新兴卫生技术评估可以分成三种：①快速评估；②简单评估；③深入评估。而对于评估维度，新兴卫生技术评估报告较传统卫生技术评估报告的内容范围通常更加广泛，维度主要包括：①与技术相关的基本信息；②患者治疗信息；③临床证据与相关政策；④影响预测。基于新兴卫生技术基本特征，有必要向客户报告评估结果的不确定性，并提示未来证据的收集重点以及研究内容的完善方向。

第七步：同行评议。在新兴卫生技术监测预警的各个环节中，同行专家对于检验方法正确性、解决证据不确定性起到了重要的作用。在本步骤中的同行评议主要是对前一步中的新兴卫生技术评估结果的质量和准确性进行建议。通常同行评议可以是内部专家，也可以是外部专家。专家通过集中讨论，给评估人员以及政策制定者等提供推荐意见。

第八步：传播与推广。将评估结果及时有效地传递给相关客户和信息需求者，将评估机构的评估成果进行信息共享。推广策略遵循以下原则：①明确信息传播推广的目标群体。②明确信息及相关报告的发行量，通常有限制出版、限量发行以及公开发行等方式。③明确传播媒介，包括纸质媒介、电子媒介以及口头传播等。④对于传播所需的预算、人力以及物料等资源进行合理分配。

第九步：更新信息。由于新兴卫生技术仍处于不断发展完善的生命周期中，通过不断地进行临床试验、市场与临床实践检验、专家评价等数据的积累，新兴卫生技术的相关指标与临床证据在不断完善和更新，因此当利益主体对某一特定领域进行重点关注或等待新的验证新兴卫生技术的实验结果时，或当补充数据可获得时可以对技术的相关信息进行更新。

第十步：对水平扫描系统和评估工作进行整体评价。对水平扫描系统的评价与优化并不是一蹴而就的，而是在监测预警工作全流程基础上进行不断调整与验证。评估可以从水平扫描系统的结构、流程、产出、影响以及评估方法五个方面开展，合理反映系统评估与预测的准确性、评估方法的科学性以及报告的及时性等重点维度，提供系统优化的切实建议。

## 三、新兴卫生技术水平扫描如何配合技术转化/准入

新兴卫生技术评估针对不同客户和利益主体有不同的目标和作用，总体而言，最常见的新兴卫生技术扫描工作被应用于为未来开展标准卫生技术评估提供优先级信息，同时对有限资源在多个新兴卫生技术中进行有效配置提供指导，帮助各个国家和地区在吸收与应用新兴卫生技术时提前做好较为充分的准备。以瑞典和新加坡为例，介绍新兴技术水平扫描体系在促进卫生技术的转化与准入方面的实践，探究水平扫描对优质医疗资源进入本国市场、促进患者优质医疗卫生资源可及性提高的重要作用。

为应对新兴卫生技术临床证据的不确定性和与之伴随的医疗卫生费用的不断增长，最早在2010年，瑞典斯德哥尔摩县议会开发了一个早期预警模型，该模型利用历史成本数据和线性回

归模型，能有效预测进入医疗卫生系统的新药使用、市场占有量与花费情况，并于 2015 年正式成为国家新药引入和跟进管理流程的第一步。当药品经过筛选和优先级的设置后，一旦医药企业向 EMA 提交上市申请，相应的早期评估将会由新兴卫生技术评估机构完成，并随着证据的充实而进行更新，这一份初期评估将为上市后开展正式标准化卫生技术评估提供工作基础，总结概括了药品的治疗领域、现存指南，并从经济和组织者的角度对可能产生的潜在影响进行报告。

新加坡卫生部于 2015 年正式建立了医疗保健效能署，其重要职能之一为通过开展水平扫描工作使医疗卫生领域利益相关者在卫生技术研发的早期阶段保持同步关注，并缩小产品上市后发展和评估之间的时间间隙。新加坡的水平扫描系统在识别和筛选的基础上，根据疾病负担、临床疗效等一系列量化指标对参评卫生技术进行综合排序，根据临床证据的充分程度以及支持程度将卫生技术分为"支持""监测""不支持"三类，并在水平扫描报告中列明，报告主要用于提示新技术的应用所导致的卫生系统可能产生的变化。新加坡医疗保健效能署开展的第一例水平扫描工作是针对 CAR-T 的细胞治疗技术，在对这一高值新兴卫生技术进行的水平扫描报告中充分提示了对治疗机构和责任医师进行严格的资格认证的必要性，并前瞻性地向政策决策者建议建立起关于 CAR-T 细胞治疗技术的多层次支付保障体系。此外，水平扫描系统也被用于寻找与识别应对当前全球健康危机的医疗卫生技术，助力诊疗方案的共享。

## 第三节　中国新兴卫生技术水平扫描体系发展展望

### 一、我国发展新兴卫生技术水平扫描体系的意义

新兴卫生技术的水平扫描为政府与医疗机构管理卫生技术的上市与医保准入提供了重要的价值证据和风险提示。但对新兴卫生技术的研发而言，产品创新往往需要较高的时间和资金投入，同样面临较大的研发失败与上市受阻的风险，因此能够帮助行业各主体合理评估卫生技术创新潜力和不确定性的决策工具得到越来越多的关注。首先，新兴卫生技术水平扫描和早期评估需要在数据的全面性与评估的及时性之间取得平衡。和标准卫生技术评估的目的不同，尽管同样包含基于证据的临床特性与经济特性的评估，在水平扫描和早期评估工作开展时证据信息相对有限，重在向政策管理端和产业端反映技术潜在价值并提供警戒提示。其次，新兴卫生技术是不断变化且逐渐成熟的，应以动态发展的眼光看待新兴卫生技术的早期评估结果，对于当前尚未表现出良好经济性的产品不应当立即遏止，可以积极鼓励研发企业继续收集临床证据，而对于当前具有较好成本效果的产品也应谨慎看待。对此，一方面应对不确定性与风险进行充分提示；另一方面，当拥有了充足的证据或者一项新技术发生了足够的改变时应及时对评估结果进行修正和完善。最后，水平扫描和早期评估工作更需要预见性地考虑可能带来的社会影响与潜在风险，例如医学伦理问题，促进科学创新的有序发展与社会秩序的稳定。

### 二、我国新兴卫生技术评估与转化应用需求和挑战

目前，我国政府部门、学术机构、医药企业以及第三方机构等正积极开展卫生技术评估工作，不论是方法学上的理论研究还是在决策中的实践都处于快速发展成熟过程中。随着越来越多的新兴卫生技术进入全球市场，国内医疗领域研发速度也在不断加快。因此，对于政策制定和政府管理部门而言，在新兴卫生技术进入市场并在临床实践中广泛推广之前，需要对卫生技术的安全性与有效性进行把关，并提前做好卫生技术管理和使用规范的准备。一个国家层面的新兴卫生技术水平扫描机构亟待建立，可以从我国新技术先行试点上把新兴技术水平扫描投入实践。

因此,我国在重视标准卫生技术评估的应用与发展的同时,还应将关注视角沿着卫生技术全生命周期向时间点的前端进行延伸拓展,让政府、企业、医疗机构、学者等相关主体意识到开展新兴技术的水平扫描和早期评估的重要性和必要性。目前我国对于新兴卫生技术评估的实践主要集中于开展 HTA 工作的第三方机构以及医疗服务机构内部,组织相对分散,信息共享机制尚未建立,规范性和系统性程度不够高,医务人员主要通过国际与国内的期刊文献、学术会议、企业以及同行专家了解新兴卫生技术的发展与评价,信息渠道单一,数据广泛性和时效性相对有限。结合国际建设经验,我国应从国家层面积极探索,建立新兴卫生技术水平扫描机构,加大对此研究与开发领域的投入,完善信息系统的建设,增强与世界各国相关机构的交流与合作,对进入医疗服务领域的新兴卫生技术进行有效跟踪与评估,即可以在发现新技术问题时及时发出评估警示,防范因卫生技术的不恰当使用而产生的一系列健康与社会风险。

## 本章小结

越来越多新卫生技术不断涌现,已有卫生技术的新适应证也在不断被发现和应用,新兴卫生技术(新技术和新适应证等)为解决全球健康问题带来新的希望,但是同时其功效和临床效果不确定性极高,因此新兴卫生技术的实际临床引入和应用有很大的风险,需要决策层构建新兴卫生技术识别与早期评估机制来应对这类新的决策挑战。为了提前掌握新兴卫生技术的潜力与风险,将有限的资源倾斜到更有效的新兴卫生技术上,世界上大多数国家尤其是经济发达国家已经纷纷建立了以新兴卫生技术水平扫描系统为基础的新兴卫生技术识别与早期评估机制。我国从国家层面探索建立新兴卫生技术水平扫描体系也有一定的基础,亟须研究确立国家层面的新兴卫生技术水平扫描机构。

### 思考题

1. 新兴卫生技术水平扫描和早期评估与传统卫生技术评估相比具有哪些特殊性?
2. 新兴卫生技术早期评估有哪些主要工作流程?
3. 在中国开展新兴卫生技术评估将存在哪些挑战?

(吕兰婷)

# 第二十章 医院卫生技术评估

医院卫生技术评估（hospital-based health technology assessment，HB-HTA）是在医院决策管理视角下开展的卫生技术评估，其有自身的特点和方法，已逐步形成一定的评估原则及发展模式。本章概要介绍医院卫生技术评估。

## 第一节 医院卫生技术评估概述

### 一、医院卫生技术评估的发展背景

当前，我国医保支付逐步从按项目付费转向多元复合式医保支付方式，政府对公立医院提出高质量发展新要求，国家卫生健康委取消了第三类医疗技术临床应用准入审批。同时，公立医院的精细化管理也进一步促进合理用药及使用卫生技术，以实现控制费用不合理增长和优化诊疗行为等目标，价值医疗理念逐步被推广和广泛认同。这些因素将驱动医疗机构引入卫生技术评估工具，以平衡卫生技术质量、效果及成本投入，逐步实现医疗机构内卫生技术准入、使用及退出的精准管理。下面简要介绍当前驱动我国医院卫生技术评估发展的关键因素。

#### （一）公立医院高质量发展要求

2021年国务院办公厅发布《关于推动公立医院高质量发展的意见》，提出以建立健全现代医院管理制度为目标，强化技术创新及管理创新，运行模式从粗放管理转向精细化管理。其中，健全经济管理是重点，提高效率、节约费用是目标。在该框架下，公立医院将在技术管理及使用上发生显著变化，如新药入院、医用耗材采购、高值药品及耗材的使用等均会兼顾成本及效果。

#### （二）多元复合式医保支付方式改革

2020年中共中央、国务院印发《关于深化医疗保障制度改革的意见》中提出大力推进大数据应用，推行以按病种付费为主的多元复合式医保支付方式。这意味着我国将逐步转变以往按项目付费的被动支付方式，实施更有效率的医保支付，其将直接驱动医院加强质量、成本及效率管理。

#### （三）医疗技术准入管理机制转变

2015年国家卫生计生委取消了第三类医疗技术临床应用准入审批工作，各省市也放开第二类医疗技术准入管理。我国的医疗技术管理从事前审批转向事中、事后监管模式，医院成为医疗技术管理的主要责任主体。建立科学有效的医疗技术管理体系成为医院需要应对的重要议题。该机制将促使医疗机构更加主动地优化卫生技术的准入与退出机制，以及加强卫生技术管控。

### 二、医院卫生技术评估的内涵及应用价值

#### （一）概念

HB-HTA是在医院的决策环境下应用卫生技术评估，以回答医疗卫生机构内的医院卫生技

术准入、使用及退出等管理决策问题。HB-HTA 包括医院自行开展（"医院内部"）和医院委托第三方开展（"为了医院"）的卫生技术评估，两类评估均需要结合医院情境并且服务于医院管理者和使用者。

### （二）应用价值

HB-HTA 作为一种医院卫生资源配置的决策管理工具，在新技术准入、技术退出、控制医疗费用不合理增长、提升技术效果和患者安全方面具有明显的应用价值。下面简要阐述。

**1. 支撑医院医疗技术准入、合理使用及退出的科学决策**　药品、医用耗材及设备等新卫生技术在准入医院时，HB-HTA 可以为医院决策者提供全面循证证据，以支持其优先选择符合医院情境的新技术。对于已经在医院使用的卫生技术，HB-HTA 可以提供真实世界下同类技术的相对有效性、安全性及经济性等证据，为医院合理使用卫生技术提供直接依据。对于生命周期末端的旧技术，HB-HTA 也可以提供客观的证据，促使其适时退出。

**2. 优化成本结构，控制不合理费用增长**　HB-HTA 可以识别不同临床路径下性价比高的适宜技术，从而促进临床路径优化和成本控制。如一项阿根廷 10 年（2001—2011 年）的医院卫生技术评估实践发现，住院儿童白蛋白卫生技术评估使用指南实施后，白蛋白当年成本支出降低 50%、免疫球蛋白降低 10%，为该医院节省成本 10 万美元。

## 三、医院卫生技术评估的评估特点及周期

因 HB-HTA 基于医院决策视角，其在决策主体、评估范围、评估周期、资金和评估方法等维度均与传统 HTA 存在差异。

### （一）决策主体及目标

HB-HTA 的决策主体是卫生技术应用医院的管理者，决策目标是医院采购及技术引入。而 HTA 的决策主体是医保局目录准入及支付管理者、卫生行政部门管理者等，决策目标是医保支付准入及临床路径管理等。

### （二）评估范围

医院主要聚焦医用耗材、诊疗方案等，近几年随着我国创新药医保准入谈判加速，公立医院逐步加强了新药入院的 HTA 活动，以遴选纳入适宜的医保目录新增的谈判药品进入医院用药清单。医保部门及卫生行政部门等政策决策者更多聚焦在药品准入评价，也涉及部分高值医用耗材、大型设备、公共卫生干预项目等。

### （三）评估维度

医院评估的指标除了常规 HTA 的维度外，还涉及医院组织管理、医院政治环境和战略等。

### （四）评估周期

HB-HTA 评估的周期一般为 1～6 个月，其中对可能被退出技术的清单筛选评估工作一般为 4 周，快速的药物评估由 1～2 位临床专家 2～4 周完成。HTA 一般要 52 周左右，评估周期明显高于 HB-HTA。

### （五）评估参照选择

HB-HTA 选择的参照技术通常是医院常规临床实践，而 HTA 选择的主要是临床实践的"金标准"、临床指南一线推荐、已纳入医保支付目录等卫生技术。

### （六）成本测算

HB-HTA 同 HTA 测算的成本一般均是直接医疗成本，但 HB-HTA 更多是本医院实际的成本。

## 第二节　医院卫生技术评估的操作流程、模式及原则

### 一、医院卫生技术评估的通用流程

HB-HTA 一般分为四个环节：申请评估、开展评估、评审、结果应用及监测。

#### （一）申请评估

卫生技术人员或管理人员提交申请表。卫生技术人员包括但不限于医生、护士、药师、技师、医学工程师、信息工程师、物理师，管理人员包括但不限于科室管理者和医院管理者。

医院卫生技术评估申请表一般包括待评估技术的基本信息、技术特性、用作对照的参比技术、相对安全性、相对效果、经济性、对医疗机构产生的组织影响、社会适应性（伦理、道德、法律及社会影响）等。

#### （二）开展评估

由医院卫生技术评估部门或者委托外部卫生技术评估专家开展。

**1. 界定评估对象和范围**　根据 PICO 原则界定评估对象和范围，即研究对象（participants，患者或者人群）、干预措施（intervention，治疗手段）、对照措施（comparison，已知有效的常规措施对照）和结局指标［outcome，有关的临床结局，如总体医疗费用节省程度或增加的 QALYs、ICER（增量成本效果比）等］。

**2. 确定评估内容**　包括卫生技术的技术特性、临床相对安全性、相对有效性、经济性、对医院产生的组织影响、社会适应性（伦理、道德、法律及社会影响）等。

**3. 选择评估方法**　应根据不同的评估项目及数据的可获得性，选择适当的评估方法。临床相对安全性与有效性评估方法包括系统评价、真实世界研究等方法；经济性评估方法包括最小成本分析、成本-效果分析、成本-效益分析、成本-效用分析；对医院产生的影响和社会适应性（伦理、道德、法律及社会影响）评估方法包括非结构式访谈法、半结构式访谈法、结构式访谈法、小组讨论、观察法等。

**4. 开展评估并撰写报告**　依据医院卫生技术评估报告规范撰写报告，医院卫生技术评估报告应包括基本信息、评估背景、评估目的、评估过程、评估结果、评价结论及建议、参考文献及附件等。

#### （三）评审

组织医院多利益方对卫生技术评估报告进行评审，对报告的准确性、真实性提出修订建议，并在评估报告的基础上提出该项目应用的决策建议。一般的推荐强度包括三个级别：采用、有条件使用和否决。

#### （四）结果应用及监测

由医院决策者决定是否采纳医院卫生技术评估委员会评估建议。对采纳引入的技术进行跟踪监测评估，积累使用后的证据。监测评估包括短期及长期影响，内容涉及实际使用情况、临床效果和经济性（如技术的净现值）、员工和患者满意度以及对医疗机构发展战略的影响。

### 二、医院卫生技术评估的发展模式

从整合程度、正规化和专业化三个维度的发展水平来看，HB-HTA 部门组织模式包括以下四类。

#### （一）独立小组

"独立小组"是 HB-HTA 部门发展的初级阶段，以非正式的方式为管理决策提供支持。在该

模式下,医院高层管理人员对 HB-HTA 的功能及作用尚不是很了解。由机构内临床专家和管理专家等自愿开展 HB-HTA。

### (二)基本整合型

在该模式下,医院尚没有成立 HB-HTA 部门,团队成员数量有限但能够邀请其他机构专业人员作为合作伙伴开展工作,他们嵌入了一个合作的系统,该系统包括提供人力与专业技能的大学和研究中心。

### (三)独立部门

在该模式下,医院内部成立了 HB-HTA 部门,相对较为成熟,建立了规范、专业化的评估程序,但同国家或地区的 HTA 机构合作交流少。

### (四)专业整合型

在该模式下,HB-HTA 部门具有自主性,同时与国家或地区 HTA 机构开展正式合作。此类部门高度正规化并且有致力于执行 HTA 具体任务的专业人员(例如:药品评估、医疗器械评估人员等)。

以上分类模式也反映了 HB-HTA 在医院发展的不同阶段。一般来说,初始发展是非正式的独立小组,研究是自愿的且采用非正规的程序进行,没有来自管理者的强有力的支持。当发展到成熟期时,一般多是独立部门和专业整合型,评估过程规范化程度和专业化水平明显提高,并与国家或地区的 HTA 工作目标和医院战略之间保持高度一致。在现实环境中,许多 HB-HTA 部门的组织特征可能介于独立小组和独立部门之间,并且随着卫生体系和医院政策的影响向着不同方向发展。

## 三、医院卫生技术评估的原则

HB-HTA 的原则体现在多个维度中,如评估过程、评估领导力、战略和合作伙伴、评估的资源以及影响(短期、中期、长期)测量。其中,评估过程是 HB-HTA 的基础,下面以评估过程为例进行评估原则的简要介绍。

### (一)结合医院决策环境,清晰界定评估范围

评估范围需要一开始时就清楚地界定。该过程通常采用的方法为使用 PICO 问卷。除此之外,在评估前需要考虑以下问题:医院决策的问题是什么,待评估技术是新技术还是已经在医院使用过的技术,此技术是否会对医院其他部门带来影响,报告的目标对象是谁,此报告需要什么时候完成等。

### (二)科学合理选择评估方法,确保结果可重复

HB-HTA 是以科学的评估方法及适合的报告工具完成的,结果应可以被重复及推广使用。HB-HTA 需要系统检索或收集数据,并通过参考相关方法指南,采用系统评价、试验设计等规范的研究方法。其次,在开展经济学评价时,应遵循卫生经济学评价报告标准共识(*The Consolidated Reporting Standards for Health Economic Evaluations*,CHEERS)或其他良好的报告规范,对选择的方法、成本、效果及相对风险等关键参数进行科学测量。最后,针对以上形成的结果证据进行证据质量评价。这些方法可以提高 HB-HTA 报告的可复制性。

### (三)保证独立、透明、无偏的评估过程,促进多利益相关方广泛参与

HB-HTA 的评估过程会涉及多个利益相关者(如临床医生、护理人员、医技人员、医院管理者、研发企业、患者等)。整个评估过程应做到独立和透明,以保证结果的客观公正。

评估的独立性是国际 HTA 最佳实践的要求之一,这也是 HB-HTA 需要遵循的基本原则。披露利益冲突是保证评价独立性的工具之一,在评价报告中需公开利益团体之间财务和非财务的关系。

　　针对 HB-HTA 报告中所形成的各维度证据,邀请多个利益相关者进行讨论及信息补充支撑,可以让 HB-HTA 的结果被广泛接受和认同,进而推动评估结果的转化及推广应用。

# 第三节　医院卫生技术评估实践及挑战

## 一、医院卫生技术评估国内外实践进展

### (一)国际 HB-HTA 实践进展

　　20 世纪 80 年代法国巴黎医院探索实施 HTA 支持管理决策,在 1982 年建立了技术创新评估和推广委员会(Comité d' Évaluation et de Diffusion des Innovations Technologiques,CEDIT),之后北欧各国、意大利、西班牙、加拿大和澳大利亚等国家的医院相继效仿成立类似组织。全球的组织发展趋势主要有以下几个方面。

　　**1. 发展阶段多数处于独立小组与基本整合型的 HB-HTA 部门之间**　一项来自 31 个国家的调查发现,多数 HB-HTA 由临床医生推动,在评估过程中绝大多数评估团队与区域 HTA 机构进行了正式或非正式合作。一般独立小组具有 3～5 位全职员工,涵盖临床、生物医学工程、公共卫生和图书情报管理学科;卫生经济学家和管理专家参与较少。

　　**2. 评估技术覆盖范围广,评估流程及机制清晰**　评估技术最多的为医疗器械和医疗设备,其次是诊疗方案和药物。多数医院形成了 HB-HTA 的流程及运作机制。如瑞典的医院形成了基于活动的 HTA 的运作流程,其主要由临床医生完成,并由 HTA 中心给予支持和质量控制。芬兰的医院则对所有的技术进行 mini-HTA,根据证据的充分性选择不同的评估流程。

　　**3. 评估中多个利益方参与,多数评估结果用于支持医院的决策**　多数 HB-HTA 由临床医生发起,相关管理部门的负责人等一同参加。评估形成的建议直接向医院决策者报告,最终决定由医院决策者做出。

　　**4. 评估报告质量呈中等水平**　多数医院在周期较短的情况下产出篇幅较小的评估报告。评估中使用 mini-HTA 进行快速评估的较多。一项研究对欧洲 HB-HTA 报告方便抽样进行评价,结果表明不同国家的 HB-HTA 报告差异明显。高质量评分工具量表显示 HB-HTA 报告的质量评分平均为 0.67 分(0.50～0.92 分,满分为 1 分),报告质量仍有较大的提升空间,特别是在利益冲突声明、文献数据质量评价、患者的体验以及引入新技术的战略价值等方面。

　　**5. HB-HTA 显示了很好的经济效益,但仍需要更多的确定性证据**　一项针对 HB-HTA 经济影响的系统评价显示,总体上在经济方面医院做到节约成本。如其中一家医院针对 15 项 HB-HTA 研究的经济收益是总体节约 984 万加元,另一家医院估计每年节约 100 万加元等。

### (二)国内 HB-HTA 实践进展

　　**1. 理论引入及传播**　在学术研究方面,2017 年上海市卫生和健康发展研究中心组织翻译了欧盟 AdHopHTA 项目组编写的《医院卫生技术评估:手册与工具包》。手册重点介绍了 HB-HTA 的理念与价值、评估过程与影响因素、部门操作准则和意识提高策略。工具包主要提供了评估过程、领导力、战略与伙伴关系、资源和影响等维度的实用工具,旨在提供实用性信息、知识与工具,促进 HB-HTA 的采用,推进在我国建立一套"在医院使用"或"供医院参考"的评估体系。2018 年,上海市卫生和健康发展研究中心又组织翻译了《医院卫生技术评估:国际实践与经验》,详细介绍了 19 个国家和地区的 31 个机构开展 HB-HTA 的工作实践与经验,以期通过他山之石的启发使国际上最先进的 HB-HTA 理念引入中国,使其能尽早渗透并惠及医院。在此基础上,该中心开展了医院卫生技术评估的系列培训班,以促进 HB-HTA 理论及方法的传播及应用。

　　**2. 公立医院试点**　在实践层面,2018 年 3 月,国家卫生健康委医管中心确定了我国 HB-HTA

第一批试点医院,包括中日友好医院、天津市人民医院、吉林大学第一医院、上海市第六人民医院、山东大学齐鲁医院、四川大学华西医院、广州市妇女儿童医疗中心。2019年3月启动了第二批HB-HTA试点工作,增加了首都医科大学附属北京朝阳医院、内蒙古自治区人民医院、中南大学湘雅二医院、深圳市人民医院、十堰市太和医院等。它们可以就某项技术或流程进行HB-HTA试点,以期更加全面地梳理和总结我国医院引进和开展HB-HTA的成功经验与待改进之处,为医院层面的卫生技术决策提供更多的方法学支持。

## 二、医院卫生技术评估实践经验总结及挑战

### (一)国外的实践经验总结

一项针对全球18个国家31个案例的研究系统总结了目前在医院层面开展HB-HTA的促进因素和阻碍因素。其中,11项促进因素分别为:机构人员的能力和培训过程的透明度和严谨性、机构的管理体制、多样性的团队、权威管理部门的认可、医务人员的参与度、研究者与管理者的合作、HB-HTA机构的清晰定位、科学的评估方法、报告的及时性、患者参与度、利益相关者之间的互动。10个阻碍因素包括:文化障碍、政治利益、信息障碍、评估技术证据的不足、利益相关者全面参与的缺乏、资源的有限性、跨机构合作的缺乏、使用监管的缺失、内部使用的多变性、医院正式授权卫生技术评估的缺乏等。两类因素有很多是相互关联的,阻碍因素的克服就可以转化为推进HB-HTA的有力因素,如机构人员的能力和培训可以改善资源的限制性。

另外,国际实践经验表明:HB-HTA主要支持医院内临床或管理决策,HB-HTA促进了医院技术管理水平,提升了组织绩效,在医疗质量、预算的可持续性、应用人数、操作时间的平稳性等方面均有积极影响。HB-HTA也可以将本院证据与其他的卫生技术评估机构共享,相互促进彼此发展。

### (二)国内发展挑战

对照国际实践总结的关键因素,我国HB-HTA面临以下的突出挑战。

**1. 医院卫生技术评估相关专业人才不足**　一项调查显示多数医院开展HB-HTA的团队人员通常都是医务人员,对于循证医学和经济学熟悉度不高,特别是缺乏卫生经济学人才。

**2. HB-HTA的指南及流程规范性欠缺**　调研发现由于尚无统一的医院卫生技术评估指南,HB-HTA在各医院的指标、方法、流程和模式等方面存在较大差异,包括评估范围与目标不清晰、评估过程随意性大、评估结果转化应用不强等问题。

**3. HB-HTA文化氛围待提升**　医院基于证据的决策机制尚未普遍建立,目前仅有较少的医院形成了基于证据的决策机制。医院领导层对于HB-HTA的价值及功能认识还不足,在决策层面仍需要做大量的培训及教育。

## 本章小结

医院卫生技术评估是在医院的决策环境下应用卫生技术评估,以回答医院内决策者提出的卫生技术准入、使用及退出等相关决策问题,与HTA有明显的差异。医院卫生技术评估的通用流程包括四个环节:评估申请、开展评估、评审、结果应用及监测。发展模式包括独立小组、基本整合型、独立部门和整合专业型四类。评估的原则包括结合医院决策环境,清晰界定评估范围;评估方法选择科学合理,评估结果可重复;评估过程应独立、透明、无偏,多个利益相关方参与交流机制。发展医院卫生技术评估应关注其促进和障碍因素。

**思考题**

1. 医院卫生技术评估与卫生技术评估的区别与联系是什么?
2. 医院卫生技术评估实施过程中的有哪些关键原则?
3. 医院卫生技术评估的发展模式有哪几种?其分类的原则是什么?

（王海银）

# 第二十一章 卫生技术评估与支付准入

全球范围内，卫生技术评估支持卫生循证决策的典型应用场景就是医药卫生技术的医疗保险支付准入，以提升医保资金的使用效率。由于药品在临床研发、上市审评、通用名管理等方面具有较为完善统一的标准规范，亦成为卫生技术评估在支付准入方面最为广泛和成熟的作用对象。本章节以卫生技术评估如何助力各国药品医保支付准入为例，介绍我国和典型国家实践做法，并引发相关思考和展望。

## 第一节 卫生技术评估在药品支付准入中的国际实践总结

本节将介绍重点着眼于三个典型国家——英国、加拿大和德国，这三个国家卫生技术评估在药品支付准入中的突出特点分别是机制完善、早期预警和多利益相关者参与。此外，本节以医保药品目录管理、评审机构及其作用、卫生技术评估辅助决策三方面为纵轴，进行更多国家国际实践的总结归纳。

### 一、英 国

英国在法律法规层面将卫生技术评估结果作为医保目录遴选用药的主要依据，成为决定某种药物是否进入 NHS 报销支付范围的重要依据。英国医保体系发展相对成熟、分工明确，政府委托 NICE 进行评估工作，NICE 总经费绝大多数来自 NHS 资金。

英国卫生技术评估大致分为两部分：第一部分是初步评估，来确定是否需要进行完整的卫生技术评估；第二部分是收集现有资料，基于循证证据得出结论。对于不同的药品和医疗技术，NICE 有对应的严格流程，每个步骤有对应的部门和专家小组负责。英国建立基于循证的评价流程，大致分为评估和评审两个阶段，针对每个阶段设立部门及专家小组，对不同类型的药品和技术进行评价。同时制定评估模板以完善评估准则，发布详细的方法学指南、标准化临床疗效、成本 - 效益分析的过程。统一和规范工作流程和技术标准，有助于提高效率，避免重复、无效的工作，从而加快学科发展和应用。同时，应保证评估过程的公正、公开，参与评估的专家必须符合回避制度，在一些环节中增加公众意见征集的环节，从而考虑更多利益相关方的意见，最终评估和评审的结果、决策及其考量因素都公布在网站上接受公众的监督。

### 二、加 拿 大

与英国不同，加拿大卫生保健体制实施分权化管理，各省管理自己的药品报销计划，确定各自的药品报销目录。2003 年起，加拿大卫生部开始实施统一药物评审，委托加拿大药品和卫生技术局（CADTH）对是否将药品列入报销目录给出推荐建议，各省在参考推荐意见的基础上自主制定本省的药品报销目录。加拿大大多数药品卫生技术评估需求都是由省级卫生部提出要求，CADTH 组成项目组，在约定时间内完成评估报告，并作为决策的重要依据。CADTH 在组织功能定位、资源保障措施、质量控制与促进、成果传播与决策转化和新技术评估等方面有着成功经验。2011 年，CADTH 设立了加拿大外部搜索健康网络（CNESH）机构，用于创新药品等卫生新技术的识别并进行早期评估，为卫生行政部门的早期决策提供了重要的参考价值，进而确保了创新药品等新技术在临床应用上的安全性与有效性。

## 三、德　国

德国的卫生技术评估制度重视在整个评估和决策转化过程中各相关利益方的参与程度。德国医疗质量和效率研究所（IQWiG）对卫生技术评估流程有着明确的指导原则，其中就包括涉及多学科利益相关方的范围界定流程。同时，IQWiG 也引入了一套流程机制，在评估各阶段邀请各利益相关方以非正式的途径参与其中，并听取他们的意见，最终会将所有的评论和讨论内容在评估报告的补充部分进行阐述，从而使得整个评估过程和决策结果更容易被相关利益方所接受，最终形成决策转化并被顺利实施。

德国的卫生技术评估机制将患者偏好纳入了评估考量，会在评估过程中通过定性研究的方法收集患者的意见和实际使用经验。IQWiG 在处理评估问题和生成评估报告时会咨询患者或患者代表的意见。患者和普通民众也是卫生技术评估研究结果的主要受众，而德国的卫生技术评估组织同样认识到了这一点，参与卫生技术评估活动的一些组织也会向公众发布评估报告的非学术版本，而采取这样举措的目的是确保患者和公众可以更好地了解科学证据，从而指导他们的决策和行为。在一些卫生技术费用高昂的情况下，通过这种方式能够帮助患者理解为什么在不同的治疗技术和不同的患者亚群中医保支付水平会有所不同。

此外，在德国的卫生健康体系中，通过 G-BA、IQWiG 等组织多年来的不断努力，以及与不同利益相关方的持续合作，德国卫生技术评估工作逐渐专业化、规范化。同时，德国的卫生健康行业也已经逐步接受以卫生技术评估的方式来展示其创新产品与目前参照技术相比的价值，因而鼓励相关产业自主创新产品，并利用评估结果证明其新产品的价值，从而使得卫生技术评估成为创新药品进入德国健康市场或卫生体系的标准通行方法。

## 四、医保药品目录管理

德国和英国默认所有上市的新药都纳入公共医疗保险或社会医疗保险范围，除非被列入不予报销的药品目录或是在指南中不予推荐，其他典型国家或地区医保药品目录都通过准入法列表制定。

英国、法国、德国、澳大利亚、瑞典在医保药品目录遴选时均应用卫生技术评估证据，由隶属于政府或政府委任的权威评估机构出具评估报告，并将报告递交给相关决策机构，用于目录遴选决定。

在英国、法国、德国、澳大利亚，若新药的卫生技术评估结果经过评审机构审阅，由决策机构判定为可纳入医保目录，则进一步通过企业与决策部门的价格谈判确定药品的支付标准。在价格谈判中，各国往往引入卫生技术评估证据作为价格决定的重要参考。以英国为例，其以价值为基础的定价机制对拟上市的药品进行成本效果评估，体现了卫生技术评估与药品定价的有机结合。

若新药的卫生技术评估结果经过评审机构的评估，由决策机构判定为成本效果存在较高风险，则在大部分国家无法直接进入医保，可能做法是由制药企业和支付方签署风险共担协议。在澳大利亚,如评审机构提示药品存在可进一步提高性价比的可能,则由卫生部代表国家与企业谈判,形成价格协议。在英国,部分创新程度高、用药风险大的药品企业要与政府签订风险共担协议,以对其药品的成本效果作出保证。瑞典因考虑到新药的临床使用和有效性的不确定性,也会将一些抗肿瘤药等作为风险共担品种。

当药品被纳入医保目录后,仍然需要进一步的跟踪评估。澳大利亚、瑞典、法国、德国均具有准入后再评价制度。在新药已被纳入医保目录的情况下,继续开展药品使用后的证据评价,基于药品使用后的结果研究和成本 - 效果分析,决定是否对人群的覆盖和补偿水平进行调整,如临床效果未达预期则将其从药品目录中剔除。

## 五、评估机构及其作用

国际上国家层面的卫生技术评估机构主要分为两类:以瑞典为代表的政府机构隶属部门,和以英国、法国、日本、德国、澳大利亚为代表的独立公共机构。

瑞典的医药福利委员会(the Board for Pharmaceutical Benefits)是牙科和医药福利机构的下属部门,职责包括对新产品的申请进行评审,以及对目录内的药品进行重新审核。医药福利委员会在卫生技术评估工作中并不负责资料收集,只对药企申请书的真实性、科学性、完整性进行审核。瑞典另外有独立的政府机构——瑞典卫生技术评估咨询委员会(The Swedish Council on Technology Assessment in Health Care,SBU)开展完整的药物经济学评审。

英国、法国、日本、德国、澳大利亚的卫生技术评估机构负责组织、管理评审决策流程,主要职责是组织专家委员会,评审企业或第三方评估机构提交的卫生技术评估或称药物经济学评价报告,形成推荐意见汇报给决策部门。

## 六、卫生技术评估辅助医保药品决策

在医保药品目录调整中,卫生技术评估证据可应用于医保准入、调出和决定共付水平三方面的决策。例如,英国将成本效果差的药品纳入不允许报销目录或有条件的报销目录;澳大利亚根据药品的成本效果等情况决定是否将其纳入医保目录,若纳入医保后的成本效果和患者评价结果较差,会将该药从目录剔除;法国根据药品的临床收益程度决定其是否纳入医保目录及其共付水平;瑞典决定医保准入的首要原则是成本效果原则。本节以上提到的国家除德国外,各国在做出医保目录调整决策时,对企业卫生技术评估证据的提交要求是强制性的,体现了卫生技术评估证据在医保决策中的重要地位。

卫生技术评估的流程通常是由企业向评估机构递交相关材料,机构对材料进行审查,或委托第三方研究机构开展审查。审查通过后,评估机构将组织专家委员会,将审查所形成的报告提交给专家委员会进行评审,专家经过数次会议讨论,达成一致意见后,将评审结果递交给决策部门。在英国、日本、瑞典,评审机构可直接采用企业递交的卫生技术评估研究报告或重新开展研究。澳大利亚、法国、德国则由评审机构或委托外部第三方研究机构开展卫生技术评估研究,若评审机构接受由企业递交证据的申请,则会向企业提供递交指南,用以规范企业开展研究和提交材料。

在评审要点方面,英国、澳大利亚、日本、瑞典对经济学评价关注的核心因素是 ICER 值及其支付阈值。在英国,当药品的 ICER 值接近阈值时,评审将考虑药物创新性、NHS 的非健康目标等因素,并且 2019 年以来开始关注引入新药带来的整体基金负担;澳大利亚药物经济学评审考虑国内外同类药品的价格、治疗同类疾病的其他药品的价格、研发投入、生产成本、生产能力、特殊工艺等其他因素;德国的评审机构选取死亡、疾病、健康相关生命质量、不良反应四个方面的临床结果指标判定新药的附加效应，以附加效应作为药品价格折扣水平的判断标准，此外，也会将欧洲其他国家价格水平纳入考虑；法国在进行评审时将药品的临床效益程度和临床疗效改善程度作为主要的医保准入和支付标准决策依据，定价时同时参考临床疗效改善程度和国内外同类药品价格。

## 第二节　卫生技术评估与我国国家医保药品目录调整

自 2018 年国家医疗保障局成立以来，截至 2023 年年初已连续 5 年开展年度医保药品目录调整工作，累计将 618 个药品新增至目录范围。创新药进入医保速度明显加快，重大疾病和特殊人群用药保障水平进一步提升，临床用药合理性得到积极改善，引领药品使用端发生深刻变化。在具体卫生技术评估应用方面，也逐步取得了积极成效。一是通过引入卫生技术评估循证理念，以"价值评估"理念为基础，依托药品的安全性、有效性、经济性、创新性和公平性等五个维度进行综合价值评估，将更多具有综合价值优势的药品纳入医保目录，将不具有优势的药品调出医保目录，实现了药品保障水平的升级换代。二是显著降低了目录新准入药品的价格，通过引入卫生技术评估循证证据，引导药品相互参照，适度竞争，明确药品价值，大幅度降低药品价格。从工作环节来说，国家医保药品目录调整工作逐渐固定为准备、申报、专家评审（综合评审和价格测算）、谈判/竞价、公布结果 5 个阶段，卫生技术评估主要应用于专家评审和谈判/竞价阶段中的药品价值评估和价格测算部分。

### 一、卫生技术评估在综合评审环节的应用

运用多准则决策分析理论，结合西药和中成药特点，完善了专家综合评审指标体系、评分规则、指标释义与数据来源，并在应用前广泛征求了不同领域专家和企业代表的意见和建议，增强利益相关方共识及工作透明度。在专家评审阶段，通过集体讨论和个人打分相结合的方式，对每一种评审药品价值形成定量得分，助力评审工作逐步从定性决策过渡为定量决策，进一步提升了专家评审工作的科学性、循证性和规范性。评审指标及其配套规则的制定秉承循证和多维度价值判断原则，以安全性、有效性、经济性、公平性和创新性 5 个维度作为主要脉络支撑，这里以西药为例介绍。

在安全性方面，既包括药物上市前严格的临床随机对照试验结果，也包括药物上市后在真实世界真实患者人群中使用的不良事件报告，或存在的潜在安全风险。

在有效性方面，对谈判药品及其参比药品/疗法的临床效果进行评估，包括主要临床指标和次要临床指标的改善程度，数据优先来源于证据等级高的相关临床试验和真实世界研究，同时考虑到临床相关结局指标或替代措施的应用。

在经济性方面，比较谈判药品与参比药品/疗法的成本-效果、效用、效益以及预算影响等，综合判断药物临床应用的经济价值。主要包括两个方面：一是通过模型分析等方法着重评估投入与临床疗效的性价比，即增量成本效果比；二是通过预算影响分析模型预测纳入药品后对医保基金的影响。

在创新性方面，综合药品研发生产及临床应用价值等信息，对药品创新性进行判断，主要依据为在治疗机制、作用靶点、化学结构等方面能够改善疗效的创新，或提升临床适用性的情况，如更适合儿童等特殊人群用药，提高患者依从性。

在公平性方面，其主要内容与我国医保药品监管体系相契合，具有"中国特色"。突出药品的费用水平是否符合"保基本"的功能定位，是否考虑到大多数参保患者的支付能力，是否可有效

填补当前医保药品保障的空白和不足,以及存在经办审核障碍等。

中成药在一级维度方面与西药基本保持了一致,但是在二级支撑指标方面,由于其特殊性,和西药存在细微差异。在评审实操环节,指标体系的应用主要涉及赋权、打分和计算结果三个步骤。在赋权步骤,评审专家首先需要通过集体讨论,确定一级维度和二级指标的相应权重,并适用于所有待评审药品。采用的是直接赋权法,维度权重总和为100%,每一级维度下的所有二级指标权重总和为100%。在打分步骤,每位评审专家结合药品资料信息,对每个二级指标进行打分,每一指标的所有专家打分平均值即为此指标的分值。在计算结果步骤,每个评审药品价值分值等于一级维度权重、二级指标权重和二级指标分数乘积,每一指标汇总分值即为某一评审药品价值分值。

## 二、卫生技术评估在价格测算环节的应用

价格测算工作阶段主要包括两个环节,一是组织专家从药物经济学角度测算,二是从医保基金承受能力角度测算,这充分考验了价格测算的专业性和准确性。在近几年的测算过程中,创新实施双重"背靠背"机制。意即就同一药品,药物经济学测算组和基金测算组"背靠背"平行测算;同时在药物经济学测算组中,两位药物经济学专家就同一药品分别独立测算,有效降低了测算专家主观偏倚的可能性,提升测算过程规范性与结果公正性。

在实际药物经济学测算过程中,遵循统一的工作原则、技术标准、参考因素、计算方法等,进一步规范了测算方法与路径,使得定量数据最大化、定性数据标准化。从卫生技术评估专业角度来说,一是强化证据质量,规范证据等级。临床证据是谈判药物临床价值与参保人获益的主要判断依据,而临床证据等级决定了证据质量和决策可依赖性,要求按照不同证据等级进行等级排序,并明确优先使用基于我国人群研究数据。二是突出临床应用,明确指南范围。权威指南推荐度是判断药物临床应用价值的重要指标。对药物指南推荐情况明确包括"国内外临床指南、诊疗规范、经典名方情况"。对于中成药,除经典名方外,明确可参考《中成药治疗优势病种临床应用指南》,充分考虑中医药特色。三是倡导精准测算,统一参数选择。

# 第三节 卫生技术评估在我国医保
# 支付准入中的挑战和展望

## 一、缺乏专业卫生技术评估机构

成立权威的卫生技术评估机构、建立完善的卫生技术评估流程是规范化开展卫生技术评估医保准入工作的重要基础,英国等国家的实践充分证明了机制建设的重要性。但由于我国卫生技术评估起步较晚,目前尚未建立直接服务于医保药品目录准入等国家决策的国家级独立卫生技术评估机构。随着国家医保制度改革的不断推进,对高质量卫生技术评估证据的需求将不断增加,亟须成立国家层面服务医保决策的权威卫生技术评估机构、制定健全机制和流程,起到项目协调、过程监管、方法学规范和学术引领作用,以提高循证证据的整体质量,促进证据的政策转化和应用。随着我国卫生技术评估工作的不断推进和医保决策需求的不断增加,未来十分有必要建立类似于英国NICE的第三方评估机构。从机构性质上,该机构最好由政府财政支持成立,具有开展HTA的独立性和权威性。从机构职能定位上,该机构将专门负责组织、协调、推动与医保决策相关的国家级项目的实施,同时负责研究、制定评估标准,发布评估指南,把控评估质量,以推动卫生技术评估工作在医保领域的规范化发展和应用。

结合我国医保管理体制,在设立国家级卫生技术评估监管机构的基础上,还可以探索省市级卫生技术评估监管机构的建立,鼓励各省市充分整合利用现有资源,建立区域性的权威卫生技术评估机构,逐步构建起以国家卫生技术评估机构为主导,区域卫生技术评估机构为基础的发展体系,全面引导各层级医保决策者正确认识和应用卫生技术评估,形成良好的卫生技术评估发展环境。

## 二、数据支撑不足

缺乏可靠的数据来源是我国卫生技术评估支持医保决策过程中所面临的主要困境之一。在卫生技术评估开展的过程中,通常需要有三类数据的支撑:①流行病学数据,用于预测创新药品等医疗卫生技术所面向患者人群基数;②疗效数据,用于评估创新药品等医疗卫生技术在临床应用中的治疗效果;③成本数据,用于评估创新药品等医疗卫生技术在临床应用中所产生的成本。

针对卫生技术评估研究数据支撑医保决策不足的问题,一方面,需要鼓励国内研究学者开展高质量流行病学研究、疾病经济负担研究、荟萃分析等高级别循证研究工作,为国内卫生技术评估研究提供可靠的文献数据;另一方面,需要加快推动我国的真实世界数据建设工作。具体来说,需要提高财政投入用于数据库平台建设和数据收集工具的开发;倡导完善国家和地方级患者信息登记库,加强真实世界数据管理工作,实现患者登记数据库、医疗索赔数据和电子健康记录之间的有效链接;同时,积极开发适合中国人群的健康相关生命质量测量工具,探索疾病特异性量表与通用效用量表的转换关系;提高临床医生对患者报告健康产出的重视程度,鼓励在临床试验中加载健康相关生命质量测量,为后期卫生技术评估研究支持医保决策提供可靠的数据支持。

## 三、阈值不确定性

成本-效用分析是卫生技术评估支持医保决策中应用最为广泛的一种方法,其临床产出一般用 QALYs 表示,通过将两种医疗卫生技术的增量成本(ΔCost)与增量效用(ΔQALY)做比值,得到 ICER 值。判断所评估药品是否具有经济性,需要将成本-效用分析得到的 ICER 值与特定的阈值进行比较。阈值的设定,对于卫生技术评估结果和药品报销准入等医保决策至关重要。

目前,我国对于 ICER 的支付阈值尚无统一的标准,在过往几年的卫生决策过程中,根据世界卫生组织的推荐意见,ICER 的支付阈值参考范围为 1~3 倍人均 GDP。但近年来,有不少研究学者认为,1~3 倍人均 GDP 的 ICER 阈值并不适用于我国人群。其他一些国家基于国情分别设置了不同的 ICER 阈值,如英国一般药物的 ICER 阈值为 2 万~3 万英镑 /QALY,约 0.64~0.95 倍英国人均 GDP。中国的 ICER 阈值标准仍有待探索。

此外,孤儿药的 ICER 阈值是否应该与普通医药产品保持一致,也一直是卫生技术评估结果在医保决策应用中的一大争议。在英国,通过高度专业化卫生技术评估的药品,其 ICER 阈值可以达到 10 万英镑 /QALY。因此,在医保药品准入决策中,孤儿药等高价值医疗产品的 ICER 阈值是否应该与普通药品保持一致,仍是当前领域内的研究重点之一。

近年来,我国的卫生技术评估专家针对中国的 ICER 阈值开展了实证研究。2020 年,英国约克大学的 Jessica、上海卫生和健康发展研究中心的王海银等人,采用边际生产力方法,从供给方角度,测算得到我国的 ICER 阈值大约为 0.63 倍人均 GDP/QALY;2021 年,中山大学蒋亚文、天津大学吴晶等人,采用统计生命价值方法,从需求方角度,测算得到中国的 ICER 阈值大约为 1.5 倍人均 GDP/QALY。未来需要结合医保资金承受度,对现有研究进行进一步验证,制订与我国医保决策相适宜的 ICER 阈值测量方案。

## 四、利益相关方参与不足

一个有效的卫生技术评估系统,其关键要素是多方参与。在英国等国卫生技术评估过程中,NICE尤其注意患者参与决策,患者的疾病负担和用药需求是卫生技术评估过程中的重要考量因素。

而在现阶段我国卫生技术评估医保决策应用过程中,参与卫生技术评估过程的主要利益相关方是医保支付方和生产企业,医疗服务提供者、雇主和患者等三方的参与程度有待提高。其中生产企业作为大多数卫生技术评估项目的委托方,医保支付方仅在决策阶段对卫生技术评估证据进行审查。很少有患者和消费者组织参与卫生技术评估过程,卫生技术评估证据中缺乏患者群体的主观感受和意见,导致卫生技术评估证据在反映患者真实需求上存在一定偏倚。同时,医疗服务提供者在卫生技术评估中的参与程度不大,卫生技术评估开展过程中常常面临缺乏可靠临床证据支持的困境。

理想化的卫生技术评估规则应该包括公开透明、问责制、法定诉讼程序、多利益相关者参与等,应该允许更加广泛的利益相关群体参与卫生技术评估过程。邀请患者和消费者组织、雇员、医疗服务提供者、医保支付方和生产企业各个利益相关群体代表参加卫生技术评估的协商会议;明确定义不同组织和利益相关者之间的角色和责任;促进各个利益相关者之间的直接沟通,并将不同利益相关者的意见纳入卫生技术评估证据的生产和应用过程中;建立专门用于传播卫生技术评估结果的网站;提高决策的透明度,建立申诉机制,允许利益相关者对不满意的卫生技术评估结果提起上诉等。

## 本章小结

本章以药品为例,介绍了英国、加拿大和德国等典型国家在辅助医保决策中应用卫生技术评估的经验做法,其特征是多设有独立卫生技术评估机构来负责生产循证证据、辅助决策,并形成完整的证据评审与决策实践的互动链条,与医保决策产生很强的转化联系。卫生技术评估在我国医保决策领域的应用虽处于起步阶段,但由于学科特点与医保决策需求的高度契合性,未来将有很大的实践应用空间。从国际应用经验来看,卫生技术评估应用没有统一发展模式,具有模式多样化和多需求主体的特点。我国医保管理体系与国外不同,需要在不断的实践摸索中探索一条具有中国特色的医保应用之路。卫生技术评估的长久持续发力离不开政府部门在机制化建设方面的久久为功,医保部门可以结合国家医保药品目录调整等改革任务,对卫生技术评估的体系建设进行积极探索,组织开展评估标准与方法学的研究,探索评估证据向医保决策应用的转移转化机制,逐步探索形成中国医保卫生技术评估发展模式。

## 思考题

1. 英国、加拿大和德国,卫生技术评估在药品支付准入中的突出特点是什么?
2. 我国医保药品目录调整中药品价值评估的五个维度是什么?
3. 卫生技术评估在我国医保支付准入中的挑战是什么?

(郭武栋)

# 第二十二章　卫生技术评估与合理医疗

卫生技术评估有助于明确医疗技术与服务的有效性、安全性以及经济性，解决了医疗技术与服务的准入问题，而实际中医疗技术的使用受到医患双方、政策环境等多方面的影响，存在明显的过度服务与无效服务问题，合理医疗的概念应运而生。合理医疗是在医学伦理的基础上对于医疗服务利用结果的评价。不合理医疗可能导致健康损害，造成医疗资源浪费，是当前卫生费用激增的重要原因。评估与监测合理医疗，是医疗服务提供与监管的重要内容。本章主要介绍了合理医疗的基本概念与判定准则，介绍不合理医疗的主要类型与表现，同时探讨了合理用药以及合理住院等具体场景下的评估方法。

## 第一节　合理医疗概述

### 一、合理医疗的内涵与评估标准

#### （一）合理医疗的内涵

合理医疗（appropriate medical care，AMC）是以适应现实经济条件和患者消费能力为前提，提供针对患者病情实际临床诊断所必需的、医疗机构技术条件可以保证的、符合医疗技术操作常规的各项最优化、最便捷医疗服务及实施服务的全过程。

合理医疗有三个明确的标志。①诊疗技术选择最优化：使用的诊疗技术效果是最好的，支持技术是成熟的、方便安全的，造成患者痛苦是最小的、医疗费用是经济的；②医疗服务规范化：各项诊断治疗操作、医疗各个环节，都是以疾病临床诊断与治疗规范为标准，严格践行医疗管理制度；③就医管理便捷化：兼顾患者意愿，注重改善医疗环境与服务设施，注意医患沟通方式，体现医学人文价值。

#### （二）合理医疗的评估准则

合理医疗确定的关键在于"合乎时宜"，其评估标准是动态变化的，与医疗服务的价值内涵、社会经济发展水平相适应。合理医疗的确定遵循以下四点原则。

**1. 符合医学伦理原则**　即医疗服务需要遵守医学最根本的临床诊疗伦理，包括患者有利原则、尊重自主原则以及不伤害原则。

**2. 与医疗技术发展相适应原则**　即依托医疗技术的发展适时调整医疗服务管理标准，特别是特殊医疗项目的制订、创新技术以及药品的审核与使用监管等。

**3. 与社会经济水平相适应原则**　要求医疗服务的成本效益比能被社会接受和允许，医疗服务利用在社会经济承受的范围之内，其目的是使有限的卫生费用产生最佳的保障效用。

**4. 着眼发展的原则**　合理医疗是随着技术进步、经费保障水平的提高而变化的，医疗服务内容要随着居民的健康需求、服务成本等因素的变化适时调整。

#### （三）合理医疗相关概念辨析

**1. 医学伦理（medical ethics）**　是指医疗服务提供过程中应遵循的道德准则与社会规范，是医疗服务发生的前提，是衡量医务人员道德水平的重要尺度。医学伦理的评估主体是医务人员，合理医疗评估的是医疗服务,医学伦理是合理医疗的重要内容,但合理医疗的内涵更广,还包括了与社会经济水平相适应等。

**2. 医疗质量(medical quality)** 是医疗服务实现个体与群体期望的医疗服务结果的程度,以及医疗服务与现有专业知识的一致程度。医疗质量评估的目标是医疗服务与指南的一致程度,合理医疗关注的是医疗服务与社会发展的适应性,两者的评价标准不同。医疗质量是合理医疗的重要内容,如医疗差错已经触发了医疗伦理中的"患者有利原则",则不属于合理医疗。

**3. 价值医疗(value-based-care)** 价值医疗被卫生经济学家认为是最高性价比的医疗,即以相同或更低的成本提升医疗效果,其核心是提升医疗质量、降低医疗成本。价值医疗更关注医疗服务的成本,合理医疗还关注医疗服务的程序。价值医疗一定是合理医疗,但合理医疗不一定是价值医疗。

## 二、不合理医疗的具体类型与表现

基于合理医疗的评估准则,医疗服务结果与社会发展价值相背离的医疗服务,均可以界定为不合理医疗。不合理医疗不仅会增加患者的经济负担,造成卫生资源的浪费,而且可能给患者带来痛苦与伤害,引发医患矛盾。常见的不合理医疗的类型如下。

### (一)过度医疗(over treatment)

过度医疗是指医疗机构及其医务人员在诊疗活动中,违反诊疗规范或超越疾病本身实际需要,故意实施的不必要的诊断和治疗行为或过程。包括以下两种情况:所实施的诊疗项目对于该疾病是多余的、不必要的,甚至是有害的;医疗行为或过程中存在卫生管理部门未认定的医疗实践或设想。

### (二)防御性治疗(defensive medicine)

防御性治疗是指医务人员为降低医疗风险、减少承担风险责任、加强自我保护而对患者实施超出规范化诊疗常规的检查、诊断、治疗以及规避高危患者或高危诊疗程序的医疗行为。包括医生积极主动地为患者做各种各样名目繁多的非必要的检查、治疗或者邀请专家会诊,以及医生对于有较大风险的危重患者,拒绝治疗的行为。

### (三)医学技术滥用(abuse of medical technology)

医学技术滥用是指一种不从疾病适应证的需要出发,不顾患者身体安全(包括远期效果)、不考虑患者的经济负担,过度、重复、超量使用技术的行为。如任意扩大技术的使用范围和提高技术使用的等级;没有必要地重复使用高新技术设备等。

### (四)潜在不合理用药(potentially inappropriate medication,PIM)

潜在不合理用药是指药物不良事件的风险超过预期的临床获益,应该避免使用的用药行为,包括两种情况:药物选择不合理,无指征用药、使用无明确疗效的药品、给药忽视个体差异、重复用药等;药物使用不合理,用药不足、过度用药、用药方法不合理以及错开、乱开、发错药物等。

### (五)过度住院(excessive inpatient service)

过度住院是指患者治疗超过其临床诊疗需要,或超越现有经济支付能力的住院行为。主要表现为以下两类:在不需住院治疗的情况下选择住院治疗的不合理入院,以及低级别医疗机构可以满足治疗而选择更高级别医疗机构的越级住院行为。

## 三、合理医疗的影响因素

### (一)临床诊疗伦理

临床诊疗伦理是医疗服务发生的前提,直接影响合理医疗的判断标准。临床诊疗伦理与健康观念密切相关,决定了患者健康权与其他权利的平衡点,包括医源性疾病的接受程度、临床准则与社会观念的冲突,以及个体健康与群体健康的优先判定等,都会影响医疗服务合理性的判定。如探索性医疗与防御性医疗的判定标准,抢救中的无效治疗、医疗意外的认定等,都会随着社会观念发生变化。同时,不同国家的社会文化决定了医学伦理准则不同,如性观念、手卫生,以及流产问题等,都会影响合理医疗的认定。

### (二)医疗服务管理政策

医疗管理规范与医保政策的调整,决定了医疗服务的内容和提供模式,对合理医疗起主导作用。如医疗保障政策的调整,一般都伴随着医疗服务的内容、项目和方式的转变,以适应新的社会发展形势,如罕见病药物的医保准入、DRGs/DIP 等支付方式改革等。同时,合理医疗对医疗管理制度也有反向推动作用,当合理医疗发展到一定程度时,有关医疗管理政策也需要调整,以适应和确保合理医疗的良性运行。如日间手术、门诊透析服务的发展等。

### (三)社会经济水平

经济发展的速度和水平,是保障医疗活动的基础和前提,合理医疗的项目、内容和服务的层次,都受着经济条件的影响和制约。经济水平的快速提高,带动医疗消费能力的提高,也扩大人们的健康需求。要满足人们日益增长的健康需求,就必须在经济条件的主导下,不断拓宽合理医疗的内容,增加新项目,建立新的服务方式和保证机制。

### (四)医疗行为

医患双方的医疗行为是影响合理医疗的重要因素。医护人员的医疗行为决定并主导着患者的各项医疗服务利用,一味满足患者不必要的医疗需求可能导致超前医疗或过度医疗。同时患者基于医疗服务自主权进行取舍,或要求某项诊疗项目或服务,影响医疗服务的合理性。因此,规范医患双方,尤其是医护人员的医疗行为,是确保合理医疗不可忽视的重要因素。

# 第二节　合理医疗的评估与优化

## 一、合理医疗的评估难点

### (一)医学伦理准则难以兼顾

医生职业准则提出"在满足患者个体需求的同时,在有限的医疗资源限制下,提供明智且具有成本效益的医疗服务",而现实中患者利益优先与节约医疗资源难以调和,医生如何平衡患者日益增长的医疗需求和持续激增的医疗成本,成为其职业道德的重大挑战。同时,患者利益的内涵如何确定,患者的"过度需求"或"超前需求"是否界定为患者的应得利益,合理医疗仍缺乏明确的评价标准。甚至很多时候,医生能够意识到高费用的医疗服务并不"划算",但出于多种原因还是会推荐它,如提升患者满意度、防止医疗纠纷等。

### (二)合理医疗与个人损益的平衡

当医生个人的绩效与医疗服务挂钩时,如服务数量、患者满意度成为医生考核的标准时,医生可能会出现"合理医疗"的寻租风险。如持续提升的医保补偿水平,或面对患者提出的"不合理"需求时,医生会主动或被动的重新审视其诊疗方案的合理性。随着按项目付费等过程付费方式的盛行,在倡导以患者为中心的服务理念趋势下,合理医疗的评判变得更加复杂,医生也越来越难以判定什么样的服务是"合理医疗"。

### (三)医疗服务结果存在不确定性

新兴卫生技术对于患者医疗价值的不确定也是其合理性判断的难点。近几十年来出现了大量新兴的药物、成像设备,以及外科手术材料,同时带来了医疗成本激增。新兴技术对部分患者功效显著，对患者死亡率和发病率存在有利影响，而对其他人健康结果的改善贡献微弱。而这些服务对不同患者所产生的效用是不确定的，受患者体质、疾病发展阶段的影响。即医疗服务的成本确定但效用不确定，导致其对于患者的医疗价值难以判定，未发挥预期功效的高价格医疗服务是否合理也难以确定。

### （四）疾病不确定性的成本阈值不明

由于疾病的特异性与不确定性，在医疗服务中普遍存在防御性医疗、探索性医疗行为。疾病诊断的准确性原则要求医生采用适当的、详尽的检查服务以鉴别诊断，消除疾病的不确定性。鉴别诊断促使检查手段更丰富、检验设施更先进、治疗技术更全面，导致疾病不确定应对的成本随之攀升，降低了鉴别服务的成本效益。但目前缺少疾病不确定性应对的成本阈值，导致防御性医疗、探索性医疗与过度医疗的边界难以确定。

## 二、合理医疗的评估方法

合理医疗的治理主要从合理医疗的引导与不合理医疗的监管两个视角入手，而对于不合理医疗需要针对具体的医疗场景进行评估确定，由于过度医疗、防御性医疗发生的场景过多，伦理原因复杂，难以定量评估，多选择以专家咨询法、临床路径等方法评估确定，常见的合理医疗评估主要着眼于合理用药、合理入院等场景，具体卫生技术评估方法如下。

**1. 经验判断法** 是由临床医生评阅患者的全部记录，判断医疗服务是否恰当或必要。该方法完全依靠临床专业的知识、经验进行判断和权衡，评价结果受评阅者主观性影响较大。

**2. 专家小组评价法** 以系统评价和特征病情目录为标尺，通过专家小组的方式最终确定医疗服务的合理性。该方法结合临床特点，而且通过循证的方式获得可参考的信息，比经验判断法有了更一致的评价结果。

**3. 计量经济学与统计学识别方法** 计量经济学和统计学方法可以对总体或抽样样本的总体进行合理医疗的水平判断，但无法对每一个病例的合理性进行评估。

### （一）合理用药的评估

当前关于合理用药评估主要落脚在老年人用药合理性评估上，方法主要有 Beers 标准、STOPP 标准、MAI 标准、PIM 标准等。建议了多数情况下或某些特定情况下（例如某些疾病或症状）老年人应避免使用的药物，目的在于指导医务工作者为老年患者选择适当药物，确保老年人用药安全。Beers 标准是美国老年医学会提出的老年人潜在不合理用药列表，针对急性和制度化护理环境中的 65 岁及以上的患者，适用于除临终关怀和姑息治疗外所有门诊。Beers 标准主要包含五个内容：①大多数老年人避免使用的药物；②有特定疾病或症状的老年人避免使用的药物；③谨慎使用的药物；④潜在不适当的非抗感染药物之间的相互作用；⑤肾功能不全应避免或降低剂量的药物。

《中国老年人潜在不适当用药目录》于 2017 年 11 月正式颁布使用，纳入的是与疾病状态不相关的潜在不适当药物。将选出的药物按照专家评分的高低分为高风险和低风险药物，并按照用药频度的高低分为 A 级和 B 级警示。

### （二）合理入院的评估

**1. 基于疾病诊断的识别方法** ①临床路径识别法：临床路径是指针对某一疾病建立一套标准化治疗模式与治疗程序，临床路径识别法正是依赖疾病名、部分病种的体征及实验室检查，将实际发生的医疗服务与标准化的临床路径做比较，以判断住院服务的合理性的方法。临床路径识别法对医疗机构服务能力要求较高，并要求管理人员对病种及其路径熟悉，且在实际使用中需要庞大、完整的信息系统的支持。②病种排除识别法：用于明确某些不需要住院治疗的疾病，结合当地实际情况，基于疾病的体征、症状制订排除的病种，以此评估医疗服务的合理性。但由于疾病的复杂性,病种排除法并不能完全涵盖所有病种,且病种排除识别标准的设置难度大,缺乏客观、可测量的判定标准。③病种纳入识别法:病种纳入识别法是指以疾病诊断为基础,将符合疾病诊断的病例纳入应该接受住院服务的病例。但由于病种较多,部分病种纳入指征标准模糊,在具体操作中主观因素较大,操作效率低。对病种及其指征的覆盖有限是该方法无法避免的问题。

**2. 明确的非诊断性标准识别法(explicit diagnosis-specific criteria)**　是一套不涉及疾病的诊断分类,重点考虑各病例的疾病严重程度和所需接受服务的服务强度的入院合理性评价方法。疾病的严重程度是判断患者是否应该入院治疗的依据,医疗服务强度是判断患者是否应该留在医院接受医护连续性服务的依据,如需要在医护人员的监控下实施的服务。使用时只需给评阅者(可以是非临床专业人员)提供一系列判断入院合理性的通用具体标准和评阅过程,由评阅者依此标准进行病例入院合理性的评判。当住院病历不满足任何一条评阅标准时,被认定为不合理入院。

## 三、卫生技术评估优化合理医疗

### (一)构建基于价值的合理医疗评价框架

目前卫生技术评估主要应用于药品或器材医保目录准入上,对于目录内的药品与服务的审核与测评力度不足,需要引入卫生技术评估,基于健康服务价值的关键要素,构建涵盖成本、医疗不确定性、患者权益等多准则的合理医疗评价框架,明确居民健康改善、医疗服务成本、医疗服务的不确定性以及公平性等关键价值要素的关联标准,以确定探索性医疗、防御性医疗的合理性边界,明确患者不合理需求的限定范围,引导医生合理医疗。

建立简便可行的合理医疗测评工具,明确医疗服务的有效性范围和适用场景,建立医疗服务的全过程的监管体系。在鉴别诊断方面,需要注重辅助检查的必要性以及经济性,严防过度检查、医疗技术滥用行为。在治疗方面,需要注意患者医疗需求合理性边界,在成本效益准则下选择适宜的诊疗方案,重点关注高价格、新兴医疗技术的超范围、超数量的使用问题。在临终患者的服务中,需要明确无效医疗的具体边界,避免过度抢救以及无效抢救的发生。

### (二)加强医疗保障体系的成本管控

医疗保险的出现,改变了医生诊疗方案选择的成本考量。不考虑成本收益的保险制度,推动了昂贵的诊断和治疗创新与应用,同时导致次均医疗费用激增,如美国的私人医疗保险。关注成本的保险制度,可以通过在目录准入、服务审核以及支付方式等方面,引导医生医疗服务效益的最大化,进而减少不合理医疗的发生。如通过增加患者自付比例,降低患方的"不合理需求";医保目录准入谈判,改善居民医疗服务的可及性。实践表明,总额预算能够提高医生医疗决策的合理性和科学性,设定有限的总额预算,医生更容易解决"患者医疗权益"和"医保费用价值"的两难困境,选择具有成本效益的治疗方案,即"合理医疗"。

### (三)制定明确的合理医疗规范

医生的医学道德素养与过度医疗的发生密切相关,建立明确的医生临床伦理规范,提升医生的医学道德素养,是避免不合理医疗的重要举措。将合理医疗的关键原则融入临床诊疗规范中,将成本效益作为诊疗方案决策的重要因素,加强医生的成本意识,以兼顾临床有益与成本效益服务的提供。同时明确患者需求在医疗方案决策的参考地位,以限制患者不合理需求。

### (四)加强患者教育,提升患者素养

部分患者由于缺乏医学知识或理性的就医认识,会主动提出不合理医疗需求,如不合理用药、过度检查,或者是无效的抢救服务等。但医疗决策的主导权在医生,医生有必要,且有义务加强患者教育,修正患者过度的医疗要求。如濒死患者家属的优死教育、临终关怀服务的推广

等。同时加强医患沟通,树立以患者为中心的服务理念,增进医患信任,提升患者健康素养。

## 本章小结

　　合理医疗是指特定社会发展阶段下,遵从医疗规范、适应社会发展水平的医疗服务。合理医疗的判定准则包括符合临床医疗伦理、与医疗技术水平相适应、与社会经济水平相适应,以及着眼发展四点。常见的不合理医疗服务包括过度医疗、防御性治疗、医学技术滥用、临床不合理用药、住院服务过度需求等。合理医疗受到医疗技术的不确定性、医生的行为准则、患者的健康素养、社会文化与伦理准则,以及医疗服务的监管制度等多方面的影响,这些影响决定了合理医疗难以评估。当前常用的评估方法包括经验判断法、专家小组讨论法,以及特定场景下的合理医疗评价工具,包括合理用药的 Beers 标准、STOPP 标准,不合理入院中的明确的非诊断性标准识别法等。

## 思考题

　　对于目前临床效果显著,同时成本高昂的新兴医疗服务,如 ECMO(体外膜氧合器)、急性传染性疾病的昂贵特效药,医生、患者、政府、医疗保险可能会秉承什么样的处理态度?

(张　研)

# 第二十三章　卫生技术评估与健康管理

健康促进是实现全民健康覆盖的重要策略,而健康管理则是实施健康促进策略的具体措施。卫生技术评估作为一种多维度决策工具,应用于健康管理可以节约医疗资源,改善人民的健康水平。本章主要介绍了健康管理的内涵、分类,以及卫生技术评估用于健康管理的实践探索。

## 第一节　健康管理概述

健康管理学是一门新兴的医学学科,它依赖于基础医学、临床医学、预防医学的理论与技术。目前"健康管理"的含义在各界尚未形成共识。通常来讲,健康管理是在健康管理医学理论指导下的健康服务。经过系统医学教育或培训并取得相应资质的医务工作者,针对健康人群、亚健康人群(亚临床人群)以及慢性非传染病早期或康复期人群进行管理。

### 一、健康管理的定义

健康管理是以现代健康概念(生理、心理和社会适应能力)和新的医学模式(生理 - 心理 - 社会)以及中医"治未病"为指导,通过采用现代医学和现代管理学的理论、技术、方法和手段,对个体或群体整体健康状况及其影响健康的危险因素进行全面检测、评估、有效干预与连续跟踪的医学行为及过程。

从研究层次上可分为微观的健康管理和宏观的健康管理。微观健康管理主要研究个体或群体(包括家庭)的健康促进与健康维护、改善与管理问题。宏观的健康管理主要研究国家政府和社会层面的宏观健康促进与健康管理问题。

### 二、健康管理的分类

#### (一)健康管理与三级预防

根据疾病发生发展过程及健康决定因素的特点,把预防策略按等级分为三级。

**1. 一级预防**　即无病预防,又称病因预防,是在疾病(或伤害)尚未发生时针对病因或危险因素采取措施,增强个体对抗有害暴露的能力,预防疾病(或伤害)的发生或至少推迟疾病的发生。

**2. 二级预防**　即疾病早发现早治疗,又称为临床前期预防(或证候前期),即在疾病的临床前期做好早期发现、早期诊断、早期治疗的"三早"预防措施,以控制疾病的发展和恶化。这一级的预防是通过早期发现、早期诊断而进行适当的治疗,来防止疾病临床前期或临床初期的变化,能使疾病在早期就被发现和治疗。早期发现疾病可通过普查、筛检、定期健康检查、高危人群重点项目检查及设立专科门诊等方式。

**3. 三级预防**　即治病防残,又称临床预防。对已患某些疾病的人,采取有效的措施,防止病情恶化，预防并发症和伤残；对已丧失劳动力或残疾者，主要促使其功能恢复、心理康复，进行家庭护理指导，使患者尽量恢复生活和劳动能力，能参加社会活动并延长寿命，降低病死率。

### （二）针对重点人群的健康管理

我国卫生部于 2011 年发布的《国家基本公共卫生服务规范》中，包括城乡居民健康档案管理服务、健康教育服务规范、预防接种服务规范、0～6 岁儿童健康管理服务规范、孕产妇健康管理服务规范、老年人健康管理服务规范等内容。以下就几类重点人群的健康管理，予以简要介绍。

**1. 0～6 岁儿童的健康管理**　根据不同时期的生长发育特点，开展儿童保健系列服务，以保障和促进儿童身心健康发育，减少疾病的发生。同时，通过对儿童健康监测和重点疾病的筛查，还可以对儿童的出生缺陷做到早发现、早治疗，预防和控制残疾的发生和发展，从而提高生命质量。具体包括新生儿访视、疫苗接种计划、先天性遗传代谢疾病的筛查、膳食指导、体格检查、生长发育和心理行为发育评估等。

**2. 学龄期儿童及青少年健康管理**　自入小学始（6～7 岁）至青春期前为学龄期。青春期年龄一般为 10～20 岁。学龄期儿童及青少年时期（adolescent）的健康管理应严格按照我国政府颁布实施的《国家学生体质健康标准》和《学校卫生工作条例》执行，积极开展疾病预防、科学营养、卫生安全、禁毒控烟等青少年健康教育，并保证必要的健康教育时间，促使其避免吸烟、饮酒等不良健康行为。每年进行一次健康检查，重点预防视力低下、沙眼、肠道蠕虫感染、营养不良、肥胖和缺铁性贫血等疾病。

**3. 妇女健康管理**　从女性的生理学特点来说，其核心是生殖健康管理，以孕产妇健康管理为重点，并对青春期、围婚期、哺乳期、围绝经期及老年女性开展有针对性的保健服务。应定期进行妇女常见病、多发病的普查普治，降低妇科病的发生率，控制性传播疾病的传播，从而提高妇女健康水平。

**4. 老年人健康管理**　随着年龄的增长，老年人的心、脑、肾等各个脏器生理功能减退，代谢功能紊乱，免疫力低下，易患高血压、糖尿病、冠心病及肿瘤等各种慢性疾病。老年人健康管理包括老年人的疾病预防和筛查、营养与合理膳食、身体活动等方面。

### （三）针对重点疾病的健康管理

慢性非传染性疾病，有时也简称为"慢性病"或"慢病"，指一类病程漫长、无传染性、不能自愈、目前也几乎不能被治愈的疾病。慢性非传染性疾病主要包括心脑血管疾病、恶性肿瘤、糖尿病、慢性阻塞性肺部疾病、精神心理性疾病等一组疾病。我国"健康管理"的核心内容，针对常见慢性病，包括高血压、冠状动脉粥样硬化性心脏病、糖尿病、血脂异常、肥胖症、高尿酸血症与痛风、脑卒中等相关危险因素的监测、评估和干预。十余年来，健康管理的理念在我国得到广泛认同，主要根源是全社会对慢性病防控的需求。在欧美发达国家，慢性病管理模式已发展得较为完善，我国慢性病管理虽起步较晚，但也积累了宝贵的经验。在新医改的大背景下，我国政府非常重视对慢性病管理的支持和关注。

## 三、中国现有的慢性病管理模式

我国的慢性病管理兴起于 20 世纪 80 年代初，确立了"政府领导，全民参与，预防为主，防治结合，积极启动，稳步推进"的指导思想。社区慢性病健康管理模式是以全科医生为核心，社区护士、药师、心理咨询师和营养师等共同参与，对社区居民健康状况进行全面监测、分析和评估的管理方式。具体实施方案为：对社区内所有慢性病患者进行疾病筛查、建档、临床及药物干预，并向患者传授健康知识，使其知晓并改变不良的生活方式，同时注重患者的心理状态，使他们更加主动地进行疾病自我管理和心理调试。目前，社区卫生机构已由最初的"社区 - 医院 - 家庭"三位一体的管理模式转变为"四方联动"模式，即在三位一体的基础上加入疾病预防控制中心，形成四方分工合作形式。

# 第二节　卫生技术评估与健康管理

卫生技术评估应用于健康管理的各个环节，为其科学决策提供依据，有利于卫生资源的优化配置。应用技术经济分析与评价方法，对健康管理措施的制定、实施或产生的结果，从卫生资源的投入（卫生成本）和产出（效果、效益或效用）两个方面进行科学的比较和分析，同时对备选管理措施方案进行评价和选优。

从宏观上可以论证健康管理政策如健康促进与健康维护政策的经济效果，为政策优化提供依据。中观上针对健康风险因素控制如健康行为与生活方式管理、特殊人群、慢性病干预等规划实施方案进行经济效果评估，为选择最优方案实现卫生政策目标提供依据。微观上评价具体干预措施的经济效果，为在既定资源条件下选择适宜技术提供依据。

## 一、卫生技术评估对健康管理过程的评价概述

随着生活方式和健康理念的转变，健康模式不再是单一的疾病治疗，已经成为对全生命周期的健康资源进行管理的过程。在此背景之下，将卫生技术评估应用于健康管理可以节约医疗资源、有效控制医疗成本、带动健康产业发展，有助于"健康中国 2030"的实现。

健康管理过程是一个不断完善与提高的循环过程，评估是健康管理的重要工具和组成部分。在计划制订、实施、总结的三阶段中，健康问题的分析与提出、实施目标与指标的确定、实施策略与措施的选择、过程的质量管理、实施结果评估等评价工作贯穿每个环节，是健康管理工作高效顺利实施的基础（图 23-1）。

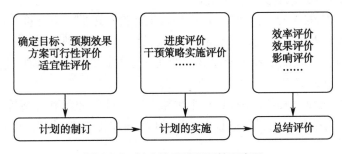

图 23-1　健康管理过程评估示意图

### （一）健康管理评价的目的

通过对健康管理全流程的评估达到以下目的：①判断健康管理措施的可行性；②引导作出最佳决策选择；③针对工作进展做出调整及决定；④能够对即将开展或正在进行的工作做出积极改进；⑤更好地明确相关各方的责任，尽可能使工作获得理想的成果；⑥为各个阶段运行情况提供确凿的信息（证据），帮助判断工作的可持续性。

对健康管理评价的最终目的是以最小投入获取最大的健康效益。

### （二）针对健康管理准备阶段的评价

计划批准实施前，对干预计划进行评价，为进一步修改计划提供依据。健康管理准备阶段的评价要点见表 23-1。

**表 23-1 健康管理准备阶段的评价要点**

| 评价要点 | 具体解释 |
| --- | --- |
| 评价内容 | 根据干预对象的需求和需要特点,评价干预计划的目标是否明确和准确;干预策略是否清晰、有针对性和逻辑性,干预措施是否可行;干预计划所涉及的人力、组织、工作机制、资源分配是否合理,人群是否方便参与等 |
| 评价指标 | 常用指标包括计划的科学性、政策的支持性、技术的适宜性、目标人群对干预的接受程度、需要的成本预算、消耗的资源等 |

### (三)针对健康管理实施过程的评价

针对健康管理实施过程评价起始于干预计划实施开始之时,贯穿于计划执行的全过程,其要点见表 23-2。

**表 23-2 针对健康管理实施过程评价要点**

| 评价要点 | 具体解释 |
| --- | --- |
| 评价内容 | 1)针对个体:评价内容包括参与干预项目的个体、采用的干预策略、目标人群对干预活动的反应和参与程度等<br>2)针对组织:评价内容包括项目涉及的组织、参与项目的程度和决策力量、组织间的沟通、是否建立信息反馈机制等<br>3)针对政策和环境:评价内容包括干预活动中政策环境方面的变化和自然环境方面的变化等 |
| 评价指标 | 根据干预项目的不同,评价指标选择也不同,常用的过程评价指标列举如下:<br>1)项目活动执行率(%)=某时段已执行项目数/某时段应执行项目数<br>2)干预活动覆盖率(%)=参与某种活动的人数/目标人群总人数<br>3)干预活动暴露率(%)=实际参与项目干预活动人数/应参与该干预活动的人数<br>4)有效指数=干预活动暴露率/预期达到的参与百分比<br>5)目标人群满意度:目标人群对干预活动内容、形式、组织、人际关系改善等方面的满意程度<br>6)资源使用情况:包括活动费用使用、预算执行率、年度费用使用等 |

### (四)针对健康管理完成效果的评价

针对健康管理完成效果的评价包括:近中期效果评价和远期效果评价。近中期效果评价,也称效应评价,评价目标人群相关知识、态度、行为及其影响因素的变化;远期效果评价,又称结局评价,评价目标人群健康状况以及生命质量的变化。主要评价干预计划按规定的目标和任务完成的情况,其要点见表 23-3。

效果评价的对象有以下几类,主要针对干预的个体、社区、政策和环境等方面。

(1)针对个体:包括项目执行前后目标人群的健康知识、态度、行为,以及远期效果,包括健康状况、生命质量等。

(2)针对社区行动与影响:包括社区参与程度、社区能力发展程度、社会规范和公众舆论等。

(3)针对健康政策:包括政策条文、法律法规的出台、财政资源配置等。

(4)针对环境条件:包括卫生服务提供情况、卫生设施、自然环境条件等。

**表 23-3 针对健康管理完成效果评价的要点**

| 评价要点 | 具体解释 |
| --- | --- |
| 评价内容 | 1)倾向因素:在项目执行前后目标人群的健康知识、健康价值观、对健康相关行为的态度,对疾病易感性和严重性的信念等发生的变化<br>2)促成因素:目标人群实现促进健康行为所需要的政策、环境、条件、服务、技术等方面的变化<br>3)强化因素:与目标人群关系密切的人、社会舆论等对目标人群采纳促进健康行为的支持程度、个人感受等方面在项目前后的变化 |

| 评价要点 | 具体解释 |
|---|---|
| 评价内容 | 4）健康相关行为：项目实施前后目标人群健康相关行为发生了什么样的改变，各种变化在人群中的分布如何 |
| 评价指标 | 1）针对个体：包括知识知晓率、信念流行率、行为转变率、生理指标、疾病指标、死亡指标、生命质量等<br>2）针对社区、政策、环境等：常根据项目目标的不同，通过定性访谈、定量调查的方法确定<br>3）针对健康状况：包括生理和心理健康指标，如身高、体重、体质指数、血压、血脂、血红蛋白等生理指标在干预后的变化；心理健康指标如人格、抑郁等方面的变化；疾病与死亡指标，如疾病发病率、患病率、死亡率、婴儿死亡率、5岁以下儿童死亡率、平均期望寿命等<br>4）针对生命质量：对于生命质量的测量可以运用生命质量指数、日常活动量表、生活满意度指数等 |

## 二、卫生技术评估应用于健康管理的作用

### （一）为健康管理决策制定提供依据

作为一种科学决策工具在慢性病健康管理方面，可为医务工作者提供科学的信息和决策依据，对卫生技术的开发、应用、推广与淘汰实行政策干预，从而合理配置卫生资源。当前，健康管理作为医疗卫生领域工作的一个重要方面，对于实现"健康中国2030"的发展目标具有深远影响，将卫生技术评估应用于健康管理能够为决策者提供科学依据，以此制定适合我国国情的、有利于人民健康的公共政策。

### （二）促进健康管理效率提升

适宜的健康管理模式可以提高服务对象的满意度，改进健康服务的公平、效率和可及性，抑制医药费用的不合理增长，从而有效减轻居民疾病经济负担，切实提高社区居民健康水平，有利于卫生健康服务更好地适应社会公众需求。健康管理需要大量成本，在卫生资源相对稀缺的情况下，运用各种评价方法对健康服务与管理进行评估，能更好地根据评估结果优化卫生资源的配置，促进卫生管理部门对健康服务与管理的科学管理，在保障和提高健康管理水平的同时可以提高健康管理的经济性，促进健康管理效率的提升。

## 三、健康管理评价的主要价值维度

### （一）健康效果

任何慢性病防治项目，包括医疗、预防、保健、康复等，最根本的目的都是促进人的健康。因此健康价值取向应该是该类干预项目最基础也是最重要的价值取向。在健康价值取向中，项目评价目的就是了解项目的实施是否提高了目标人群的健康水平或改善了目标人群的健康知识、健康态度或健康行为。

### （二）社会伦理

社会学价值取向主要是指项目满足社会学层面需求的程度。一般包含了公平性和幸福度等内容。WHO认为卫生健康领域中的公平意味着生存机会的分配应该以需要为导向，而不是取决于社会特权或收入差异。卫生领域的公平涵盖了健康公平、卫生服务利用公平、卫生服务筹资公平以及卫生资源分布公平4个层次。幸福是人们对生活满意程度的一种主观感受，建立在生理和社会基础之上。幸福感反映社会公众的心理状态，是社会心理的综合指标以及衡量社会效益的重要尺度。

慢性病防治项目最根本的目的是促进人的健康，符合伦理至关重要，所以在项目设计完成后、实施前都必须经过相关机构的伦理审查委员会的审查，这种审查过程本身也是一种评价。同

时项目开展过程中的各项活动也应该在法律允许的范围内。

### （三）经济学价值维度

慢性病防治领域不同于其他领域，其提供服务的首要目的并不是追求经济利益，而是为了改善人的健康水平，因此慢性病防治项目评价中的经济价值取向首先考虑的不是项目能够带来多少经济效益，而主要是考虑合理利用卫生资源，以较少的投入获得尽可能多的健康产出。其主要的评价方法是成本 - 效果、成本 - 效用、成本 - 效益评价和预算影响。

## 第三节　基于卫生技术评估的疾病管理实践

### 一、卫生技术评估在慢性病管理模式中的评价与应用

在评估的疾病方面，传统的卫生技术评估多针对单一疾病如冠心病、慢性阻塞性肺疾病、糖尿病、抑郁症、类风湿性关节炎。近年来，一些国家地区将评估对象从单一疾病转向合并症的相关综合管理的评价，来更好地针对实际场景展开多技术评估，满足老龄化下多种慢性病共存情况下的健康需求。

在评估视角方面，与针对单一慢性病管理不同，综合护理（整合式医疗）将慢性病治疗和护理内容整合起来，从新的慢性病管理视角展开，如健康护理对慢性病的管理价值或管理式医疗背景下融资、支付与健康管理的新模式等。综合护理模式与传统针对疾病的管理模式具有共同的健康维护目标，即以患者为中心整合多种服务，打通服务链条克服原有服务链条割裂的问题，从而改善患有多种（复杂）慢性病患者的健康。

在评估结果指标方面，与针对单一疾病管理有效性的研究类似，综合护理模式或疾病管理体系评价结果指标包括：功能状态、临床结果、医疗保健使用、生命质量、患者满意度、死亡率以及过程成本。

近年来，患者教育和自主管理支持已被确定为全球健康的优先事项，随着互联网的渗透，数字健康干预措施在慢性病相关护理治疗中具有重要潜力。英国一项基于网络的 2 型糖尿病患者自我管理实践表明，通过网络为患者提供医疗、情感和个人自主管理，在大规模人群验证中具有更好的成本效益。

### 二、卫生技术评估在慢性病相关风险因素控制中的应用

#### （一）心脑血管相关风险因素控制的卫生技术评估

研究表明，90% 的冠心病发病是由 9 种可改善的危险因素（血脂异常、吸烟、糖尿病、高血压、腹型肥胖、精神压力、营养不良、缺乏体力活动和过量饮酒）引起，而通过科学评估和管理这些危险因素能避免 80% 的冠心病发生。有效控制和治疗脑血管病患者的血压升高，可降低其发生脑卒中和心血管疾病致死的风险。家庭血压远程监测能将血压测量结果在线上传，同时与病例管理相结合，能在临床上有效控制患者血压，改进高血压的管理效果。2018 年加拿大对脑血管疾病实施了家庭血压远程监护，针对该健康管理措施进行了成本 - 效用分析，经济性评价表明，对患有脑血管疾病的患者实施远程血压监护和病例管理具有较高的成本效用。

#### （二）老年人跌倒的筛查与预防的卫生技术评估

跌倒是我国 65 岁以上老年人中伤害死亡的首要原因。2006 年全国疾病监测系统死因监测数据显示，我国 65 岁以上老年人跌倒死亡率男性为 49.56/10 万，女性为 52.80/10 万。跌倒后的相关损伤可造成患者疼痛、残疾和功能损害，并可能导致死亡，使住院天数延长、医疗费用增加，

给家庭和社会带来沉重的负担,甚至会引起医疗纠纷等。随着人口老龄化和医疗服务成本的增加,跌倒相关伤害进一步增加了医疗保健系统的负担,也很大地影响个人、家庭生命质量。风险识别作为跌倒预防工作的首要环节,可在更大范围内识别跌倒风险,并采取有效的跌倒预防措施,有可能减少住院患者的跌倒风险以及与跌倒有关的伤害和医疗费用。

悉尼大学和乔治全球健康中心通过经济学建模探索在人群范围内实施跌倒预防策略的过程。从澳大利亚医疗保健支付者的角度模拟实施预防跌倒的公共卫生计划的影响和成本效益。该研究表明,单一干预策略,如个人和团体锻炼,以及针对具有特定风险因素(例如视觉困难、药物使用和心脏起搏)的个体的计划,都可以有效预防跌倒并降低跌倒相关伤害带来的医疗负担。预防跌倒的公共卫生计划是可以具有成本效益的。

## 三、卫生技术评估在疾病筛查、预防与监测中的应用

随着基于价值的医学(value-based medicine)理念逐渐深入,为了尽可能将有限的卫生资源投入所产生的健康效果最大化,疾病早期筛查的卫生技术评估越来越受到包括政策制定者在内各领域人士的密切关注。一项大规模人群筛查工作除了要获得有效性的证据,同样要具备经济性的相关依据,使得决策者能够更科学、更合理地进行经费预算、资源配置和效果、效用、效益评价。

美国疾病控制和预防中心对 25 岁及以上成年人的糖尿病筛查进行成本和效益评估。评估结果表明糖尿病筛查在 25 到 34 岁年轻人亚组及非洲裔美国人亚组中具有显著的成本效果,筛查能够显著延长期望寿命,考虑到部分少数族裔中具有更高的糖尿病发病率,因此糖尿病筛查对部分亚组具有更高的成本效益。为心脏病患者提供远程监控、坚持治疗、指南支持以及与患者进行日常沟通被推荐为心脑血管疾病管理的关键。鹿特丹伊拉斯姆斯大学针对慢性心力衰竭患者进行远程监测试验,跨欧洲网络家庭护理管理系统(TEN-HMS)进行研究,对家庭远程监护、护士管理与常规护理三种管理措施进行了成本 - 效益分析。该模型研究表明,家庭远程监护和护士电话支持是支持慢性心力衰竭患者的可行解决方案;在所有情况下,家庭远程监护均有成本效益;护士电话支持在除严重病例中占据主导地位;对于最严重的病例,常规护理是首选干预措施。该结果为慢性心力衰竭患者疾病健康管理措施的选择提供了有力证据。

## 本章小结

健康管理是一门新兴的医学学科,本章节从健康管理的定义、研究范畴、服务对象、服务内容与服务模式角度展开,从理论依据、评估方法、评估维度、评估流程设计、案例分析等方面探讨卫生技术评估在健康管理中的应用,为健康管理策略的制定提供科学依据。卫生技术评估可以应用于健康管理的不同阶段,也可应用于不同类型的疾病的健康管理。

### 思考题

1. 健康管理包括几个阶段?
2. 如何对健康管理开展评价?
3. 健康管理评价的价值维度包括哪些?
4. 从评估结果应用转化的角度,谈谈卫生技术评估在健康管理政策制定、适宜技术评估、健康管理措施应用推广等方面的价值?

（刘跃华）

# 第二十四章　卫生技术评估与指南制订

　　临床实践指南是指通过系统评价生成的证据以及利用卫生技术评估方法对各种备选干预方式的利弊评价之后提出的最优临床实践指导意见。卫生技术评估是支撑临床实践指南形成的基础，而临床实践指南是对卫生技术评估结果的运用。在临床实践指南的指导下结合患者的病情做出诊断和治疗的决策，有助于循证医学的原则在临床医疗实践中得到更好的贯彻和实施，规范临床医生的医疗行为，提高医疗服务质量。

## 第一节　临床实践指南的制订方法

### 一、临床实践指南的范围和目的

　　临床实践指南制订需要选择主题方向，明确描述指南制订的目的和指南涵盖的卫生问题。临床实践指南的适用人群应详述，包括年龄范围、性别、临床类型及共病等。

### 二、临床实践指南制订采用的方法和要求

　　指南制订/修订过程需采纳国际和国内循证指南制订/修订的方法，确保其符合高质量指南的标准。通过提供明晰的制订/修订程序，保证制订/修订指南的流程化、标准化；通过明确、清晰的推荐意见形成流程，保证所有发布指南的规范性、可信性、可用性和可及性。

### 三、临床实践指南制订的基本步骤

　　不同组织提出的临床实践指南制订步骤基本相似，大多涵盖了临床问题确定、查找分析证据、合成证据或产生结论、推荐意见产生等核心环节。

#### （一）指南计划书的制订与注册

　　制订临床实践指南前先形成指南计划书，概括指南制订的计划或系列步骤，拟采用的方法学，包括检索、评价证据的方法，以及用来形成推荐意见的共识方法。指南计划书的内容需要包括以下几个问题：该指南制订是否必须、拟解决的临床问题是什么、目标人群是谁、指南何时需要使用、指南的推荐意见能否实施、制订指南需要哪些资源、是否能够获得足够资源来制订指南、预计指南实施后的可能收益是什么、指南的发布类型是什么、指南是否计划翻译成其他语言等。

#### （二）临床实践指南小组的形成

　　临床实践指南小组构建是指南计划阶段的重要工作内容，也是保障指南制订工作顺利开展的基础。一般来讲包括：

　　**1. 指南指导委员会**　主要负责确定指南的范围和 PICO 问题、处理利益冲突、形成推荐意见和组织指南会议，一般应小于 10 人。

**2. 制订小组** 由多学科专家团队组成,负责系统检索证据、系统评价、综合证据以及收集患者意见和建议,制定推荐意见,围绕结局指标进行排序,明确指南使用范畴、评价证据并形成推荐等级意见。

**3. 独立评审小组** 负责评审指南最终的推荐意见以及相关的配套文件。

**4. 系统评价小组** 由没有利益冲突的系统评价专家组成。

**5. 指南资助者** 指南资助者不能参与指南制订过程,也不应影响推荐意见的形成。

### （三）临床问题的构建

根据 PICO 原则可以清晰地构建指南所关注的临床问题。关注问题和结局指标的清单应提交外部评审小组进行评价和修订,检查是否有遗漏,对问题进行优先化排序并确定哪些问题需要进行系统评价。

### （四）检索和评价证据

临床实践指南制订者需要检索获取与评价已有证据,并评估是否需要新的系统评价。

收集所有现有的证据或研究数据,查看是否已经发表了合适的、最新的系统评价,评估其对所关注的临床问题的潜在适用性,检查偏倚并提取和总结研究结果。依据证据分级系统对相应研究的证据进行质量分级。

评价纳入研究的证据质量可根据研究设计的不同选择相应的评价标准,如随机对照研究质量评价可基于 Cochrane 干预措施系统评价手册（Cochrane Handbook for Systematic Reviews of Interventions）,队列研究质量评价可采用纽卡斯尔 - 渥太华量表（Newcastle-Ottawa Scale,NOS）,病例系列研究可采用英国国家卫生与服务优化研究所（NICE）的评价工具进行评价。

### （五）推荐意见与共识

基于前期的证据检索、系统评价以及证据推荐分级的评估,制订与评价证据分级,通过一次或多次的专家共识,综合考虑利弊平衡、患者的偏好和价值观、资源投入等因素,工作小组决定推荐方向和推荐强度并形成指南草稿征求意见,最后咨询利益相关者和外部同行评审专家形成推荐意见。目前临床医学实践中常用的正式共识方法有德尔菲（Delphi）法、名义群体法、共识促进会议。

### （六）撰写报告

准确、完整的报告不仅能够使指南利益相关方对研究的内在和外在真实性做出判断,而且有利于指南评审专家对指南做出全面、客观和快速的判断。当前国际上用于指导指南报告的文件有 AGREE 报告清单和 RIGHT 清单。

### （七）利益冲突

利益冲突是指南制订过程中潜在的重要偏倚来源,可能会影响指南小组提出推荐意见的独立性。因此,在指南制订过程中声明并管理好可能存在冲突的利益关系可在一定程度上避免偏倚,有助于实现一致、客观和透明的指南制订过程。

## 四、国际临床实践指南制订

### （一）世界卫生组织的临床实践指南制订

WHO 指南制订手册包含了从确定是否需要指南到指南最终出版的整个制订过程。手册共包含 13 个部分,代表了指南制订的不同阶段。指南制订包含 8 个重要的部分:①界定指南的相关概念以及主要类型;②制订详尽的指南制订计划;③确定指南制订团队及人员;④指南编制小组成员申报可能存在的利益冲突;⑤确定临床问题及主要的评估结果;⑥广泛检索证据,进行证据评价并形成意见;⑦编制和发布指南;⑧实施并对指南进行评估。

### （二）NICE 的临床实践指南制订方法

在英国,临床实践指南是由英国国家卫生与服务优化研究所（NICE）制订的。NICE 指南制订的流程如下：① NICE 下属的临床实践中心（the centre for clinical practice, CCP）委托一个国家合作中心（national collaborating centre, NCC）负责某项临床实践指南的制订；② NCC 成立指南制订小组（guideline development group, GDG），GDG 确定指南范畴和需要开展系统评价的问题，然后开展系统评价并对所获得的证据进行讨论，制订指南建议；③以上流程中均有利益相关者的参与；④最终由 NICE 发布指南。

## 五、国内现有临床实践指南的制订

### （一）指南改编

2020 年国家卫生健康委员会委托中华医学会负责我国《临床诊疗指南》《临床技术操作规范》的制订 / 修订工作。《中国制订 / 修订临床诊疗指南的指导原则（2022 版）》，规定了高质量循证指南制订 / 修订应包含启动与规划、确定指南类型、注册、撰写计划书、成立工作组、管理利益冲突、调研临床问题、检索和评价证据、形成推荐意见、撰写与发表 10 个主要步骤。

### （二）动态指南

动态指南旨在通过定期、频繁地更新临床证据和推荐意见，为决策者提供及时可信的推荐意见。相比传统指南，动态指南具体有两层含义：①指南更新的是个别推荐意见而非整部指南，简化了指南更新流程；②虽然只是对指南进行小部分的更新，但是依然要采用标准指南制订方法，并且其动态推荐意见的更新需建立在现有高质量推荐意见的基础上。动态指南方法已经应用于多个国际指南的制订。

### （三）快速建议指南

快速建议指南是指为应对突发公共卫生事件（如流感大流行）或其他需求，在 1～3 个月的时间内，以循证指南的形式提供及时的快速全球性指导。与标准指南相比，快速建议指南有以下不同：①在紧急公共卫生情况下，快速建议指南需要短时间内完成制订，其适用范围非常有限，且需要在较短时间内实施；②证据来源不同，鉴于新证据匮乏，用于制订快速建议指南的证据可基于快速系统评价（rapid review）、病例收集或专家经验；③在应对紧急情况之后需对快速建议指南进行合理评估，以确定是否需要更新或转变为标准指南，或公布其不再适用。

# 第二节　临床实践指南的评价

临床实践指南的制订是否科学与严谨需要质量评价工具来评估。科学与严谨的临床实践指南才能够更好地规范临床诊疗行为，提高医疗保健质量，促进患者健康。

## 一、AGREE Ⅱ 评价工具

AGREE Ⅱ 评价工具被广泛应用于临床实践指南的方法学质量评价。AGREE Ⅱ推荐由 2～4 个评估员进行指南评价。

AGREE Ⅱ的各条目均按 7 分判断等级。其中，1 分：不符合 AGREE Ⅱ条目相关的信息，或者报告情况非常差；2～6 分：条目报告不能满足全部标准或条件，因此需根据不同情况给分；7 分：报告的质量很高，满足用户手册要求的所有标准和条件。

分值分配取决于报告的完整性和质量，理由充分的条件下满足的标准越多，分值越高。

### （一）评价临床实践指南的基本原则

**1. 真实性评价**　高质量的临床实践指南应该遵循循证医学的原则和方法，强调临床实践指南应以科学证据为基础，并根据证据的可靠程度对提出的建议进行分级。评价真实性的要点包括：①临床实践指南制订者的文献检索策略是否全面、可重复，文献检索是否在过去1年内进行，是否详细描述形成推荐建议的方法；②每项建议是否均标明了相关证据的等级，并准确地提供了原始证据来源，以及是否提供监督和审查该指南的评估指标；③临床实践指南发表前是否接受制订小组以外专家的同行评议，并更新修订至合理；④临床实践指南编辑工作是否独立于赞助单位，是否对制订小组成员的利益冲突做出说明等。

**2. 重要性评价**　评价临床实践指南的真实性后，还需要考虑该临床实践指南针对的问题是否是临床工作中亟待解决的重要问题。但要注意，临床上经常遇到非常复杂的问题，任何临床实践指南都不可能涵盖所有的临床问题。

**3. 适用性评价**　适用性评价要点包括：本地区的疾病负担是否很低而无须参考临床实践指南，对患者治疗的效果评价是否与临床实践指南可比，执行该临床实践指南所需的成本是否可接受，临床实践指南应用时是否存在不可克服的困难，等等。

### （二）AGREE Ⅱ对临床实践指南评价的内容

AGREE Ⅱ指南评价量表由涵盖6个领域内容的23个条目和用于整体评价的2个全面评价条目组成。

**1. 范围与目的**　包含以下3个条目：条目1为明确描述临床实践指南的总目的，明确其对社会、患病人群及个人的潜在健康影响，并落实到具体的临床问题或健康主题问题。条目2为明确描述临床实践指南涵盖的卫生问题，特别是主要的推荐意见，主要包括目标人群、干预或暴露、结局指标和卫生保健背景等。条目3为明确阐述临床实践指南所适用的人群（患者、公众等），包括人群的年龄、性别、临床症状和并发症等，若有明确排除的人群，应加以说明。

**2. 参与人员**　包含以下3个条目：条目4为临床实践指南制订过程中的某阶段涉及的专业人员，可以包括发起小组、指导小组、筛选评估证据的研究组、参与形成最终推荐意见的人员等，但不包括参与临床实践指南外审的人员及临床实践指南的目标人群。临床实践指南应列出他们的姓名、研究领域（如，神经外科医生）、所在单位、地址以及在临床实践指南制订小组中的职务。条目5为考虑到目标人群（患者、公众等）的观点和选择临床实践指南的意愿。制订者可通过问卷调查、文献综述等方法获取目标人群的观点和选择，或者让他们参与到临床实践指南制订或草案外审等环节。临床实践指南应详细报告收集这些信息的方法，并记录这些结果是如何影响指南的制订和推荐意见的形成。应当有证据表明该过程已考虑了患者、公众的观点。条目6为临床实践指南必须明确规定其适用者，以使读者判断临床实践指南是否适用于他们。

**3. 制订的严谨性**　包含以下8个条目：条目7为应给出搜集证据时完整的检索策略，包括检索数据库或其他证据来源、检索时间和检索词等，检索策略应尽量全面并在实施时规避潜在的偏倚，描述时也应尽量细致，使其具有可重复性。条目8为应提供检索获得证据的纳入、排除标准，并阐明上述标准及其使用依据。条目9为应明确指出证据的推荐优势和劣势，详细说明制订过程中是否使用了正规或非正规的工具、方法来评估证据可能存在偏倚的风险：单个研究、基于证据群的评论或特异性结论。条目10为应详细介绍推荐意见的制订方法以及做出最终决定的过程，如采用投票系统、非正式的共识、正规的方法（如德尔菲、Glaser方法等），存在争议的部分以及相应的解决方法也应明确指出。条目11为在形成推荐意见时应考虑对健康的获益、不良作用以及风险，平衡利弊后给出相应合适的推荐意见。条目12为每条推荐意见应与关键证据的描述和/或参考文献相联系，以确保临床实践指南使用者能够找到不同推荐意见对应的证据。条目13为临床实践指南在发布前应进行外审且制订小组的成员不能作为审核者，审核者可以是相关领域的临床专家和方法学专家以及目标人群（患者、公众等）的代表，临床实践指南应公开外审过程中采用的方法，并列出审核者的名单及信息表。条目14为提供临床实践指南详细的更新过程，包括是否会被更新，更新的方法，更新时间和周期。

**4. 表达的明晰**　包含以下3个条目：条目15为应明确阐述某推荐意见在何种情况下、对何种患者适用，并应指出有无证据支持，具体内容包括陈述推荐、说明推荐意见的目的（如提高生活质量）、明确适用人群和适用条件。条目16为疾病管理临床实践指南应该考虑并明确提出可能涉及的临床筛查、预防、诊断和治疗等方面的各种不同选择。条目17为便于读者查找，临床实践指南应对所有的推荐意见突出显示、分类汇总，如采用表格、流程图、加粗和下划线等方式。

**5. 应用性**　包含以下4个条目：条目18为临床实践指南中应描述应用过程中的潜在促进和阻碍因素。条目19为利于临床实践指南的使用和推广，临床实践指南应该提供相关的配套文件和建议，如总结文件、快速参考临床实践指南、培训工具、预试验结果、患者书面说明和计算机辅助等。条目20为要使临床实践指南的推荐意见得以应用，可能需要额外的资源投入，如更多的专业人员、新的设备和昂贵的治疗药物，这些可能增加卫生保健的预算，临床实践指南应该讨论推荐意见对资源投入的潜在影响。条目21为监测推荐意见的应用有助于其持续推广使用，临床实践指南的主要推荐意见中应有明确的监控和审计的标准，这些标准可能包括过程测试、行为测试、临床或卫生结果测试。

**6. 利益相关独立性**　包含以下2个条目：条目22为许多临床实践指南在制订过程中接受了外部的赞助（如政府、慈善组织、制药公司等），这些赞助方可能会以捐款的方式支持临床实践指南的制订或其中一部分工作（如临床实践指南的印刷），临床实践指南应明确地声明，资助机构的观点或利益不会对临床实践指南的制订产生任何影响。条目23为某些情况下临床实践指南制订小组成员中会存在利益冲突，例如，小组中某个成员研究的课题是临床实践指南所涉及的主题，并且该课题得到了制药公司的赞助，对此，临床实践指南应明确声明每一位临床实践指南制订小组成员是否存在利益冲突。

**7. 整体评价**　在完成23个条目评价之后，AGREE Ⅱ评估员还应当完成2个全面评价条目，分别是对临床实践指南总体质量的评分和是否愿意推荐该临床实践指南。全面评价要求AGREE Ⅱ评估员针对临床实践指南的质量全面考虑评价过的所有条目，做一个综合判断。

## 二、其他临床实践指南评价工具

### （一）ICAHE 指南评价量表

国际联合健康证据中心指南量表（international centre for allied health evidence，ICAHE）能够有效审查临床实践指南的质量，已被证明能够提供与 AGREE Ⅱ工具相似的临床实践指南质量评估排名（从最高到最低），具备便捷、实用的特点。

### （二）我国临床实践指南评价量表

**1. AGREE-China**　AGREE-China 涵盖5个领域共15个条目：科学性／严谨性、有效性／安全性、经济性、可用性／可行性和利益冲突。此外还有1条整体评价条目："对指南的整体印象：强推荐、弱推荐、不推荐。"

2017年，复旦大学循证医学中心受委托成立指南评价标准制订小组，在 AGREE Ⅱ的框架上研究制订了2017年版 AGREE-China。AGREE-China 结合我国实际情况，对指南范围和目的、参与人员、严谨性3个方面进行了合并，删去了应用性的一些条目，并补充了经济性领域，同时考虑到不同条目的权重问题，清晰地描述了每一分值的含义，操作性和 AGREE Ⅱ相比有了很大的提升。但 AGREE-China 评价量表仍然是 AGREE Ⅱ评价工具基础上的变形，与 AGREE Ⅱ相差不大。

**2. STAR**　STAR 工作组组建了针对指南科学性（scientificity）、透明性（transparency）和适用性（applicability）评级（rankings）工作组，旨在研发更全面的临床实践指南评级工具。STAR 工具主要的使用人群为临床实践指南的评价和评级人员，临床实践指南制订者、实施者和研究者也可利用该工具协助完成各自的工作。

# 第三节　临床实践指南报告与规范化撰写

## 一、临床指南摘要的报告标准

临床实践指南的摘要非常重要，目前国内外尚无指南摘要报告质量的评价工具。2022 年国内某知名教授团队基于 Hayward 等发表的指南摘要报告标准——临床试验报告统一标准的摘要扩展版（consolidated standards of reporting trials for abstract，CONSORT-abstract）、系统评价和 meta 分析优先报告条目的摘要扩展版（preferred reporting items for systematic reviews and meta-analyses for abstract，PRISMA-abstract），以及国际实践指南报告规范（reporting items for practice guidelines in healthcare，RIGHT），提取其中与摘要或指南报告内容相关的条目，汇总形成初步的条目池。条目总共涉及背景、方法、结果、审核、讨论、注册、资助 7 个方面，背景部分包含指南关注疾病或卫生问题的简要描述、指南制订的主要目的、指南拟实施的主要目标人群、指南推荐的主要使用者、指南适合的使用环境；方法部分包含参与指南制订的主要人员、证据检索相关信息、证据综合相关信息、证据质量分级方法、证据选择的标准、指南的共识或决策方法及过程等信息；结果部分包含指南推荐意见关注的主要内容、推荐强度相关内容、推荐意见实施的利弊；审核部分包含外部评审过程；讨论部分包含指南应用的促进和阻碍因素、对未来研究的建议；注册部分包含指南注册信息；资助部分包含指南制订过程中的资金来源。

## 二、RIGHT 标准

2013 年，由兰州大学学者发起，联合来自美国、加拿大、英国、德国等 11 个国家以及包括 WHO、提高健康研究质量和透明性写作网（Enhancing the Quality and Transparency of Health Research，EQUATOR）、国际指南协作网（Guidelines International Network，GIN）、Cochrane、GRADE、AGREE 等 7 个国际组织的 20 余名专家，共同成立了国际实践指南报告规范（RIGHT）工作组，完成了包含 7 大领域、22 个条目的报告清单，旨在为卫生政策与体系、公共卫生和临床实践领域的指南提供报告规范，帮助提高临床实践指南的完整性和报告质量。2017 年 1 月，RIGHT 声明全文正式发表在《内科学年鉴》（*Annals of Internal Medicine*）上。同时，国际专门注册和收录报告规范的权威网站 EQUATOR 将 RIGHT 列为全球 11 个核心报告规范之一。

**本章小结**

临床实践指南是指通过系统评价生成的证据以及利用卫生技术评估方法对各种备选干预方式的利弊评价之后提出的最优临床实践指导意见。卫生技术评估是支撑临床实践指南形成的基础，而临床实践指南是对卫生技术评估结果的运用。制订临床实践指南时，需明确指南的主题方向，详细描述制订指南的目的、指南的适用人群以及指南所涵盖的卫生问题。在制订临床实践指南的过程中，应采纳国际和国内循证指南制订的方法以确保其符合高质量指南的标准。同时，应围绕制订与注册指南计划书、形成临床实践指南小组、构建临床问题、检索和评价证据、推荐意见与共识、撰写报告、利益冲突等基本步骤制订临床实践指南。临床实践指南的评价工具主要包括 AGREE II评价工具、ICAHE 指南评价量表、AGREE-China、STAR。评价临床实践指南的基本原则主要包括真实性评价、重要性评价、适用性评价。临床实践指南报告与规范化撰写可参照国际国内相关报告规范,帮助提高临床实践指南的完整性和报告质量。

---

**思考题**

1. 概述评价临床实践指南的步骤。
2. AGREE Ⅱ评价工具有哪些局限性?
3. 如何更好地提高我国临床实践指南的质量?

（朱文涛）

# 推 荐 阅 读

[1] 陈洁.卫生技术评估[M].北京：人民卫生出版社,2008.

[2] 陈洁,于德志,耿庆山,等.卫生技术评估[M].北京：人民卫生出版社,2013.

[3] 陈英耀.卫生服务评价[M].上海：复旦大学出版社,2007.

[4] 陈英耀.循证医疗卫生决策与管理[M].北京：人民卫生出版社,2018.

[5] 赵琨.卫生技术评估与卫生政策评价,理论与方法篇[M].北京：人民卫生出版社,2016.

[6] 孙鑫,杨克虎.循证医学[M].2版.北京：人民卫生出版社,2021.

[7] 刘国恩.中国药物经济学评价指南(2020)[M].北京：中国市场出版社,2020.

[8] 孙利华,吴晶.药物经济学[M].北京：人民卫生出版社,2022.

[9] 朱燕波.生命质量(QOL)测量与评价[M].北京：人民军医出版社,2010.

[10] 李鲁,吴群红,郭清,等.社会医学[M].5版.北京：人民卫生出版社,2017.

[11] 吕兰婷.中国卫生技术评估决策转化体系构建[M].北京：经济科学出版社,2021.

[12] 陈耀龙.GRADE在系统评价和实践指南中的应用[M].2版.北京：中国协和医科大学出版社,2021.

[13] 孙福川,王明旭.医学伦理学[M].4版.北京：人民卫生出版社,2013.

[14] 王海银,陈珉惺,何江江,等.医院技术评估的应用价值及在我国的发展策略[J].中国卫生资源,2018,21(02):83-85.

[15] DRUMMOND M F, SCULPHER M J, TORRANCE G W, et al.Methods for the economic evaluation of health care programmes[M].4th ed.Oxford: Oxford University Press,2015.

[16] HUNINK M G M, WEINSTEIN M C, WITTENBERG E, et al.Decision making in health and medicine: integrating evidence and values[M].Cambridge: Cambridge university press,2014.

[17] NEUMANN P J, GANIATS T G, RUSSELL L B, et al.Cost-Effectiveness in Health and Medicine[M].2nd ed.Oxford: Oxford University Press,2016.

[18] LACH K, SROKA S, HARO IE, et al.The AdHopHTA handbook: a handbook of hospital based Health Technology Assessment(HB-HTA)[M].Auckland: Adis International,2015.

[19] World Health Organization.Ethics and Governance of Artificial Intelligence for Health: WHO guidance[M].Geneva: World Health Organization,2021.

[20] BANTA HD, LUCE BR.Health care technology and its assessment: an international perspective[M].Oxford: Oxford Medical Publications,1993.

[21] CHEN Y, ZHAO K, LIU G, et al.Health technology assessment to inform decision making in China: progress, challenges, and sustainability[J].BMJ,2023,381: e068910.

[22] KRISTENSEN F B, HUSEREAU D, HUIĆ M, et al.Identifying the Need for Good Practices in Health Technology Assessment: Summary of the ISPOR HTA Council Working Group Report on Good Practices in HTA[J].Value Health,2019,22(1):13-20.

[23] GARRISON L P Jr, PAULY M V, WILLKE R J, et al.An Overview of Value, Perspective, and Decision Context-A Health Economics Approach: An ISPOR Special Task Force Report[2][J].Value Health,2018,21(2):124-130.

[24] LAKDAWALLA D N, DOSHI J A, GARRISON L P Jr, et al.Defining Elements of Value in Health Care-A Health Economics Approach: An ISPOR Special Task Force Report[3][J].Value Health,2018,21(2):131-139.

[25] WILLKE R J, NEUMANN P J, GARRISON L P Jr, et al.Review of Recent US Value Frameworks-A Health Economics Approach: An ISPOR Special Task Force Report[6][J].Value Health.2018,21(2):155-160.

[26] GARRISON L P Jr, NEUMANN P J, WILLKE R J, et al.A Health Economics Approach to US Value Assessment

Frameworks-Summary and Recommendations of the ISPOR Special Task Force Report[7][J].Value Health，2018，21（2）：161-165.

[27] HUSEREAU D，DRUMMOND M，AUGUSTOVSKI F，et al.Consolidated Health Economic Evaluation Reporting Standards 2022（CHEERS 2022）Statement：Updated Reporting Guidance for Health Economic Evaluations[J].Value Health，2022，25（1）：3-9.

[28] SANDERS G D，NEUMANN P J，BASU A，et al.Recommendations for Conduct，Methodological Practices，and Reporting of Cost-effectiveness Analyses：Second Panel on Cost-Effectiveness in Health and Medicine[J].JAMA，2016，316（10）：1093-1103.

[29] ANGELIS A，KANAVOS P.Multiple Criteria Decision Analysis（MCDA）for evaluating new medicines in Health Technology Assessment and beyond：The Advance Value Framework[J].Social Science&Medicine，2017，188：137-156.

[30] Owens D K Sullivan SD，Mauskopf JA，Augustovski F，et al.Budget impact analysis-principles of good practice：report of the ISPOR 2012 Budget Impact Analysis Good Practice Ⅱ Task Force.Value Health.2014 Jan-Feb；17（1）：5-14.

# 中英文名词对照索引